长风医歌

王泽军　主编

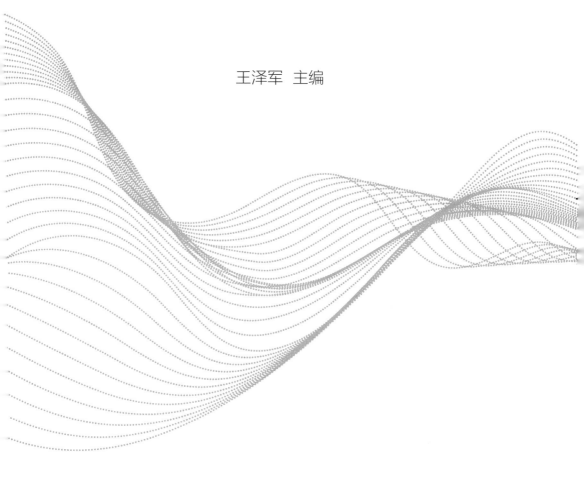

西泠印社出版社

序一：党建引领，打造老百姓身边有温度的医院

《长风医歌》一书经过两年多的准备终于付梓了。因为今年是杭州市临平区中西医结合医院（杭州市临平区第五人民医院，以下简称"临平五院"）创建三级乙等中西医结合医院关键之年，和大家一起共同见证这重要的历史时刻，也赋予了此书更多的内涵和意义。在医院七十多年的历史长河里，我有幸参与其中，感慨颇多。

公立医院是党的事业、政府的窗口，承担着党和政府为人民提供基本医疗服务、保障公平享有、维护健康的重要责任，是党全心全意为人民服务宗旨的具体实践，是我国社会主义事业的一部分。新时期如何实现党建与业务管理的深度融合，达到以党建引领医院高质量发展的总体目标，是公立医院必须面临的课题。

临平五院是一家位于临平老城区的基层公立医院，在这座幸福感满满的城市里，已经矗立了七十余年。医院一直以来依托医共体优势，扎根基层，服务百姓，努力让辖区居民在家门口就能享受到优质的医疗服务。七十余年的发展史，实证了党建对各项工作的引领，也是医疗事业不断发展的重要保障。

党建激发发展活力，全面赋能医院发展。自建院以来，我们努力在做资源要素和服务能力"量的积累扩张"，终于迎来了医院发展"质的飞跃升华"。历届党委班子高度重视医院党的组织建设、党员队伍的思想建设、针对行业特点的清廉建设，用全体党员的先锋模范作用，保证了党组织的战斗堡垒作用，涌现出很多的优秀共产党员和先进基层组织，他们闪光的事迹一直是我们医院宝贵的精神财富，是七十多年医院建设中不可或缺的重要成果，我们的责任是在前人的基础上进一步发扬光大。目前，临平五院党委下设11个

党支部，有党员341名，在职党员中本科及以上学历占94.44%，党员强则队伍强。院党委获评杭州市优秀基层党组织、区党史学习教育理论宣讲先进集体，成功创建"党建引领医患友好示范点"区级党建示范点；第三党支部获评区卫健系统最强支部、杭州市卫健系统党建示范点；第四党支部获评区"疫"线最强卫健党支部；第七党支部获评区最美老干部党支部；南苑党支部获评区卫健系统疫情防控工作先进党组织，成功创建区级党建示范点。

"党建引领"包括思想的"引"和职责的"领"，引领相结合，引领并重，引领融合。临平五院多年来一直以"党建引领医患友好"为品牌主线，以打造"老百姓身边有温度的医院"为品牌核心，将党建工作同医院中心工作紧密结合起来，同优化服务深化改革紧密联系起来，同动员全院干部共创美好未来紧密结合起来，真抓实干，创新举措，深耕社区，努力为人民群众办好事、办实事，不断提升社会满意度。我们充分发挥旗帜引领的作用，在思想上通过人文学院建设等方式，加强理论学习，筑牢思想之基，在实践中发挥党委的领导作用和党员的带头作用，促进医院的蓬勃发展；我们全力促进党建与业务的深度融合，在医疗、教学、科研等方面进行深度融合，使医院管理精细化、学科特色化、运行高效化，为医院的发展提供有力的保障；我们积极发挥医院文化的引领作用，提出"医患友好"的理念，创造高质量发展的良好氛围，增强员工认同感、自豪感、荣誉感，进一步强化员工责任和担当意识；我们时时加强榜样先锋的引领作用，积极打造党建联盟共富样板，唱响"身边的榜样"最强音，积极推广展示典型先进模范，用正能量来感动、带动员工，为医院的高质量发展提供精神动力。

笃志前行，虽远必达。

当前，全国上下掀起认真学习贯彻落实党的二十大精神的热潮。站在新征程的起点，院党委将乘势而上、锐意进取、蹄疾步稳、勇毅笃行，以党的二十大精神为指引，全面加强党的领导和党的建设，扎实开展公立医院综合改革，建立健全现代医院管理制度，提升医疗服务能力与服务水平，提高患者满意度及员工幸福感，建设让党放心、让人民满意、让社会称道的"老百姓身边有温度"的医院，在高质量发展建设中国特色社会主义共同富裕示范区的赶考路上交出一份靓丽的成绩单，在"健康中国"宏伟大业中书写"阳光五院"新篇章！

党委书记 王泽军

序二：院长寄语

临平五院建院七十周年了。从七十年前几位个体中医前辈联合而成的诊所，到今天有条件争创三级乙等的医院，其中凝聚了几代人的心血与汗水。今天站在新的时代高度，回眸既往，我们更多的是喜悦感慨。我们追随时代的步伐，和时代一起律动，在各级党委、政府的正确领导下，顺利完成历史赋予我们的责任担当，很好地回应了人民群众的热切期盼。所以我们希望通过回顾、反思，站在一个更新的高地上，朝着更高远的目标，创造更辉煌的业绩，一切既往，皆成序章。《长风医歌》作为这样一个载体而诞生。

建院以来，我们努力在做资源要素和服务能力"量的积累扩张"，终于迎来了医院发展"质的飞跃升华"。我们节衣缩食，埋头苦干，在逼仄的空间里，使用简陋的设备，也许我们步履蹒跚，也许我们的办法稚嫩，但我们用一颗赤子之心，望闻问切视触叩听，尽心尽责地为群众提供基本的健康服务，完成政府赋予我们的公共卫生工作。其间之苦，其中之难，其时之唏嘘，今天可以当作光荣来发扬，当作精神财富来保藏。值得欣喜的是，无愧我心，我们努力了，我们成功了。欣逢改革开放东风，医院发展追随时代进步，力争为时代进步增光添彩。特别是在升级为区属医院以后，更为医院的快速发展创造了平台，赢得了良机。我们积极探索"三级垂直管理体制"，这是全院上下对经济发达地区，尤其是城市新区的医疗资源如何布局、健康服务如何组织、服务模式如何优化的高度共识和统一行动。这样的探索得到上级主管部门和专家的一致认可与支持。

新时代的十年，是医院高质量快速发展的十年。党建引领、设备增加、建筑扩容、队伍建设、管理规范和文化创新，医院的外向度和行业荣誉日增，打造"老百姓身边有温度的医院""阳光五院"，使我们充满自豪感和使命感。

在全国基层公立医院"医患友好度建设试点和示范"与"建设省内一流区域医共体"的工作中，我们荣获多项国家和省级荣誉，让我们感受到创业创新的快感和乐趣，感受到为健康事业添砖加瓦的幸福和荣光。

我院是从中医联合诊所起步的，七十年风雨兼程，栉风沐雨，筚路蓝缕，我们始终不忘初心。我们从田野走来，我们向着更好的明天奔去，中医诊治是一面永不褪色的旗帜。我们的愿景是办好一所综合性的以中西医结合为特色的三级医院，成为临平城区三街道一百万百姓的健康服务中心。我们将继续按照区域需求布局医疗资源，谋求行业内的差异化发展，实施全人群、全生命周期、全流程的人性化优质服务。

七十年，作为一所有远大愿景的医院，正值青年，风华正茂，形势喜人，未来已来，时不我待。我们感谢时代，为我们注入创业创新的不懈动力。我们感谢全体员工，是每一颗不可缺少的"螺丝钉"的尽心尽责，才使医院这部大机器永动不歇。我们感谢所有关心、关注、帮助和批评我们的人，包括默默无闻、无私奉献的志愿者：医院今天的成就有你们的一份功劳，医院今后的成长还需要你们的关注和呵护。

院长：杨子健

目录

第一章 「深情回眸」

第一节 概述

临平五院的发展史,既是医院诞生、成长和发展的历程,也是中国共产党领导下我国医疗卫生事业发展的缩影。

临平五院(2021年5月前为杭州市余杭区第五人民医院),其沿革当从临平联合诊所说起。1952年,一群临平的行医者在政府的号召和组织下,带着自己的行医家当,在赭山港天主教教堂内成立了临平联合诊所。

当年的医务工作者面对物资匮乏、人民生活水平普遍不高、医疗条件极其简陋的环境,始终坚定自己的信念,恪守"救死扶伤"的职业操守,在疾病的诊治中坚持中西医并重,在传染病防治中全力以赴,努力以最小的代价取得最好的效果,并在实践中逐渐形成自己的办院特色。从"丘山脚下,上塘河畔"一路走来,用自己的智慧与汗水、爱心和热情,书写着全心全意为人民健康服务的壮丽诗篇。

改革开放为医院的创业发展带来了新机遇,卫生院发展有了新的起色,医院在服务群众中发展壮大成就自己。其间每一个微小的进步都值得今天的我们珍惜。

第二节 机构沿革

临平五院的前身为临平联合诊所,成立于1952年4月9日,由当时各私人开业中医师把药品、器械,包括药柜、办公桌、椅子等,一并登记入册,开始了漫漫创业之路。院址初设在赭山港天主教教堂内,后迁入北大街小斗门弄(今聚乐园处)。

1958年，临平联合诊所与临平环卫站合并为临平保健所，增设中医膦科。

1960年，成立临平大公社，临平保健所更名为临平大公社医院，下辖双林、小林、乾元、翁梅四个乡诊所，经济独立核算，人员统一调配。

1961年，临平大公社撤销，改为临平镇卫生院。

1977年，临平镇卫生院从北大街迁至史家埭。

1989年，更名为临平镇第一卫生院。

1992年，由于撤扩并，临平镇第一卫生院更名为临平镇城区卫生院，双林、翁梅、小林、乾元四个乡卫生院分别更名为临平镇城东卫生院、临平镇城南卫生院、临平镇城西卫生院、临平镇城北卫生院。

1994年，在临平镇城区卫生院的基础上成立临平镇中心卫生院。

1998年7月，临平镇中心卫生院搬迁至广和街，设立医教科、财务科、防保科、总务科和院办公室，开设病房和手术室，五官科、眼科、肛肠科相继开设，口腔科、皮肤科列为重点专科。同年11月，根据余杭区域卫生规划实施"一镇一院"要求，临平镇所辖五个独立建制的卫生院（临平镇中心卫生院、临平镇城东卫生院、临平镇城南卫生院、临平镇城西卫生院、临平镇城北卫生院）实行撤并，建立起具有真正意义的临平镇中心卫生院，下设东、南、西、北四个分院，设同一法人。

2000年，临平镇中心卫生院投入15万元改造城北分院。城南分院也借乔莫线公路拓宽之机，对门面进行了改造。同年12月，临平镇中心卫生院二期病房大楼通过招标，破土动工，土建工程投资约185万元。

2001年9月，余杭区第五人民医院正式挂牌，以"总院"的身份，直辖四家分院。

2004年，四家分院更名为社区卫生服务中心，村卫生室转型为社区卫生服务站，总院与社区卫生服务中心、社区卫生服务站实现"三级垂直医疗卫生服务管理模式"。

2011年，城西、城北两家社区卫生服务中心合并为余杭经济技术开发区社区卫生服务中心。

2012年，余杭区第五人民医院通过浙江省二级乙等综合性医院评审。

2014年，余杭区第五人民医院从广和街（旧址）搬迁至保健路（现址），转型为余杭区中西医结合医院。与浙江省口腔医院、杭州市中医院签约合作。

2017年，增挂"余杭区口腔医院"牌子，同时挂"余杭区残疾人康复中心""余杭区康复医学中心"两块牌子。

2018年，浙江省医学领军人才王慧明专家工作室落户余杭区第五人民医院。口腔诊疗中心列入区一级诊疗中心建设名单。康复诊疗中心列入区二级诊疗中心建设名单。余杭区第五人民医院荣获"杭州市十佳健康单位"称号。

2019年2月，余杭区第五人民医院成为余杭区五家医共体之一，下辖临东分院（后因街道名称调整更名为临平分院）、南苑分院、开发区分院（后因街道名称调整更名为东湖分院）三家分院。

2020年，总院开设儿童口腔诊疗中心。东湖分院开设全省首个社区医院儿童口腔门诊。医院新大楼投入建设，总建筑面积为66734平方米。

2021年，因杭州市区划调整，更名为杭州市临平区中西医结合医院（杭州市临平区第五人民医院）。

2022年，挂牌浙江大学医学院附属邵逸夫医院合作医院，与邵逸夫医院开展紧密合作。

第三节　主要负责人名录

机构名称	姓名	职务	任职时间
临平联合诊所	沈济民	主任	1952.4—1953.5
临平联合诊所	吴一铭	主任	1953.5—1955.3
临平联合诊所	夏文权	主任	1955.3—1958.8
临平保健所	孙德尧	支部书记	1958.8—1960.7

注：孙德尧系临平环卫所党支部书记，当时临平联合诊所和临平环卫站是一个支部，由支部书记行使院长职务。

张金仙系支部副书记（1960.7—1984.4），当时未设院长，由支部副书记行使院长职务，期间改名为临平镇卫生院。

机构名称	姓名	职务	任职时间
临平镇卫生院	夏文权	院长	1984.4—1991.8
临平镇（中心）卫生院	张妙珠	支部书记	1986.8—1994.8
临平镇第一（城区）卫生院	王钜永	院长	1991.8—1994.8
临平镇中心卫生院	范连兴	院长、支部书记	1994.8—2001.9
余杭区第五人民医院	范连兴	院长、支部书记	2001.9—2009.7（2001.9—2003.8）
余杭区第五人民医院	吴跃平	支部（党总支）书记	2003.9—2011.6
余杭区第五人民医院	吴晋兰	院长	2009.7—2013.4
余杭区第五人民医院	沈坤彪	党委书记	2011.6—2013.10
余杭区第五人民医院	王泽军	院长	2013.4—2019.2
余杭区第五人民医院	张　来	党委书记	2013.11—2019.2
余杭区第五人民医院	王泽军	党委书记、院长	2019.2—2022.1
临平区中西医结合医院	王泽军	党委书记	2022.1—
临平区中西医结合医院	杨子健	院长	2022.1—

第四节　人员与床位数

1952年4月9日成立临平联合诊所，有工作人员29人。由于是借用天主教教堂，分科不明确，每个门诊医师设一张办公诊疗桌，用门板间隔了一个西药房，只有妇产科两张观察病床。

1958年8月，临平联合诊所派出医务人员，支持双林、亭趾、乾元、翁梅、九堡、乔司、下沙各分所建设，临平联合诊所只留下8人。后改为临平镇保健所。

1960年，共有医务人员18人。

1961年，共有医务人员16人。

1962年，共有医务人员22人。

1972年，妇产科设5间休养室，门诊设观察床位12张。

1984年，共有医务人员28人，设观察病床8张、产房病床6张。

1987年，共有工作人员37人，其中，主治医师6人，医士13人。门诊设观察病床8张。

1991年，人员增至40人，设观察病床12张。

1992年，设留观病床16张，建立急诊抢救室。

1993年至1997年，设留观病床5张，人员从1993年的41人增至1997年的58人。

1998年，在编职工163名，业务临时工19名。设观察床位45张（含分院）。

2000年，职工总数174人，设病房床位30张。

2012年，核定病房床位120张。

2014年，职工总数669人，实际开放病房床位353张。

2022年，职工总数1190人，核定病房床位450张。

第五节 科室设置

1952年至1958年，设西医内科、中医内科、中医外科、针灸科、眼科、儿科、骨伤科、妇科、口腔科、药房、挂号收费处。1958年增设中医臌科。

1961年，增设注射室、药库、化验室等。

1972年，增设防保科。

1976年，增设放射科。

1985年，增设中药配方部。

1991年，撤消产房，留数名妇产科人员开展妇保工作及计划生育手术。

1992年，设立急诊抢救室。

1993年，建立B超室、心电图室。

1996年，建立皮肤科，开设胃镜室。

后来，随着医疗卫生工作的不断发展，科室配置越来越完善。

传统特色专科

中医臌科：魏先官在治疗急慢性肝病方面有丰富的经验，其传人湛维贤继承和发扬了这一特色专长，除本地外，桐乡、海宁、嘉兴、德清等地慕名求医者络绎不绝。

中医外科：杨环苏擅长中医外科，其传人杨洪仙。

中医骨伤科：邬谷香为临平邬氏伤科的传人，门人彭渭明。

产科：建院后用新法接生，1958年建立产房。调入助产士，逐步扩大产科病房，妇产科人员增加至7人，直到县妇保所迁入为止。

口腔科：吴尧兴等自建院以来就开展牙病的治疗和镶复，在群众中有较好的信誉。杨关鑫调入后继承和发展了牙科特色。

第六节　医疗设备与基本建设

医疗设备

1952年下半年，添置了1台进口显微镜，其他只有体温计、听诊器等设备。

1976年下半年，设立放射科，购买30毫安X光机1台。

截至1987年底，主要医疗设备有：X光机1台，显微镜2台，分析天平1架，烘箱、烤箱各1只，冰箱3台，电动治疗椅1台，口腔液压升降椅2套。

1991年，X光机进行了调整，从30毫安调至200毫安。

1992年，建立急诊抢救室，配套吸痰器、氧气瓶、心电图机等设备。同时把口腔科扩大，增设综合治疗台4台。

1993年，购买便携式B超机1台。

1996年，购置日本电子胃镜1台。

1999年，总院和分院都配有X光机、B超机、心电图机以及血、尿常规检验设备。总院还配有脑电地形图仪、动态心电图机、德国产麻醉机、多参数监护仪和数台全自动口腔治疗椅。

2000年，总院添置50毫安移动X光机、中药煎药机2台、包装机1台、多参数监护仪1台、X线洗片机1台、口腔综合治疗椅2台；南苑分院购置半自动生化分析仪1台、台式黑白超声诊断仪1台；临东分院添置台式黑白超声诊断仪1台。

随着政府对医疗卫生事业投入的不断加大，医院迎来了设备更新潮，医疗设备不断完善。

基本建设

1952年，筹资4.8万元，建造宿舍楼1幢。

1953年，在小斗门弄购进三开间楼房1幢，于年底迁至新址开业。

1972年，新建医疗用房28间，生活与办公用房5间。

1976年，于史家埭路东新建门诊楼1幢，翌年竣工使用。

1991年上半年，筹建8间五层楼宿舍1幢，下半年动工，1992年初建成，建筑面积1400平方米。

1992年初，把原12间平房翻建成两层楼，增加医疗用房面积300平方米。

1996年，在南苑新区征地20亩（约13333平方米），建造新的中心卫生院。

1998年7月19日，医院正式迁址南苑新区广和街，建筑面积18000平方米。

2014年6月28日，医院迁址临平街道保健路，建筑面积33000平方米。

2019年，医院启动改扩建项目，总用地面积14193平方米，总建筑面积约为66734平方米。

第二章

艰辛创业

第一节 概述

艰辛创业的精神始终贯穿于医院发展的过程中。随着社会的发展，医院的外部行为和内部管理也在发生不断的变化。医院的条件差是客观存在的现实，不应怨天尤人，刀刃向内，从不间断地改革创新，不间断地调整体制机制，巧借外部发展动力，开发内生发展活力。早期的创业是如何把卫生院的业务做大、服务做好，大胆探索区、镇、社区三级垂直管理，实行区域性服务的体制改革。探索的成功为日后区域医共体建设打下坚实基础，提升了共识认知，摸索了实施路径。始终把目标放在为群众服务上，"老百姓身边的医院"既是医院的奋斗目标，也是群众对医院的由衷赞誉。

第二节 调整体制机制

1994年8月至1996年，是医院强化内部管理、明确自身定位、夯实发展基础、探索卫生改革的阶段。

1994年，临平镇中心卫生院成立，首先需要建立一个强有力的领导班子，带领全体医务人员在改革中走出一条适合自身生存与发展之路，这是改革能否取得成功的关键。上级委派临平地区农村卫生管理站站长范连兴同志兼任院长，配以其他几位业务能力强、管理经验丰富的同志组成院领导班子。由于当时的卫生院基础设施较差，设备陈旧落后，人员水平、素质高低参差不齐，医疗水平、服务质量远远不能满足老百姓的医疗保健需求。面对众多困难和不利因素，领导班子经过认真调查、冷静观察、仔细分析、反复研究，从规划目标、管理机制、业务发展、奖罚办法等方面对卫生院的整个运行管理机制进行了大刀阔斧的改革。通过一系列的改革，中心卫生院在社会上的影响逐步扩大，技术水平和医疗质量有所提高。门诊人次逐年增加，医疗业务成倍增长，1994年，医疗业务收入为284万元，1995年翻了一番多，达到683万元，稳居余杭市乡镇卫生院之首，完成了改革与发展的第一次历史性跨越。

1997年1月至1998年11月，是医院扩大医疗规模、提高服务档次、加强自我宣传、满足患者需求的阶段。

1997年，面对急剧扩大的门诊医疗业务，建于20世纪七八十年代的医疗用房，已无法满足广大人民群众日益增长的医疗保健需求。由于空间狭小，拓展无望，无法开辟新的医疗领域，且房子陈旧、结构简单，再加上2000多平方米的医疗用房，当时除卫生院外，还有余杭区妇幼保健所，两家医疗机构于一幢房子里开展医疗业务，每天几百号病人就诊，场面之拥挤，环境之混乱，可想而知。在市政府、镇政府的大力协调支持下，在临平镇新开发的南苑商贸城征用20亩（约13333平方米）土地，作为建造新医院的用地。1997年5月动工，建造一期门诊大楼。经过一年的建设，面积4000平方米加上辅助用房1500平方米，共5500平方米的医疗门诊楼建成竣工。1998年7月19日，整个卫生院搬迁至新楼，翻开了历史篇章新的一页。

当时的南苑新区基础设施还不完善，人口较少，交通不便，离市区还隔有一条铁路。能否在新院址顺利发展，许多人心中没底，领导班子也存在这方面的忧虑。因此在筹划搬迁的过程中，院领导班子提出要充分利用这次搬迁的机会，加大宣传力度，用多种形式吸引老百姓对医院的关注和关心。在搬迁过程中，卫生院利用报纸、电视、电台、街头横幅，大力宣传医院的服务宗旨、办院方向、服务项目等，邀请省市医疗专家举行为期三天的大型义诊活动，免除药费、材料成本费之外的其他费用。还邀请上级有关领导和专家参加"中心卫生院可持续发展恳谈会"，就医院今后的发展方向、功能定位、改革思路等进行指导和研讨。举办的一系列活动收到很好的效果，三天大型义诊期间的就诊病人达1583人，让出医疗费用23000余元，既达到了扩大影响的目的，又实实在在为广大患者提供了一次高质量的医疗服务，搬迁工作圆满成功。

在改革探索的过程中，院领导班子深深懂得人才与医疗技术的重要性，卫生院要发展，离开了人才建设则是一句空话。确立"以人为本"的思想，实施"科教兴医"的战略,坚持"以病人为中心,以质量为核心"的理念,走内涵发展之路,是这一阶段坚持改革的重要工作。医院提出了"不求大、只求专、追求质"的工作思路,继续加大培养引进人才力度,调整人员结构,构筑人才梯队。投资120多万元,购买先进的医疗仪器,开设病房和手术室,扩大服务范围,加强以口腔科、皮肤科为重点的专科特色建设。五官科、眼科、肛肠科相继开设。在管理上积极向市级医疗机构靠拢,做到更精细、更科学、更规范,确立了服务态度好、医疗费用低、医疗环节简三大优势。

1998年12月至2000年,是医院实施区域卫生规划、优化卫生资源配置、启动社区卫生服务的阶段。临平镇中心卫生院虽然对镇内四家卫生院负有间接行政管理的责任,但独立建制的关系却制约了全镇医疗卫生事业的整体协调发展。随着农村城市化进程的加快推进,医疗市场竞争日趋激烈,在行政框架内按级别设置的基层卫生院机构已经不能适应新形势发展的要求,具体表现为:管理体制不顺,造成卫生院之间在同一层面上无序竞争,抢地盘、争利益,在规模上搞"小而全"、低水平重复建设,在设备上相互攀比,大病看不了、小病留不住,功能结构不合理,资源配置难以优化,医疗业务难以持续发展,资源利用效率低下等现象。因此,打破旧的机构设置格局,重新进行区域卫生规划,使区域内卫生资源得到更有效、更合理的利用,成为当务之急。1998年11月27日,在余杭市区域卫生规划的指导下,余杭市卫生局和临平镇党委共同做出镇内五家卫生院机构撤并的重大决策,组建新的临平镇中心卫生院,实施对全镇医疗机构的人财物统一管理。

撤并后的中心卫生院在新的管理体制下,迅速调整管理思路,着重强调"理顺关系、调整结构、突出重点、优势互补、服务融通"的工作思路,坚持"以农村初保为龙头,以业务建设为重点,以加强行风职业道德建设为载体,以法制教育为基础"的工作方针,全面推进撤并后各项工作的顺利进行,继续探索改革之路。

行政管理:在原各卫生院片区中设总院和四个分院及七个门诊部,实现人财物、医疗业务、卫生防疫、农村初保工作的统一部署与管理,班子成员分工明确,各负其责。分院负责人由院务会委派,其主要职责是完成院务会下达的各项工作任务。

业务管理:总院、分院明确各自的功能定位,以老百姓的健康需求为导向，总院走"大专科、小综合"发展之路，继续拓展服务领域，扩大医疗用房，增加住院床位，突出专科建设。在拳头项目上加大投入，保证优势项目在竞争中长期领先主导地位。在人才、技术、设备及辅助支持系统等方面，重视综合、终末、环节的质量，走规模效益型之路，成为整个中心卫生院的业务指导中心。分院原则上不再追求以往的"小而全"，适度调整医疗结构，充分利用现有的医疗卫生资源，开展以健康为中心、家庭为单位、社区为范围、集医疗、预防、保健、康复、健康教育为一体的社区卫生服务，为广大城乡居民提供方便、持续、综合、有效的医疗保健服务。总院、分院目标一致，相互支持，优势互补，服务融通，确保区域内卫生资源得到充分、合理、有效的利用，以达到区域内"统一布局、激活存量、优化服务"的目的。

内部管理：明确院容院貌整洁，服务行为规范，医疗收费合理，基础设施到位，基本制度齐全，技术操作熟练，质量效率优良，药品管理严格，应急措施落实，后勤保障有力，医德医风良好，窗口服务满意。坚持"以人为本"的服务理念，建立主动出击找人才、加大力度育人才、内部挖潜用人才、外聘专家借人才，开通捷径引人才的培养人才模式，构筑人才梯队。

人事制度管理：积极进行改革探索，人员在全院范围内可适当流动，对现有的医务人员尽量做到"人尽其才，才尽其用"，因事设岗，按岗择人，科室增人不增奖、减人不减奖，努力改变"人员冗余和人才缺乏"并存的不利局面，同时大胆任用了一批中青年医疗业务骨干进入中层管理岗位，营造竞争气氛。

强化优质服务：加强职业道德、医德医风建设，坚持患者的需求和利益是医院的归宿与出发点。在全院范围内开展"为您提供热情周到、优质满意的医疗服务"系列活动，安排全年工作计划，统一部署、统一行动，使优质服务向纵深方向发展。在新形势下提出优质服务的总体目标（更新服务观念、改善服务态度、提高服务质量、美化服务环境、增加服务内容、简化服务流程、优化服务结构、提高服务效率、公开服务承诺），使每一位来中心卫生院就诊的病人都能得到高质量的医疗服务。

打破片区地域观念，建立全镇统一完整的预防、保健和农村初级卫生保健网络，加强村卫生室一体化管理，放开医疗报销制度的封闭管理，合作医疗、企业职工保健和公费医疗在总院和各分院就诊按统一比例均可报销。

1994年，全院业务收入284万元，固定资产48.5万元，门诊7.8万人次。

1995年，全院业务收入683万元。

1996年，全院业务收入673万元。

1997年，全院业务收入580万元，固定资产1209万元。

1998年，全院门诊324882人次，业务总收入1625.76万元。其中，医疗收入354.68万元，占总收入的21.8%；药品收入1271.09万元，占总收入的78.2%。门诊人次和业务收入分别比1994年上升了416.52%和572.45%，全院收支节余56.44万元，人均业务收入按在编人数计10.42万元。具体到总院与分院，列表如下：

部门	门诊人数（人次）	业务收入（万元）	医疗收入（万元）	药品收入（万元）	收支节余（万元）	人均（万元）
总院	120457	698	179.5	518.5	29	11.26
城南分院	88231	378.9	62.3	316.61	18.19	14.5
城东分院	52184	262.7	47.54	215.16	3.3	8.2
城西分院	38327	174.73	41.37	133.36	7.48	8.73
城北分院	25683	111.43	23.97	87.46	−1.53	6.96
合计	324882	1625.76	354.68	1271.09	56.44	10.42

1999年，建立了行之有效的业务管理制度，在原管理模式不变的情况下，逐步改变过去"小而全"的格局，坚持以预防为主方针，以社区服务为基础，总院总体协调，分院各有特色，优势互补，以达到共同发展的目的。中心卫生院医教科具体负责全院医疗业务、医疗质量的管理和统计工作。

第三节　升格区属医院

2001年，余杭撤市设区，临平镇中心卫生院升格为区级医院，9月28日"余杭区第五人民医院"正式挂牌。升格之初，医院制订了五年发展规划，提出三年奋斗目标为"一年打基础，两年进轨道，三年上台阶"，五年做到"五个基本到位"，即医院管理体系基本到位，人才队伍建设基本到位，医院建设规模基本到位，医疗设备配置基本到位，社区卫生、公共卫生服务体系基本到位。

功能定位：总院按照"二级乙等医院"标准建设，坚持走"大专科、小综合"发展之路，实施"发展专科特色，推进全面提高"战略，强化内、外、妇、儿等基础科室，突出专科特色建设，基础平台要"平"，特色专科要"特"。各分院实行功能转型，大力开展以公共卫生和基本医疗为主的"六位一体"社区卫生服务，走社区卫生服务发展之路。

网络体系：总院设在城区，四个社区卫生服务中心分别设在南苑、临平、东湖街道和余杭经济技术开发区，按照"步行15分钟有一个医疗服务网点"的要求，在区域范围内通过"撤室建站"建有18个社区卫生服务站，分别隶属各社区卫生服务中心，实行卫生服务网络全覆盖。

管理体制：医院领导班子对总院、各社区卫生服务中心实行人财物的统一管理，除设置常规职能科室外，还设置公共卫生科和社区卫生服务指导中心，对各中心实行"三统一"管理机制，即"工作统一部署，任务统一落实，人员统一调配"。各社区卫生服务中心作为医院下属的一个医疗卫生机构，配有中心领导班子，具体承担中心管理工作。

队伍建设：按照总院和各社区卫生服务中心的不同功能定位，合理配置人力资源，加强队伍建设。

总院按二级乙等医院要求，着力打造一支学历高、素质好、技术硬的医疗卫生技术队伍，无论是临床还是医技科室，均有高学历高职称医务人员作为业务技术骨干，统筹医疗业务工作。医疗队伍的构建主要是通过内引外联、自身培养、院校招用等形式，实现老中青、高中低相结合的合理搭配。内、外、妇、儿、骨科、中医科等基础科室现有高级职称人员13名，博士生1名，研究生4名，杭州市"131"优秀中青年人才培养人选2名，区"139"优秀中青年培养人才2名，聘请省、市级医院专家20名定期指导坐诊。在加强基础科室人才队伍建设的同时，大力培养专科特色人才，这也是医院强化队伍建设的一个重要组成部分。"院有专科、科有特色、人有专长"是医院加强专科特色建设的一贯思路，因而在人才队伍的建设上，十分注重学科带头人的培养。医院的口腔科、中西医结合骨伤科、皮肤科、中医针灸疗积科在当地具有较大影响力，尤其是口腔科，成为医院的一个专科品牌。除此之外，作为浙江省全科医学教育社区培训基地医院，设有规范的全科医疗科，配有年资较高的全科指导老师和经过规范化培训具有硕士学位的全科医师，负责全科诊疗和社区全科医生的带教工作，接受全科医学生的社区实习。总院相对较强的技术力量和齐全的科室设置，为各社区卫生服务中心提供了有力的技术支撑。

隶属总院的各社区卫生服务中心及社区卫生服务站队伍的建设，则按照"六位一体"服务模式配置医务人员。经过几年的努力，在各社区卫生服务中心及各社区卫生服务站工作的医护人员已全部通过全科岗位的规范化培训。新招录的医学院校毕业生在进入社区卫生服务中心工作之前，必须在总院各科室轮转半年至一年时间，经考核合格后方可进入社区卫生服务中心或社区卫生服务站工作。与此同时，总院的专家医生定期、不定期地到各社区卫生服务中心或社区卫生服务站进行坐诊或开展医疗服务咨询工作，社区卫生服务中心或社区卫生服务站的医务人员则轮流到总院进行业务培训，以提高社区医务人员的技术水平。

基础设施：医院按不同的服务功能配套基础设施建设。总院按医院的功能建有门诊楼、住院楼、急诊楼和公共卫生服务楼；各社区卫生服务中心按规范化要求设置医疗康复区、预防保健区和行政区；社区卫生服务站用房面积基本达80平方米，按示范规范化标准进行设施的配套，医疗设备按不同的服务功能进行相应的配置。总院配有螺旋CT、CR、全自动生化分析仪、彩色B超、腹腔镜、电子胃镜、肠镜等县区级医院必备的医疗仪器设备；各社区卫生服务中心和社区卫生服务站也同样配备与其功能相适应的仪器设备。

服务方式：以"主动服务、促进健康"为理念，做到"服务面向大众化、诊疗程序规范化、医疗费用合理化"，以诚信服务架起医患之间沟通与信任的桥梁，以规范化服务营造患者放心就医的环境，以人性化服务体现医患之间情感的相通，以特色服务树立医院专科特色的品牌，着力把医疗质量提起来，医疗费用降下来，群众口碑好起来，倾心打造老百姓身边的医院。

分配机制：全院建立以数量、质量考核为主要依据的奖惩分配办法，坚持"效率优先兼顾公平"原则，奖金与医疗业务收入脱钩。奖金分配实行工作任务、数量、质量、服务、成本、行风和职业道德六挂钩，建立重人才、重技术、重服务、重实绩、重岗位、重贡献的分配机制，向临床一线医护人员倾斜，向基层社区医务人员倾斜。

医疗保障：总院开通省、市、区医保和农医保结算系统，各社区卫生服务中心和社区卫生服务站开通区医保和农医保结算系统，以方便城乡居民就医。

第四节　探索三级垂直管理体制

余杭区第五人民医院发展的目标，是用近10年时间建立并完善区属医院（总院）、社区卫生服务中心（分院）、社区卫生服务站垂直管理融通服务的三级社区卫生服务网，使区域内15万户籍人口和12万流动人口享有"同质、均等、一体化"的卫生服务。三级垂直管理体制是在一个粗框架下逐步完善健全的。其间，总院不怕麻烦，敢管会管，先易后难，逐步实现了人财物和工作布置考核的统一。总院在人力、物力、财力等方面给予分院支持，在管理上给予分院指导，总院提升，分院规范，实现双赢。由于较好地解决了乡村医生的养老和退出机制等问题，撤卫生室建服务站（简称撤室建站）顺利进行，药品统一采购、人员统一招录等难题迎刃而解。2010年12月14日，由吴跃平等研究的《三级医疗卫生服务管理模式研究》课题，得到由多位卫生管理专家组成的课题评审组的高度评价。

医疗资源充分利用。因为区域内的网络体系是内部结构，实施的是人财物的统一管理，所以在医疗资源的利用上，可以按照不同的服务功能合理配置，明确总院、社区卫生服务中心和社区卫生服务站所承担的工作职责，并且在职责范围内做好各方面工作。总院建有共同的信息平台，实行资源共享，总院所有医疗设备均向所属社区卫生服务中心和社区卫生服务站开放，各社区卫生服务中心、社区卫生服务站诊治的病人若需要使用总院的医疗设备检查，开好单子就地付费后可直接进行检查，无须再挂号开单。在资源的配置上，各社区卫生服务中心不设住院病房，在社区就诊的病人如需住院即可送总院病房住院，有完整的双向转诊制度。一是总院—邵逸夫医院—社区康复的双向转诊，邵逸夫医院作为浙江省全科医学教育临床培训基地，与作为浙江省全科医学教育社区培训基地的余杭区第五人民医院有着密切的业务关系，医院诊治病人如有技术难题可以请求上级医院组织专家会诊或手术，也可以经过联系直接转至邵逸夫医院住院或手术，待病情稳定后再转回总院或社区卫生服务中心进行康复治疗。二是社区卫生服务中心或社区卫生服务站—总院—社区康复的双向转诊，社区难以解决的问题或需住院的病人由社区医生直接联系总院转入总院治疗，待问题解决后回社区进行康复治疗。

社区卫生服务功能有效体现。各社区卫生服务中心经多年的建设与发展，"六位一体"功能已得到有效体现，内涵不断深化。有1个省级、3个杭州市级规范化社区卫生服务中心，18个社区卫生服务站全部达到区级示范规范化要求。城乡社区都建有较为完整的家庭或个人健康档案，尤其是通过两年一次的农民健康体检，农民体检建档率达90%。在区域内进行了疾病筛查，建立了社区疾病谱，作出了社区诊断报告，以责任医师进社区形式对不同人群进行健康干预、健康教育和健康促进。实施慢性病跟踪随访、传染性疾病和精神病人的督导管理、残疾人的康复治疗等措施。2009年，各社区卫生服务中心和社区卫生服务站服务人次48.1万，开展城乡居民健康体检48957人，各类慢性病随访10299人次，随访率达96%。基本实现了"小病在社区，大病进医院"的要求，医疗费用始终维持较低水平

公共卫生任务全面落实。医院按照"三统一"工作机制，建立了一支由35名专兼职公共卫生人员组成的队伍，建立并完善公共卫生突发事件的各种应急处置预案，由公共卫生科统筹全院公共卫生工作，落实疾病预防控制、卫生监督管理、妇幼保健等各项工作任务。多年来，医院及所属社区卫生服务中心的公共卫生工作始终走在区内前列，连续多年被评为余杭区公共卫生先进单位，有的公共卫生项目还被评为杭州市级先进。

第五节　打造老百姓身边的医院

以专科特色明显、服务质量优良、收费价格合理等优势，在广大老百姓心中树立"服务好价格低"医院的口碑，赢得了社会的赞誉和患者的信赖。回顾医院的发展历史，是真诚的服务赢得了民心，是社会的支持和患者的信赖促进了医院的发展。医院被老百姓亲切地称为"老百姓身边的医院"。

一、诚信服务　主动释疑

诚信是服务行业必备的要求。这些年来，医院十分注重诚信方面的建设，把诚信当作一项重要的质量体系来打造。努力给患者提供质量优良、价格合理的医疗保健服务，增进医患沟通，尊重患者的知情权和选择权，自觉维护

患者的合法权益。遵守各项法律法规、规章制度和技术常规，坚持合理检查、用药、治疗，诚实守信，因病施治。严格按照标准收费，按规定出具费用清单，为患者提供医药费用查询服务。加强医德医风建设，提高综合满意度，全力打造以诚信服务、诚信执业、诚信治疗、诚信收费、诚信用药为主要内容的医院诚信服务体系。在具体工作中，主要通过医务公开和主动释疑来建立医院在患者心中的诚信。在院务公开方面，通过对专科专病、专家、知名医生的介绍，让"病人选医生"；医院检查项目和收费标准明示于医疗场所的每个醒目位置，药品价格则显示于电子大屏幕中；医务人员挂牌上岗，让患者时刻关注医生的言行举止。在主动释疑方面，要求医务人员做到：危重病人抢救过程中的主动释疑，疑难病例和预后较差的病人多加释疑，诊疗手段、手术方式和死亡诊断的事先释疑，特殊检查前和收到报告后的查房释疑，贵重药品、自费药品使用的常规释疑，医保政策、用血程序的指点释疑，病人不满意或有投诉的善后释疑，病人健康教育、防病知识的宣教释疑。

二、规范服务 明白准确

在为患者提供服务方面，力求以良好的规范来约束医务人员的行为，实行自我控制、自我规范，保持良好的职业行为，从而达到规范服务的要求，为患者创造一个放心的就医环境。着重在制度、行为、诊治上明确规范服务的具体要求。

1.医院制度化建设是规范医疗行为的保证。抓规范服务，首先要从抓制度着手，除严格执行上级规定的有关工作制度外，还要根据医院实际情况制订与医疗服务相关的一些具体工作制度，并在落实上狠下功夫。在升格为区级医院后，原来乡镇卫生院的管理模式与方法已不能适应现代化医院管理的要求，医院在边学边干的同时，提出"一年打基础，两年进轨道，三年上台阶"的目标，针对医疗管理中存在的薄弱环节，对照医院管理要求，逐个梳理整改并加以规范。每年举办1—2次中层以上干部管理知识培训班，灌输新的管理理论与方法，学习新的工作制度并要求在工作中加以贯彻落实。经过多年的教育，按制度办事、按规范服务成为全院干部职工的自觉行动。

2.医务人员的服务行为规范与否是医院整体形象好坏的重要标志。医院本着以人为本、主动服务、规范有序的服务准则，制定了《医院服务规范》《医患沟通指南》，明确规定了医务人员在工作中该说什么不该说什么，该做什么不该做什么。具体包括：文明用语，礼貌服务；主动帮助，排忧解难；态度和蔼，热情友善；耐心听取，详细解答；及时沟通，相互理解；尊重病人，保护隐私；医德高尚，医患融洽；迎送病人，有礼有节；工作认真，精心细致；团结协助，共同提高；仪表端庄，佩戴胸牌；敬业爱岗，遵守院规；等内容。教育医务人员要把这些服务规范更好地、全面地融入日常的医疗工作当中，对待病人如亲人，给病人以无微不至的关怀，急病人所急，痛病人所痛，做到将精湛的医术、细心的关怀与周到的服务有机结合。

3.诊断治疗要求做到"五个三"。一是病人的三明白：对自己的诊断明白；对自己的治疗原则明白；对自己支付的费用明白。二是病史的三符合：治疗方法和病情相符合；病情记录与医嘱相符合；记账与医嘱相符合。三是医生三准确：病情掌握准确；对病人解释准确；制度执行准确。四是护士的三到位：病人入院宣教到位；执行医嘱"三查七对"到位；护理工作到位。五是医技的三规范：执行时间规范；技术操作规范；报告书写规范。

三、人性化服务 四轻五勤

人性化服务是尊重患者人格和权利的必然要求，也是医院生存和发展的必然选择。这些年，医院在为患者提供人性化亲情服务上下了很多功夫。一走进医院，扑面而来的整洁、文明给患者带来一股春天般的气息。首先映入眼帘的是门诊大厅电子显示屏上显示的"祝您早日康复""健康快车、爱心驱动""为您提供规范、便捷、满意的医疗服务"等字样，让患者感到温馨自然；"大爷""大妈""大哥""大姐"，门诊、急诊大厅里导医对患者深情的称呼，拉近了患者与医护人员之间的距离；住院病人进行各种检查时，有服务中心人员的全程陪伴，让患者有了宾至如归的感觉。这些都是医院人性化服务的一些具体做法。

在开展人性化服务中，医院主要从以下几方面着手推进和实施。

1.要求医务人员在为病人服务的过程中做到"四轻""五勤""六心"，即关门轻、走路轻、说话轻、操作轻；眼勤、手勤、嘴勤、腿勤、脑勤；接待病员热心、对待病人关心、解释问题耐心、治疗操作细心、高度的责任心、献给病人爱心，以树立医院的良好形象。

2.医疗环境体现人性化氛围。以倡导"绿色医院"为总体要求，努力为病人营造一个安静、安全、舒适、整洁、温馨的诊疗环境。口腔专科医院设立单独的候诊休息室、导医分诊台，医生与病人采用一对一诊治方式；门诊检查诊察床用屏风隔开，开展文明检查治疗，以保护病人隐私；在扩大病区用房的同时，开设温馨病房，以满足不同层次病人的服务需求。

3.在病人需求上提供人性化服务。门诊导医台在固定人员的基础上增加护理人员轮流值班，做到星期天不缺人。导医人员负责为病人导医分诊，为病人提供辅助检查预约，负责各种检查单的保管与分送，为空腹检查病人提供免费早餐，负责护送行动不便的病人到相关科室检查治疗，同时做好病人的健康教育和医疗咨询工作。简化就医流程，在实行处方一次性划价收费后，辅助检查也实行了一次性划价收费，分院病人到总院做辅助检查，由分院开单收费后直接进入相关科室检查，不需要重复挂号收费。为病人及其家属提供各种生活上的方便，所有诊疗场所均安装空调，门诊大厅收费窗口安装降温电扇，备有饮水机、方便轮椅、担架等便民设施，输液室全部更换成可坐可躺的沙发输液椅。为避免病人的车辆在太阳底下暴晒，医院准备了遮阳布为病人车辆遮挡太阳。医院对所有需要接送的病人实行免费接送。

4.建立医后随访小组，明确医后随访的职责任务、工作程序及相关的考核制度，以制度形式建立医后随访长效管理机制。医院随访中心对住过院的病人尤其是慢性病患者在出院以后坚持随访制度，将服务从院内延伸至院外。随访有电话联系、登门随访、书信随访等形式，及时掌握病人的恢复状况，了解病人的需求，嘱咐病人需要注意的事项，提醒病人自我管理、自我保健。随访这根亲情线，连着医院和患者的心，不仅有效地降低了患者的复发率，也在无形中拉近了医院和患者之间的距离。

人性化服务拉近了医患之间的距离，增进了医患之间的沟通，加深了医患之间的了解，建立了医患之间的情谊。

四、特色服务

总院坚持走"大专科、小综合"发展之路，分院大力开展社区卫生服务，这是医院发展的一个基本定位。在综合实力与其他医院相比还相对落后的情况下，走专科特色发展之路不失为一种明智的选择。实践证明，这条路走对了。早在中心卫生院建立的时候，医院领导班子就提出了"院有专科、科有特色、人有专长"，以"人才立院，错位竞争，服务优良，价格低廉"作为医院改革发展的目标。

在发展专科特色上，医院把口腔专科、中医针灸疳积专科、中西医结合骨伤科作为重点专科培育，在人才、技术、设备上给予投入和扶持，尤其是在口腔专科建设上，利用人才的带动发挥其整体优势，成为区域内具有较高知名度的一家专科医院。中医针灸疳积专科在继承传统治疗方法的同时，运用新的治疗手段，吸引了周边地区患者前来就诊。而中西医结合骨伤科在引进了富阳张氏骨伤科传人张培福后，借着这块金字招牌，迅速形成自己的治疗特色，不仅在张培福坐诊的日子就诊者门庭若市，而且在平常的日子患者也络绎不绝，成为医院继口腔专科后又一具有较好社会、经济效益的特色专科。2003年，为进一步提高骨伤专科技术水平，先后引进两名具有高级职称的骨科医生。与此同时，为提升医院技术档次和服务品位，与杭州市中医院合作建立了由肿瘤专家黄挺博士主持的肿瘤康复中心，开展以放疗、化疗、介入疗法为主的肿瘤康复治疗，获得较好的效果。此外，还从省、市级医院邀请专家每周定期来院坐诊，开展专科专病诊治。

全面开展以全科医疗为主的社区卫生服务，是医院为满足广大社区居民基本医疗保健需求而开展的又一新的服务模式，继东湖街道社区卫生服务中心被定为浙江省十个社区卫生服务示范中心之一后，其他三家分院全部转型成为社区卫生服务中心，撤室建站工作基本完成。

专科特色建设是医院发展的方向，而全面推进医疗技术的提高则是增强市场竞争力的必由之路。为此，医院不仅重视现有医务人员的培养，还十分重视人才的引进，从1996年引进第一位具有高级职称的人才开始，先后引进10名高学历、高职称人才充实内、外、妇、骨伤等科室的技术力量，他们中的大部分已成为科室技术骨干和医院学科带头人，为医院的发展做出了贡献。

优质而具有特色的医疗保健服务，是建立在相对合理低廉的医疗费用基础之上的。医疗业务的扩大，不是靠提高医疗费用来实现的，而是通过优质的服务让更多的患者信任医院，愿意到医院来就诊。在坚持合理检查、合理用药、合理收费的基础上，我院始终关注对医疗费用增长的控制，是区域内同级医院中平均费用最低的一所医院。

纵观这些年我院从小到大一步步的发展轨迹，是诚信赢得了良好的声誉；是规范创造了事业发展的平台；是人性化服务拉近了医院与患者之间的距离，是专科特色服务打开了发展之路。

第三章

南渡北归

第一节　概述

本章的"南渡北归"是借喻。纵观医院七十年发展史，南迁至南苑新区是一个重要的过渡时期，它是医院走向现代化、正规化的起点，是为"南渡"。由于城市的发展，作为三级乙等综合性的余杭区第一人民医院已在南苑新区落成。老城区的百姓就近医疗的呼声强烈，余杭区政府顺应民众呼声，均衡布局健康资源，投入巨资，装修改造原一院用房，并于2014年顺利北归，在保健路重新开诊，深得群众的赞许，是为"北归"。南渡至北归，期间共用16年，医院继续保持亲民爱民的传统。我院紧随现代医学飞速发展的形势，牢牢抓住现代化医院管理的机遇，完成从乡镇卫生院到区属医院的嬗变，获得队伍建设和服务质量质的飞跃。创业的历程已在第二章《艰辛创业》中具体阐述，本章要叙述的是这一阶段的具体细节，从中可窥见临平五院人在机遇面前的积极果敢和坚韧不拔。

第二节　卫生院"南渡"

1998年7月19日，一个普通平常的日子，在许多人的眼中也许只是一个赤日炎炎、骄阳似火、热得让人有些喘不过气来的日子。然而对于临平镇中心卫生院的员工来说，这个日子是难以忘怀的。这一天，卫生院离开老城区搬迁至正在开发中的南苑新区。

中心卫生院整体搬迁是因为原来的设施规模随着医疗业务的急剧扩大已无法承受，加之旧城改造此地将成为街心公园的一部分，所以搬迁既是为寻求更大的发展空间，也是城市规划建设的需要。尽管从联合诊所到卫生院再到中心卫生院其间也已搬迁过几次，但这一次搬迁显然与以往有明显的不同。一是医院要迁出老城区，需在新开发的园区中选择；二是搬迁之后的中心卫生院要成为老百姓就医方便的医疗预防保健场所。新院址最后定位于铁路以南的南苑商贸城，当时的南苑新区远没有现在繁华和喧闹。许多人对搬迁后卫生院的发展持担忧态度，然而开弓没有回头箭，跨出了这一步，就意味着全力以赴。

新院的建设从批地、立项、设计、资金筹措、基建施工到一期工程的完工验收，院领导和基建小组成员所倾注的心血用千辛万苦来形容并不为过。当一座在当时来说很有规模与气势的急诊大楼矗立在人们眼前时，那种从心底涌现的激动是不言而喻的。

离搬迁的日子越来越近了，职工们表露的心情却是复杂的，一方面终于可以迁出只有1290平方米的简陋拥挤的房舍，告别那种"螺蛳壳里做道场"的日子；另一方面也在担忧搬迁后因为位置的稍偏会出现"门前冷落鞍马稀"的景象，守着偌大的房子而无所事事。不过担心归担心，能够搬迁总归是一件值得期盼的事，于是搬迁前的一切准备工作紧锣密鼓地进行着。

在这段日子里，有一个人特别忙碌，他就是院长范连兴。卫生院的迁建是他上任后所做的一个最大决策，且不说在新院建设过程中投入的巨大精力和时间，随着搬迁日子越来越临近，他身上的每一根神经就像发条一样拧得很紧。在炎炎夏日里，那辆老式摩托车载着他每天头顶骄阳，往返于新老院舍之间，与同事们一起谋划着搬迁的各种事宜，精心安排搬迁那天的具体分工，仔细策划搬迁后卫生院的工作。7月18日，当所有的搬迁准备工作就绪时，夜色已经降临，而范院长还与同事一起检查着每一个科室的搬迁准备情况，直到确信次日可以按时搬迁。

1998年7月19日，天刚蒙蒙亮，卫生院所有职工都已集结在老院不大的天井里，等候院长的搬迁命令。因为家当并不庞大，当时没有请专门的运输队来帮忙，唯一的一辆救护车主要是负责药品及一些贵重仪器的运送，因而大家所准备的搬迁工具可谓五花八门，三轮车、踏板车、绳索扁担、编织袋等一应俱全。平时在工作场所穿戴整齐的医务人员，这一天的装束也基本与农村"双抢"时的打扮差不多，头戴草帽，肩搭毛巾，脚穿解放鞋，活脱脱就是一支民工运输队。大家看着这一座与自己朝夕相处了多年的院落在搬迁后的不久就要被夷为平地，心里难免有些依依不舍，甚至有一点失落，但想到马上就要在一个更好的环境中继续自己钟爱的工作时,心情又变得欢快愉悦起来,浑身的劲儿也就使了出来。

随着院长的一声令下,搬迁场面非常壮观,人们肩扛手抬,打包的打包,装车的装车,一支颇具规模的搬迁队伍随即形成,向着新院浩浩荡荡地出发了。

新院很快就到了,看到这崭新漂亮宽敞的新院舍,大家兴奋的情绪溢于言表。尽管天很热,汗水早已浸透了每个人的衣背,但高温还是被沉浸于喜悦中的人们忘得一干二净,所有的人想的只是如何尽快地把东西搬过来,安放好,来不及多喝几口水,就又返回搬运所剩物品。人多力量大,上午半天,每个科室的家当基本搬过来,剩下的只有口腔科、放射科的一些“重量级”仪器设备。下午大家又全力以赴把这些“大家伙”搬了过来,并连夜安装调试。

经过一天紧张的搬迁,所有的物资设备全部到位于新院的相应科室,搬迁任务大功告成。

第三节 区五院“北归”

2014年6月28日,余杭区第五人民医院整体搬迁,开启了一个新的纪元。

2012年,区委、区政府把余杭区第五人民医院搬迁写入政府工作报告。2013年10月6日,保健路新院区装修工程开工。之后的每一天,总院都在为整体搬迁做准备。2014年6月初,全院上下吹响了搬迁集结号,完善搬迁方案、进行搬迁实战演练、召开动员大会、进行各方协调等工作有序展开,包括异地备份的信息化重建等项目顺利完成,五院以崭新的面貌回应着人们久久的期盼,五院要回归了。

6月18日,召开全院搬迁动员大会。6月20日,在本地媒体发布搬迁公告。6月22日,在不影响正常诊疗秩序的情况下,行政后勤以及部分医疗设备开始陆续搬运。职工们发扬艰苦奋斗的良好作风,在新院区和老院区之间来回奔波。6月24日上午8时,邀请20位市民体验保健路院区的就诊流程。6月25日晚上10时,一直断断续续下着小雨的天空忽然开始增大雨势。机房里,口腔CT和西门子螺旋CT静静地等待搬运;外面,设备科、放射科的工作人员正在热火朝天地讨论搬迁方案。当方案敲定，大家动手仪器设备搬至大门口，准备抬上搬运车时，沉重的机身不小心压到了设备科小沈的脚，他硬是没吭声，一直咬牙坚持着把机器完好地送到新院区。CT运抵新院区后，大家又马不停蹄地开始组装和调试，一直工作到凌晨2时。6月27日下午4时，广和街老院区门诊停诊，急诊照常。6月27日晚上，整个新院区灯火通明，每个人各司其职，分工合作。如果要找出形容当晚场景的关键词，那只有两个字——"忙碌"，大家都在做着最后冲刺的准备工作。6月28日凌晨5时，在交警指挥车的引领下，一排120急救车缓缓驶出广和街老院区，住院病人的转运开始了。6时30分，随着最后一位病人步入外科病区，住院病人转运平安完成，这也意味着医院整体搬迁顺利结束。6时45分，第一位病人走进门诊大厅，他的第一句话是："你们五院终于搬回来了，我们等了好久！"6月28日7时，新院区急诊开诊。6月28日7时30分，门诊全线启用。6月28日，这个看似普通的日子，对于总院来说却注定值得铭记。这一天，顺利完成了医院整体搬迁；这一天，保健路院区正式启用。南苑广和街院址从此成为历史，五院新的一页在保健路上徐徐展开。

自新五院亮相以来，最抢眼的莫过于三大中心：口腔诊疗中心、康复中心和体检中心。自从与省口腔医院合作后，口腔科无论是在技术上还是服务理念上，都较之前有了很大的转变和提升。6月28日上午7时30分，口腔诊疗中心已是人头攒动，在体验了挂号、候诊、就诊、放射、付费的一站式服务后，患者们直呼方便。陈阿姨说："环境好了，就诊也方便了，就连拿药也有专门的药房。"康复中心囊括了针灸、火罐、推拿、针刀、物理因子及运动等治疗方式。其中，运动治疗室和作业治疗室采用全落地可视镜，配有专业的康复治疗师指导锻炼。体检中心设有检验科、内科、外科、眼科、口腔科、耳鼻喉科、妇科、心电检查、B超检查及放射科。也就是说，市民只要一走进体检中心，从最初领取体检表格开始，接下来所有的检查都可在同一楼层完成。体检中心还根据市民的需求推出了不同的体检套餐以供选择，聘请资深专家为体检把好关。一对白发苍苍的老年夫妻走进中医馆，在参观了诊室和大厅后，两人不住地点头："我们住在南边，你们搬了之后远是远了点，可我们还是愿意来这儿。"从导医叫号，到中医诊脉，再到取药，志愿者一直陪同着两位老人。

　　五院至搬迁至保健路后，以"质量立院、技术强院、人才兴院、文化优院"为宗旨，围绕"转理念、提技术、优服务、精管理、促满意"的工作思路，依托医共体优势，遵循区域性统筹，不断提升精细化管理水平和综合医疗服务能力，努力打造老百姓身边有温度的医院。

　　2015年，医院引进"医患友好度"项目，全力推进文化融合与提升。2019年，成为医共体单位之一，继续按照工作统一部署、人员统一调配、财务统一管理、资源统一配置、绩效统一考核的"五统一"工作模式，稳步推进县域医共体建设。

　　2018年，杭州市余杭区第五人民医院改扩建项目列入政府重大投资项目；2019年，项目取得可研批复（余发改中心〔2019〕125号）；2020年6月18日，举行项目开工奠基仪式，正式揭开了医院新大楼开工建设的序幕；2022年7月28日，项目主体结构顺利结顶。医院新大楼项目是立足实际、着眼长远、改善就医环境的重要举措，是医院发展的里程碑，更是医院前进的新起点。

　　2018年，在对照当时的等级医院初审标准并组织院内外专家论证后，确定医院基本达到争创三级乙等中西医结合医院的要求。此后，一直以三乙为目标，努力提升中医药服务水平。通过三年的努力，医院各项评审指标均得到不同程度的提升。2021年，医院对照浙江省中西医结合医院等级评审标准（2021版）开展全面自评：一类指标7项，全部达标；二类指标综合管理89项，已达标78项；县域医共体和"最多跑一次"工作均达标；中医单病种达标病种数43个；12个专科技术水平达标；三类指标达到评审要求。通过自评，医院已具备开展三级乙等中西医结合医院评审条件。

第四章

薪火传承

第一节　概述

薪火传承，首先是事业的传承。建筑、设备、队伍、技术、管理等的建设，都需要"接力赛"，为民服务的一张蓝图绘到底，需要一代又一代的努力。创业精神的赓续、医院文化的积淀不是一朝一夕能够完成的。本章以院长负责制体制下的三位院长的事迹，代表不同时代的使命与担当。其中，有院长作为主要负责人的功劳，也包括领导班子全体同志的努力。薪火传承还包括队伍的不断壮大和名医的成长，医院发展的使命将会交给年轻一代。一家医院不仅需要有耀眼的明星，更希望看到群星闪耀。

第二节　心怀百姓的范连兴

来自乡村的基层领导。范连兴是临平五院的首任院长，非科班出身的他的故事，折射出来的其实就是临平五院诞生、创业和院风形成的过程。1973年，当了四年多一点时间"赤脚医生"的范连兴，因为业务能力突出，口碑好，被选拔到小林公社卫生院做医生，只是身份还是"赤脚医生"。1976年，他被公社卫生院推荐到杭州卫校外科专修班进修一年。1981年，他通过余杭县卫生局的"缺员补缺"考试，成为一名正式医生。也是在这一年，范连兴担任了小林公社卫生院院长。

1991年9月，扎根基层，心系农家，为推行农村风险型合作医疗洒下辛勤汗水的范连兴跻身全国首届百名优秀乡镇卫生院院长行列，代表浙江省赴北京领奖，并作了《愿为农民健康奋斗一生》的大会发言。8月3日，《杭州日报》以"推行巩固农村风险型合作医疗"为题作了专题报道。同年，范连兴升任余杭县临平区卫生所所长。区卫生所不是医疗机构，是县卫生局下设的行政管理部门，管辖下沙、九堡、乔司、大井、翁梅、星桥、小林、乾元、亭址、博陆、五杭等乡镇的11个卫生院。次年，卫生所改名为临平地区卫生管理站，临平镇第一、卫生院纳入管理站统一管理，范连兴改任站长。

艰苦创业的首任院长。1994年8月，临平镇卫生机构调整，临平镇城区卫生院（原临平镇第一卫生院）改名为临平镇中心卫生院，范连兴兼任中心卫生院院长。

面对众多困难和不利因素，范连兴带领领导班子经过认真调查、仔细分析、仔细思考、反复研究，从规划目标、管理机制、业务发展、奖罚办法等方面对卫生院的整个运行管理机制进行了大刀阔斧的改革。比如请杭州大医院专家坐诊、开设夜门诊、中午不停诊。有时，仅夜门诊的业务就能顶一个白天。这样一来，老百姓看病方便了，看专家医生也方便了，中心卫生院的影响力在社会上逐步扩大，技术水平和医疗质量也逐渐提高，门诊人次逐年增加，医疗业务成倍增长，1994年医疗业务收入284万元，1995年翻了一番多，达到683万元，稳居全市乡镇卫生院之首，完成了改革与发展的第一次历史性跨越。

1996年10月，临平镇中心卫生院新门诊大楼建设方案确定。此前，范连兴和同事们为新院选址纠结了好长一段时间。几经衡量，最终新院址定在了铁路南的当时的城乡接合部，面积是20亩。即使如此，建设资金也是七凑八凑凑拢来的，洪吉根市长从市财政拨了100万元，市卫生局分3年给50万元，临平镇政府也是分3年给50万元，其余不足部分由医院自己想办法，如贷款、原有房产转卖、自有积累等。1997年5月，新院门诊大楼动工，经过一年的建设，占地20亩、总建筑面积5500平方米的门诊楼及辅助用房建成竣工。

1998年7月19日，临平镇中心卫生院乔迁新居。医院迁出了老城区，坐落在当时称作南苑新区的地方。

搬进了新址，医疗环境改变了，规模也扩大了，如何提高医疗服务档次，如何进一步深化改革，在已有的基础上超越自我，是摆在全体医务工作者面前的艰巨任务。

在管理上，一方面，积极向县级医疗机构靠拢，做到更精细、更科学、更规范，确立了服务态度好、医疗费用低、医疗环节简练三大办院目标。另一方面，积极发挥四个分院的作用，逐步理顺总院与分院的关系，统一了行政管理、业务指导、经济核算、公卫防保、农村初级卫生管理体系，为属地"医共体"的建立和发展打下了良好的基础。

医院搬迁当年，即1998年，仅中心卫生院总院门诊人数就达到了120457人次，业务收入达到了698万元，均创历史新高。2000年，中心卫生院又着手新建病房大楼和西区空地的附属设施，对所属城北分院进行了全面的房屋装修，新建X光室，改善了城北分院的医疗环境。城南分院也借乔莫线公路拓宽之机，对门面进行了改造，新建了B超室。2000年，全院员工达到174人，有了规范化的病房床位30张，业务总收入达到了2128.33万元。

2001年9月，临平镇中心卫生院及四个分院被命名为余杭区第五人民医院。自此，范连兴不再兼任临平地区卫生管理站站长职务，专任区五院院长，直至2009年7月退居二线。从1952年4月临平联合诊所成立，到余杭区第五人民医院挂牌，经过49年的岁月，无论是临平联合诊所、临平保健所，还是临平镇卫生院、临平镇第一卫生院，抑或是临平镇城区卫生院、临平镇中心卫生院，都成为过往的历史，走出了人们的视线。临平镇中心卫生院用了7年时间，完成了从乡镇卫生院（所）到区级综合性医院的华丽转身。经历了7次更名，终于迎来了新的发展机遇期。心系事业，心系百姓，心系职工，这或许正是范连兴和他的同仁们，留给五院的一份宝贵的精神财富。

医院发展的公认功臣。范连兴根据几十年与老百姓打交道的体会，提出了"三化"理念：诊疗规范化、费用合理化、服务人性化。遵循这"三化"理念，医院于2007年提出了要倾力打造"老百姓身边的医院"的办院指导方针。诊疗规范化，就是提质增量，改变形象。范连兴认为，随着社会的发展，老百姓对健康的要求也随之提高，既然是综合性医院，医疗服务就不能停留在只能解决常见病的水平上。他提出了"一年打基础，两年进轨道，三年上台阶"的奋斗目标。为了实现这个目标，不仅服务理念要更新，医疗设备要更新，更要有一大批高水平的医护人员，有拿得出手的科室。医院"全科"作为浙江省第一个全科医学教育社区培训基地，是2001年在浙江省卫生厅、浙江大学医学院全科医学教育培训中心、邵逸夫医院、余杭区卫生局的支持下建立的新兴科室，也是医院深得老百姓称赞的口腔科、中医科、康复科、皮肤科、妇科、消化内科、中西医结合内分泌科等传统优势科室之外的又一个口碑科室。医院直接面对城乡居民，其根本的职能就是为城乡百姓提供负担得起的常见病、多发病诊疗服务。为此，将所属的四个分院转型为四个社区卫生服务中心，并以此为平台，将村级卫生室"撤室建站"，吸纳27名乡村医生为开展社区卫生服务工作所用。由此形成了"1所区级医院、4家社区卫生服务中心和18个社区卫生服务站"的垂直管理社区卫生服务"小型集团化"模式。这种紧密型垂直管理和区域性服务模式的成功探索和顺利运行，范连兴的贡献很大，花费精力最多。服务人性化，就是建立和谐的医患关系。在范连兴的心里，优质服务、职业道德、医德医风是一所医院的立院之本。坚持把患者的需求放在第一位，是一所区级公立医院的立足点和出发点。为此，医院年年开展"为您提供热情周到、优质满意的医疗服务"系列活动，内容包括更新服务观念、改善服务态度、提高服务质量、美化服务环境、增加服务内容、简化服务流程、优化服务结构、提高服务效率、公开服务承诺等。2002年至2006年，医疗服务人次连续5年位居区内各医院之首，而平均每人次诊疗费用却始终保持在区内同级医院的最低水平。

在范连兴离任五院院长的2009年，余杭区第五人民医院已经获得众口称赞：医疗水平不低，医疗费用低，医生没有架子，护士和蔼可亲，员工服务热情，看病就医方便，是一所真正的"老百姓身边的医院"。

这些年，范连兴也与五院一起成长进步。他一直致力于临床医学实践，专攻全科医学，不仅成为浙江省全科医学教育社区基地的首席带教老师，还有多篇学术论文发表于全国一级医学刊物。他的医术涉及骨伤科、消化和呼吸内科，擅长中西医结合融会贯通，在常见病、多发病诊治方面具有丰富的临床经验，尤其是对涉及多系统疑难杂症并兼有心理问题的病人的治疗经验独到，对骨伤科患者后期治疗和功能康复颇有成效，对老年人关怀医疗也颇有造诣，深得患者的好评。作为五院的创始人和全科医学资深专家，他不仅是院内公认的好院长，更是院内院外公认的好医生。他曾多次被评为余杭区（县）优秀共产党员，1991年荣获"全国优秀乡镇卫生院院长"称号，1998年被评为浙江省优秀基层医务工作者，2000年被评为杭州市劳动模范。

第三节　倾心中医的吴晋兰

吴晋兰，中医学博士。2002年3月起任余杭区第五人民医院副院长，2009年7月任院长，2013年4月转任余杭区妇幼保健院院长，2015年7月任协理员。

立足传承的中医专家。吴晋兰从医三十余载，潜心钻研岐黄之术、上工之道，以仁心济世、仁术救人，擅长诊治内科杂证和疑难病症，患者遍布安徽、江苏和浙江绍兴、温岭、舟山、温州等地。在工作中一直崇尚"天人相应"和"治未病"的理念。她开出的每一张方子，不仅要依据病人的病情辨证施治，还会留意当时的天气、温度等自然因素。2015年6月，一中年病人因腰椎疼痛来找她看病。当吴晋兰了解到他是一名交通协警时，就考虑到了当时的天气因素：正值梅雨季节，吴晋兰在他的方子里特意加入了几味祛风湿的药。通过"治未病"，起到了预防的作用。

吴晋兰认为，人的病症和心气郁结有很大的关联。良好的心理疏导，其实也是一种治病的方法，生理和心理相结合，才能更好地为病人诊治。为此，吴晋兰利用业余时间，学习了心理学知识，并取得了国家二级心理咨询师的资格证书。有一次门诊，吴晋兰见病人的神情异样，一问原因，得知这位中年妇女养了很多年的猫死了，她正为此伤心着。病看完了，吴晋兰把这位病人叫住，跟她聊了许多人世间万事万物生生死死的话题，聊着聊着，这位病人竟哭了起来。等她哭声停了，吴晋兰才对病人说："现在好了，你的情绪得到了宣泄，身体会更容易康复的。"

有一次，一位五十来岁的男子进了吴晋兰的诊室，只见他眉心紧锁，脱发明显，问诊时得知他常有胃痛、泛酸嗳气、咽部不适等症状，睡眠质量也很差。治病必求其本，吴晋兰从他为何脱发寻找病源。"她耐心地听我讲述从二十多岁开始将近三十年的身体变化，替我分析病情，让我受益匪浅。"这位姓张的患者事后透露，他是早上特意从青岛坐飞机过来看病的。张先生说，他曾经在临平工作过，其间因慢性胃炎和睡眠不好，先后找过五院的莫振声、沈一山两位杭州市名中医调理过，效果不错。他说，他相信中医能治本，所以，虽然后来因工作调整去了青岛，但还是会坐飞机回五院复诊。听说吴晋兰是浙江省基层名中医，还是擅长脾胃病调理的专家，刚好在网上发现有号，就毫不犹豫预约了，来了发现真的挂对了号，从青岛坐飞机来这一趟值得。

心系病患的暖心大夫。吴晋兰心中装的永远是病人。不管白天黑夜、刮风下雨，病人的需要就是无声的命令。当抢救铃声拉响的时候，第一个来到病人身边的是她；办公室熄灯最晚的是她；中午吃饭最迟的是她；帮助病人最多的还是她。她用实际行动诠释着大医精诚的真谛。在工作中提早上班、延迟下班是吴晋兰的常态。她的专家门诊经常要持续到下午一二点钟，为了不让病人饿肚子，她总是送走最后一个病人之后才吃午饭，或者中途吃个馒头、叫份快餐充充饥。她上班就像上战场，忙忙碌碌，没有歇息，手头再忙她也会挤出时间为寻上门来的病人诊治，即使是晚上在家休息也从不推辞。

中医学是吴晋兰的专业和主业，她是第二批全国优秀中医临床人才、浙江省基层名中医、浙江省中医药重点学科"中西医结合慢病康复学"学科带头人、杭州市名中医、杭州市新世纪"131"优秀中青年人才、重点专病"中医脾胃病"学科带头人、余杭区名中医、余杭区非物质文化遗产"陈莲舫中医内科"第六代传人。

作为学科带头人，吴晋兰重视人才培养，建立医院的"人才培养工程""院内导师制"，对年轻医生亲自"帮传带"，她言传身教，采用门诊抄方、查房、会诊、专题讲座等形式授教带徒，以实践与理论、继承与整理、口传面授与统一讲课、老师点评与学生研究相结合等形式，为传承中医精髓，培养热爱中医药事业继承和创新型人才呕心沥血。她是杭州市第五批名中医学术经验继承指导老师，带教的杨伟莲、陈展，不仅晋升为副高以上职称，而且成为医院的中层干部。她建立杭州市级名中医吴晋兰传承工作室，带徒吴增艳、夏露露、袁海英等10余人，其中，杨伟莲入选浙江省中青年临床名中医培养对象，吴增艳入选全国中药特色技术传承人才培训项目。她的带徒工作还延伸到了基层，在余杭经济技术开发区社区卫生服务中心，她有一个名中医工作室，培养了方丽、张松菁、张雨青等基层中医药医务工作者。她把爱献给了年轻人，在她的"帮传带"下，一批年轻医生迅速成长为岗位能手、业务骨干、后备学科带头人。

从医几十年，吴晋兰在繁忙的临床工作和医院管理的同时，共带教了中医药徒弟18人，培养了高级职称医生4人、中级职称医生7人、医院中层干部7人，在市级以上学会担任职务的8人，为余杭区中医中药事业的发展壮大做出了贡献。

2009年，吴晋兰取得了中医学博士学位，师承浙江中医药大学博士生导师"陈莲舫中医"第五代传承人徐珊教授。余杭历史上名中医辈出，清代名医姚梦兰、葛载初等都代有传人，但陈莲舫中医却少为人知。得益于恩师徐珊教授的帮助，吴晋兰的"陈莲舫中医内科"成功申报第六批区级非遗项目，作为第六代传承人，吴晋兰为陈莲舫中医内科在余杭开枝散叶做出了贡献。她深入研究、细心挖掘陈莲舫中医的内涵，带领杨伟莲等一批徒弟，开设了两个名医工作室，形成了"和法治病，脾胃为要，身心并调，天地相应"的诊疗特色，填补了"陈莲舫中医"在余杭中医药发展史上的空白。几年来，"清代御医陈莲舫中医脾胃病"项目完成科研10余项，多次获科技进步奖。

注重管理的勤恳院长。吴晋兰不仅是一位名医、良医，还是一位优秀的医院管理者。在担任院长以后，她坚持中西医并重，制订了促进五院中医药发展和人才培养的各项制度，保护和传承余杭区非物质文化遗产"沈氏针灸"，开设区内第一个"治未病馆""南苑中医馆"，启动了"人才培养师带徒工程"，督促近百名医学专家带教徒弟。发展中医脾胃病、中西医结合糖尿病、中西医结合骨伤科等10个专科，中药饮片使用量居全区第一，为五院转型为中西医结合医院奠定基础。

吴晋兰担任五院院长的时间虽短，但她在五院发展史上所起的是承上启下的作用。除了她自己的中医情结，她最在乎的是范连兴老院长留下的那块"老百姓身边的医院"的招牌。吴晋兰把提高员工对医院的满意度放在了首位。她认为，员工的价值观和荣誉感是老百姓满意的基础。为此，她实施了帮助员工成长的"123"工程，围绕一个中心、两个保障和三个提升，对不同岗位、不同层次的员工制订了不同的关心关爱措施。对年轻医务人员、住院医师，以共同成长课堂、院级科研项目为载体，关注职业规划、职业成长；对中级职称的医务人员，以"学科带头人"培训为载体，关注其晋升晋级、科研活动等；对高级职称医务人员，以"师带徒"为载体，关注其身心健康、带教能力等。

吴晋兰在医院管理上勇于开拓，在抓班子带队伍的同时，带领全体员工克服医院发展的种种困难，不仅完成了门诊大楼改扩建任务，还不断探索新医改政策下的医院发展之路，缓解了群众"看病难，看病贵"等问题。吴晋兰意识到，要真正成为"老百姓身边的医院"，五院不仅要有高素质的医生，还要有拿得出手的科室，"老百姓身边的医院"要解决群众"看病难，看病贵"的问题，还要解决"看病好"的问题，也就是提高医疗技术水平，跨越只看常见病的门槛。为此，医院先后引进了周华娟、叶亮、毛伟欢、敖喜成等20多名副高以上的高素质人才。从2009年开始，又逐步建立了中医脾胃病科、中西医结合内分泌科、神经内科、肿瘤科、呼吸内科、肛肠科、疼痛门诊等科室，为2014年五院成为余杭区中西医综合医院打下了基层。吴晋兰说："五院不能原地踏步，我们一定要有自己的身份证。"经过全院上下三年多的努力，五院终于在2012年12月通过了二级乙等综合性医院的评审。

坚持和完善区、街道、村"三级垂直医疗卫生服务网络"，是吴晋兰在院长任上对五院的另一个贡献。2010年，按照每个乡镇街道要有一所公立卫生院的相关要求，原本隶属于五院的东湖、南苑、城北、开发区等分院，是否硬性按规定独立建制。吴晋兰认为，经过十年的探索，临平城区总院、分院、社区卫生服务站"三级垂直管理"的基层公立医院模式已经成型。做到了工作统一部署、任务统一落实、人员统一调配、资源统一管理、绩效统一考核，基本达到了区域内医疗资源利用最大化、优质服务规范化，有效解决了目前城乡基层公立医院和社区卫生服务机构存在的难点问题。

第四节　走向更高的王泽军

王泽军于1991年参加工作，先后担任过余杭区中医院副院长、余杭区第二人民医院党委书记、余杭区第五人民医院院长兼党委副书记，2019年2月起任余杭区第五人民医院党委书记、院长。

承前启后的薪火传承。2013年4月，王泽军接任五院院长后做的第一件事就是医院搬家。王泽军说，我的两位前任给我留下了三大宝贵"遗产"：老百姓身边医院的品牌、三级垂直管理的医疗体系、口碑科室和中西医结合的成功实践。这是五院与其他老牌区级医院可以一比高低的软实力。我的责任不仅是要带领五院转型升级，提升五院的医疗规模和水平，还要继承老院长们缔造和培育的光荣传统，把五院建设成为既拥有与其他老牌区级医院并驾齐驱的硬实力，又具有"独门绝学"的新五院。

2015年，区五院成为全国基层医院医患友好度示范基地，这在全国基层医院是第一家。王泽军在"第三届全国医患友好度高峰论坛"上发言，他认为五院成为全国首个基层医院医患友好度示范基地，即是对五院建院以来极力打造"老百姓身边的医院"工作的肯定。"服务态度好"是患者对五院的普遍认知，有患者说："在五院就像在家一样温暖，五院的医护人员也像家人一样，很亲切。"王泽军认为，开展"医患友好度"建设，是为了让这所"老百姓身边的医院"更有温度，是给五院的"加温"之举。因此，五院追求的不仅仅是"家温暖"，如冬送热饮、夏送凉茶，提供健康小屋、耦合剂加热器、出院患者床边结算、为住院的患者送长寿面和生日贺卡、为有需要的患者提供眼罩、用太阳月亮等醒目药品标签方便老年患者正确服药和保管药品等服务项目，更是在两位前任的基础上在做、在改进、在提升。而医患友好度理念的提出，则要有科学和规范化的评价标准、理念提升、"互联网+"等方面的联动。

五院建立了以解决问题为导向、以改善服务为手段、以提升医患互信度为目标的医患友好指标评价体系。评价体系包括7个维度的113项指标，涵盖了硬件环境、虚拟环境、导医系统、就诊流程、医患沟通、个人健康和疾病管理、职工友好7个方面的院前26项、院中63项、院后24项具体指标。同时选择社区干部、机关人员、媒体人员、门诊病人、住院病人、慢性病人、医务人员7类人群，对该评价体系进行观察、监督、考核。在2016年第九届"健康中国·西湖论坛"上，区五院的医患友好度标准体系受到了与会者的广泛关注与好评。

王泽军认为，医患友好度高不高，关键在于全院员工对这个问题的理解和接受程度，他提出"员工友好"的概念。医院开设了"医患友好讲堂"，请"医患友好度"理论专家来授课，以提高员工对医患友好度工作的认知度。还专门从台湾请来医院管理专家，与全体医护人员共同制订院内环境管理规则。通过对员工的"八个一"关爱工程，来增强员工的凝聚力和归属感。设立了阅览室、绘画室、心灵之家、乒乓球室等休闲区域，在增加医生工作舒适度的同时，提升了全院员工的凝聚力和归属感，并把医务人员特别是医生的好心情传递给病人。

借助"互联网+"改善医患关系，促进服务质量提升。通过网上候诊、取单、导诊等举措改善服务质量，提高服务效率。通过医患之间线上线下的互动，实现医患之间多维度、全方位、立体式的信息交流，让互动贯穿于整个就医流程。开通了包括微信在内的9种预约方式、5种结算方式，大大减少了患者的等待时间。提供预约挂号和预防接种提醒功能，开通免费网络，重建后的官网使很多患者及家属感到智能、便捷、省时省心。医院还为医务人员提供了便捷的互联网工作平台，实现了移动查房、移动护理、电子化交班及移动管理住院患者、查询医学计算工具和药物信息，大大减轻了医护人员的劳动强度。

2016年4月，由王泽军担任执行主编的国内第一本关于"医患友好度"建设的专著《医患友好度建设实务指南（基层医院版）》，由人民卫生出版社出版发行。2017年11月17日，医院顺利通过《全国基层医院医患友好度建设示范基地》项目验收。在医患友好度建设中，还收获了多项科研成果：顺利完成杭州市级科研项目《基层医院医患友好度评价体系研究》，荣获浙江省科研成果证书；《医患友好度对改善医患关系作用初探》《"医患友好度"是改善医疗服务的有效途径》《"医患友好度"视角下的员工关爱新途径探索》等论文分别在核心刊物发表；《基于医患友好度人文视角下的住院医师规范化培养的实践与思考》《大健康视角下从医患友好角度实践与探索分级诊疗模式》等文章被"中国重要会议论文全文数据库"收录。

改革创新的实践勇士。五院坚持"三级垂直管理"，用20年时间建设"医共体生态圈"的故事，曾经被业界传为美谈。2018年，当全省如火如荼地推进县域"医共体"建设时，人们惊奇地发现，五院20年来的发展之路竟与"医共体"的基本框架高度契合。因此，可以说，五院的"医共体生态圈"建设，也就是五院"三级垂直管理体制"的升级版。王泽军认为，五院的"医共体生态圈"建设是"三级垂直管理"基础上的外延扩张和内涵提升，核心是健康服务，实现途径是完善基本公共卫生体系，强化分级诊疗，开展家庭医生签约工作，强化对重点人群服务。

王泽军相继推出了一系列举措："一家人、一条心、一本账、一盘棋"；实行"生态"协作，让优质医疗资源在医共体内柔性流动；明确总院与分院的责任区块，形成无死角的服务网络，并根据考核结果进行绩效分配；实行医保政策引导，完善相应流程，提升基层首诊率；实行签约服务目标责任制，标准化配备服务人员，规范上门服务行为；推出签约对象住院信息提示系统，与家庭医生信息对接；提高老年人体检服务标准和实行慢性病"长处方"服务，引导合作配药进社区，方便慢性病患者；成立10个工作小组，统筹推进医共体各组工作任务，逐步健全例会制度，建立监督指导工作机制，力促医共体管理水平的不断提升。

名医工作室开进社区是五院医共体建设浓墨重彩的一笔。吴晋兰名医工作室在开发区社区卫生服务中心挂牌；内分泌科吴君平名医工作室在开发区社区卫生服务中心和南苑街道社区卫生服务中心挂牌；沈一山名中医工作室在东湖街道卫生服务中心挂牌成立。把名医送进社区，急诊医生下沉基层，派遣护理骨干到社区卫生服务中心担任执行护士长，优质医疗资源不断下沉，患者看病不再受距离"束缚"。专家名医深度融入家庭医生签约团队，签约居民便捷享受同质化的优质诊疗服务；为重点人群提供"特殊关爱"，让老百姓感受到五院的贴心服务。

2014年，是五院搬迁到新院址的第一个年头。王泽军把这一年称作五院转型升级的关键之年。这一年，王泽军为五院做了两件颇具创新特色的大事。3月，与浙江省唯一一家三级甲等口腔专科医院——浙江大学医学院附属口腔医院签署了医学合作协议，并正式挂牌"浙江大学医学院附属口腔医院协作医院"。4月，与杭州市中医院签订了四年帮扶协议，五院正式成为杭州市中医院临平分院，并增挂余杭区中西医结合医院院牌。

除了常见病、老年病、多发病的防治，五院重点打造的品牌学科，有口腔科、康复科，特别是口腔医学科，是五院叫得响的拳头品牌，也是老百姓认可的老牌子。中医妇科、中医骨伤科、中西医结合消化内科、中西医结合内分泌科、皮肤科等，是医院重点培育的特色学科。2013年，省、市级三甲医院贯彻落实省委、省政府关于医疗优质资源"双下沉、两提升"的指示，与基层医院开展合作。王泽军认为，这是一个利用省、市医院优质医疗资源，发展壮大五院的好机会。王泽军首先相中的是口腔科，有口碑，也有资源，王泽军看中了浙江大学医学院附属口腔医院，经多次协商，两院终于签订了为期三年的协作协议。成为协作医院以后，浙江大学医学院附属口腔医院对五院倾囊相助，成立了专家团队，每周3天到五院坐诊，使临平及周边地区近10万老百姓，在无须赶往杭州主城区的情况下，家门口就能挂上省级专家号。除了派遣专家团队坐诊外，省口腔医院还在科研教学、手术示教、科室管理等方面给予指导，培育了五院优秀口腔医疗人才的诊疗能力。

三年协作期满，两院的合作继续深化。为了把五院口腔科建设成为能满足群众需求的区域口腔诊疗中心，早日达到二级甲等口腔专科医院的水平，2018年6月，浙江大学医学院附属口腔医院"王慧明专家工作室"正式落户五院。目前，五院口腔诊疗中心拥有1400平方米的诊疗面积，27台综合治疗牙椅，35名成员组成学科团队，年服务9万余人次，辐射范围不断扩大，医疗水平逐步提升。随着口腔科的名气越来越大，服务人群已经不再局限于本地，嘉兴、湖州等周边地区的患者慕名而来，非本地区患者占20%以上，口腔科已入选杭州市重点学科，成为区域内临床、质控、科研教学的诊疗中心。

2014年4月，杭州市中医院临平分院在五院挂牌，并增挂余杭区中西医结合医院牌子，这也是王泽军的创新之作。相比于其他区级医院，五院的中医科既是传统强项，也是重点培育的特色学科。在浙江省医疗优质资源"双下沉、两提升"活动中，五院与杭州市中医院开展了深度合作。在杭州市中医院四年的帮扶和支持下，五院紧紧围绕中西医结合等级医院的目标，坚持走中西医结合、差异化发展之路。

不断进取的优秀领导。"他山之石，可以攻玉。"与杭州市中医院的深度合作，杭州市中医院给五院带来的不仅仅是学科建设指导、专家定期坐诊、业务培训等，更重要的是管理理念的更新，管理能力的提升，服务水平的提高。2015年，五院成为全国改善医疗服务创新医院，2016年，成为全国进一步改善医疗服务示范医院，在改善医疗服务全国医院擂台赛中荣获十佳案例与构建和谐医患关系十大价值案例。

五院走上了中西医结合特色的快车道，人才队伍不断壮大，新技术、新项目不断开展，承办省、市级继续教育学术班的数量不断上升，中西医结合消化内科、中西医结合内分泌科、口腔医学科被列入杭州市三类医学重点学科；中医脾胃病科为市级重点建设专病科；中医科、康复科、皮肤科、妇科等传统优势科室不断探索着自己的"独门绝学"；在原有翁梅沈氏针灸（第三批）、湖津塘徐氏中医内科（第四批）的基础上，"陈莲舫中医内科"成功申报第六批余杭区非物质文化遗产代表性项目。

康复中心称得上是王泽军亲手培育的五院"一枝花"。王泽军认为,在银发浪潮汹涌而至的当下,把中医和康复作为两个元素融入各个学科当中,切实提高各科在诊疗过程中的中医技术融入率,重点打造中西医结合的康复科,营造中医药浓厚的氛围和促进康复理念的深入,也许正是五院实现差异化发展的融合之路。

2017年11月8日,作为区政府民生实事工程之一,余杭区康复医学中心在五院康复科的基础上正式授牌运行。该中心又名余杭区残疾人康复训练中心,规划设置康复门诊300平方米,康复床位250张,医疗康复场地1800平方米,康复设备总投资达1878万元,纵向由余杭五院和下属南苑街道、东湖街道、余杭经济技术开发区三个中心组成,横向由康复训练中心、康复病房和康复门诊三个部门组成。一期开放康复训练场地600平方米,康复床位40张。康复训练中心有一支40余人的专业康复队伍,配备有天轨训练系统、视觉反馈肌力训练系统、上肢力反馈机器人、肌骨超声等一系列先进的康复设备,主要开展神经康复、骨科康复、心肺康复、乳腺癌术后康复、肢体康复、亚健康人群康复等诊疗。康复医学中心还与复旦大学附属华山医院康复科开展紧密协作,成立上海华山医院贾杰教授康复工作站。贾杰教授是国内首个关注手及上肢手功能康复的专家学者,贾杰团队的加入,使得五院康复学科在手功能康复领域有了新的突破。

2019年,康复科成功获批浙江省"十二五"中医药重点专科。康复科与骨科、神经内科、心血管内科紧密协作,实现了康复治疗早期介入,科学的训练方法不仅避免了各类并发症的发生,同时,最大限度地促进身体机能的恢复。康复团队的人员配备极其讲究,从专科护士、治疗师到专科医生,每一位都有各自擅长的领域,单单是治疗师就有好多种类,比如言语治疗师、作业治疗师、物理治疗师等等。可以说,康复团队里藏龙卧虎,各个身怀绝技。接下去,五院将着力打造医院、中心、家庭的三级康复网络,对下属三个社区卫生服务中心进行康复项目改造,两年内预计开放总院康复床位100张,下属中心康复床位150张。2019年2月14日,复旦大学附属华山医院贾杰教授代表国家老年疾病临床研究中心(华山)为余杭经济技术开发区社区卫生服务中心、南苑街道社区卫生服务中心和东湖街道社区卫生服务中心授予国家重点研发计划项目牌匾,这是"县域医共体下全科医师康复诊疗技能与应用提升项目"的重要内容之一。该项目由复旦大学附属华山医院与五院联合实施。

第五节　熠熠生辉的群星（以姓氏笔划为序）

一、王云松（副主任中医师）

男，中共党员，南苑分院针灸科主任。2009年余杭区首届名中医，杭州市基层名中医，"沈氏针灸"第三代传人。传承师艺，勤求古训，具有独到的临床经验和功底，在临平及周边地区享有良好的声誉。自王云松担任针灸疳积科（由余杭一代名医沈厚芳先生开创于1948年，是区非物质文化遗产项目之一）负责人以来，应用我国传统中医精华，结合现代医疗手段，使古老的针灸术进一步发扬光大。

传承师艺，努力提升业务能力。凭着对中医知识的不断渴求和不懈探索，王云松在短短的几年间，认真传承中医针灸技艺，成了远近闻名的针灸好手：对小儿疳积、婴幼儿腹泻、小儿咳嗽、急慢性咽炎、颈肩腰腿痛等疾病的治疗具有丰富的针灸诊疗经验；在对疑难病症的诊治上积累了较为丰富的经验，一些病人通过及时治疗可以实现痊愈或症状明显减轻。

尽心服务，努力建树良好口碑。王云松的针灸技艺在区内和周边地区，具有一定的知名度和较高的美誉度。除本地的病人外，还有不少病人来自海宁、桐乡、德清等周边其他地市。为了减少病人的候诊时间，他坚持一年四季天天提前上班。对待病人始终保持耐心、细心、精心，并做到老少贫富一视同仁。

刻苦钻研，努力强化理论研究。作为学科带头人，王云松在完成繁重的医疗工作的同时，结合临床医疗实践，积极开展针灸理论研究与撰写专业论文。先后有《针刺治疗口腔溃疡206例》《针刺治疗喉风1500例》《排刺法治疗小儿咳嗽413例》《针刺治疗小儿瞬目症37例》《针灸治疗痛风性关节炎75例》《针刺治疗新生儿黄疸267例》等专业论文在国家、省、市级医学刊物上发表。

开拓创新，努力打造特色专科。在"创名科、达规模、强内涵"理念的指导下，王云松视发展中医药事业为己任，开展了中医美容、减肥、推拿、刮痧疗法、冬病夏治等实践探索。在王云松的带领下，科室已发展成为具有鲜明中医特色的临床专科。目前年门诊量达3万人次，成为五院的重点专科之一。

二、王芳（主任医师）

女，中共党员。作为全区口腔领域的排头兵，先后获得了杭州市第一届优秀医师、市卫健系统"千优"健康卫士、余杭区三八红旗手、余杭区劳动模范、余杭区名医、余杭区"十佳卫生人才"、余杭区卫生系统优秀共产党员等称号，连续当选余杭区十三届、十四届党代会代表。

王芳是一名爱岗敬业、医技高超、乐于奉献的好医生。她对所有诊治患者满腔热忱，一丝不苟的工作态度、丰富的专业知识和精湛的医疗技术，赢得了同事和众多的好评。1997年，她在区内率先开展直丝弓矫正技术，并把这支分支学科逐渐壮大，目前成为年收治错颌患者近500人的正畸学科，也是口腔科的拳头项目之一。2007年，她又率先采用镍钛根扩技术，先后经历手用镍钛根扩、机用镍钛根扩、热牙胶根管充填等阶段，目前已发展为显微根管技术，牙体基础治疗水平达杭州市领先水平。尽管平时工作非常忙碌，又要钻研新技术、新项目的运用，很多人觉得医院的口腔科已经很强了，王芳就歇歇吧。可她听了，总是笑笑，依旧不知疲倦地想着法子把科室带上更高的层次。2010年，她的慧眼又看到了"种植牙"的前景，在学习和钻研后，她投身于口腔种植技术的学习和推广。目前，医院的种植牙技术日渐成熟，能运用全省领先的外提升技术、垂直水平骨增量技术、all-on-four技术、全口即刻种植即刻修复技术，手术量也一再猛增，年门诊量达14万人次，年种植牙手术达1000例，位于同行前列。

王芳时刻把患者装在心里。从医近三十年来，她用技术实力和人格魅力收获了无数患者的赞誉。同事们称呼她为"工作狂"，只要病人挂她的号，不管多晚，她都坚持看完才下班，中午原本该十一点半下班，她总是要到下午一点钟才能吃上午饭。由于长时间低头工作，积劳成疾，她的颈椎椎间盘突出严重，经常酸胀得难受，但是她在脖子上贴几张"暖宝宝"缓解一下，仍旧坚守在自己的岗位上。

2013年，她担任医院副院长，从临床医生兼做行政，这对她来说是一项不小的挑战。她明白，医院的口腔专科要做强做大就需要前沿技术的支撑、前瞻的发展理念以及良好的传承文化。在她的带领下，口腔诊疗中心的医疗业务稳步发展、人才梯队构建合理、先进技术创新引领、设施设备完善到位、科教能力逐步提升，服务人群辐射至嘉兴、湖州等周边地区，规模位列全省市级、县级医院前列，专科诊疗水平达区内领先水平，部分专科诊疗水平达杭州市领先水平。

三、王泽军（主任中医师）

男，中共党员，临平区中西医结合医院党委书记，消化内科主任医师，医学硕士，杭州市D类高层次人才，浙江省"十三五"中医药重点专科康复科负责人，杭州市医学重点学科消化内科学（中西医结合）学科带头人，临平区名医，中国抗衰老促进会康复分会技术学组副组长，中华中医药学会养生康复分会委员、科普分会委员、人文与管理科学分会常务委员，中华消化心身联盟浙江省委员会常务理事，浙江省医学会消化内镜学分会老年内镜学组委员，浙江省中医药学会中医院管理分会委员，杭州市中西医结合学会内科专业委员会主任委员，杭州市医学会消化病学与内镜学副主任委员。

自1991年参加工作以来，在临床工作至今，从事消化内科临床医疗、教学、科研及医院行政管理工作。在三十年的临床工作中刻苦钻研医学知识、求实求精，不断超越自我。曾先后到浙江大学医学院附属第一医院、上海瑞金医院消化内科进修学习，率先在区内开展电子结肠镜检查治疗，十二指肠镜逆行胰胆管造影（ERCP）、乳头切开（EST）取石、胆管狭窄支架置入，胃镜下空肠营养管置入等内镜下治疗。坚持带教、查房、疑难病例讨论，在医院"中西医结合、差异化发展"的理念指导下，苦读中医，加强与浙医一院、市一医院和杭州市中医院消化科团队合作，提升消化系统疑难及急危重症病人的救治能力，普及消化道早癌筛查技术，开展多项内镜下诊疗新技术，在原有西医治疗手段基础上积极运用中医药治疗方法和中医适宜技术，取得较好疗效，始终坚持"细心诊治，真情服务"的理念，赢得了患者的好评。作为医院消化内科学科带头人，带领消化内科不断取得突破，把最初只有3人的科室发展到现在拥有11人的医疗大团队，从无床位到目前开放床位30张。2017年，中西医结合消化内科成功创建杭州市级重点学科。主持省市区级科研项目10余项，先后在国家及省级刊物上发表专业论文20余篇，担任主编出版《"医患友好度"建设实务指南（基层医院版）》。作为医院院长，他自2013年提出了"转理念、提技术、优服务、精管理、促满意"的工作思路，于2014年引入"医患友好度"项目，并作为全国唯一一家基层医院医患友好度试点单位。多年来，他身体力行，跑基层，谋良策，带队外出学习，牵头制定了医患友好度7个维度共113条的医患友好度建设体系，小到制作一张出入院提醒卡、大到重塑优化就医流程和信息化投入，每一项每一条，都倾注了他体察患者感受、用心用情为患者谋福利的心血，医院患者满意度连年提升，投诉率连年下降。在他的带领下，医院被评为"全国基层医院医患友好度示范基地"，多次荣获"全国改善医疗服务创新医院"和"全国改善医疗服务示范医院"等国家级奖项。

四、王建之（副主任中医师）

男，临平区首届名中医，中国康复医学会手功能康复专业委员会委员，中国康复医学会康复治疗专业青年委员会委员，浙江省康复医学会理事，浙江省康复医学会中西医结合康复专业委员会委员，浙江省针灸学会针推结合专业委员会委员，浙江省针灸学会针灸康复专业委员会委员，杭州市针灸推拿学会理事。被网友称为"余杭跪疗哥"，获《人民日报》等多家媒体报道。协助医院启动"县域医共体下全科医师康复诊疗技能与应用提升项目"，打造新型家庭医师康复模式。

爱岗敬业，乐于付出。在王建之的带领下，科室人才结构不断完善，科室文化浓厚。个人业务能力上，善于中西医结合治疗肢体运动功能障碍，医患沟通能力强，获得患者的一致好评。他对患者热心体贴，将病人放心头，也正因为这样，他与患者建立了良好的互信关系。曾经一位住院患者及同病房的病友来找他，告诉他住院期间正好碰上生日，请他吃一块蛋糕，他欣然接受，并对病人送上生日祝福。吹蜡烛前，病人激动地说："活了五六十岁，从没有过过这样的生日，虽然生病在医院里，但感到很温馨。"

王建之被人称为"跪疗哥"。2016年1月3日，一张男医生跪着给病人诊治的照片迅速走红，这一跪，赢得了无数网友的点赞。1月3日傍晚，范先生陪奶奶来医院看病，王建之跪地为老人诊疗。范先生看到这一幕很感动，偷偷拍下了照片，发到了朋友圈。后来被朋友转发到了微博上，网友们点赞之余，还赠了医生"跪疗哥"的雅号。范先生说："奶奶是1月3日下午的加号病人，王医生本来是上夜班，加班为奶奶看病的。王医生还担心下午5点药房下班会配不上药，提前帮忙配好药再治疗的。看奶奶腿肿，他还示范了坐着运动腿部的几个动作，让我们督促老人坐着也要多活动活动腿脚，真是好医生。"作为一名医生，王建之说："只要从小事、细节做起，点点滴滴，病人就会暖上心头，脱下这身白大褂，我就是他们的朋友、家人。"

五、李嘉伟（主任医师）

男，中共党员。中国康复医学会脑血管病专业委员会委员、浙江省中西医结合学会脑心同治专业委员会青年委员、杭州市中西医结合学会神经内科分会副主任委员、杭州市医学会神经内科学会委员。2006年12月至2007年12月，在浙江大学医学院附属第二医院神经内科进修，2013年7月至2014年2月，作为局梯队人才至上海瑞金医院神经内科进修。获"余杭区技术能手"荣誉称号。在一、二级杂志上发表多篇论文，并被万方等数据库收录。主持多项医院新技术、新项目，如"脑梗塞的静脉溶栓治疗""动态脑电图的应用"等，并获得良好的社会及经济效应。

李嘉伟联动三个分院，建立眩晕联盟，落实总院和分院脑卒中中心一体化建设。翔实制订科室发展规划，按脑血管组、帕金森病组、周围神经病组等不同方向培养人才，培养肌电图、脑电图专科护士，充分调动科室人员的积极性。积极带动科室开展脑梗死静脉溶栓、肌电图等新技术、新项目。同时，作为支部书记，带头严格要求自己树立良好的医德医风，获得病人的认可度。在他的带领下，2018年，他和他的团队成功创建浙江省省级"卒中中心"，并组建全区首个帕金森病友会，神经内科的诊疗水平登上新的台阶。

李嘉伟率先开展"优质医疗资源下沉三级医疗网络"直通车——名医下基层服务站服务，是全区首位进驻基层社区卫生服务站的区级名医。在服务站接诊中，90%以上是患有高血压、糖尿病等老慢病的患者，且60%以上是中年人。他们认为高血糖不痛不痒，没有明显症状，所以很多人在开始的时候并不重视。对此，他在接诊每位病人时，总是耐心地花时间去科普知识，让更多社区居民对陌生的"疾病"有了更进一步的了解。他认为"基层卫生服务站工作是一种成长，也是一种收获，更是一种激励，要充分发挥自己的专长，在更好地为偏远社区居民服务的同时，也要做好传帮带工作"。

六、杨伟莲（主任中医师）

女，中共党员。2003年，刚走出校园的杨伟莲怀揣梦想来到五院开启了人生中的一个新阶段。年轻医生总是要从基层做起，被分配到临东分院的她，每天接触的是最基层的患者，也就自然而然当起了全科医生，内科、外科、儿科、五官科等等，每一个专科都认真琢磨。

为了不荒废自己所学的中医知识，工作之余的杨伟莲苦读中医书籍，每本书都是啃了一遍又一遍。她当时担任着庙东社区的责任医生，社区里有位大伯患有糖尿病、肾病、痛风等多种疾病。每次痛风发作的时候也是他最纠结的时候，不吃药，痛得不得了，吃药，又怕影响血糖和肾功能。杨伟莲给出了中药结合基础西药治疗的方案，预防了可能发生的并发症，也缓解了病人的疼痛。这样的成功案例越来越多，杨伟莲也渐渐成了社区居民口中亲切的"小杨医生"，到现在还有不少居民特意跑到五院来找她看病。

有了患者的肯定，让杨伟莲学习的动力更足了，她努力争取去上级医院进修，利用业余时间完成在职研究生学业，拜师跟师抄方，一样都不落下。在一步一个脚印的努力学习中，成长为今天的院级名中医，2017年更是入选了浙江省中青年临床名中医培养对象名单。用她自己的话来说，每个中医人心中，都有属于自己的中医梦，而我不过是逐梦路上的一分子，一直在努力成长。

七、吴君平（主任医师）

女，杭州市医学会内分泌学分会委员，杭州市医学会中西医结合内分泌学分会委员，先后入选"杭州市D类人才""余杭区高层次医疗卫生人才培育类C类"、余杭区"139"工程优秀中青年第二层次人才、杭州市"131"优秀中青年第三层次人才、余杭区第二批百名职业技能带头人，是医院一级学科带头人，获2019年杭州市百名最美医师、"杭州市卫生系统'千优'健康卫士"、2017—2018年度余杭区"三八"红旗手、余杭区第三届名医、"余杭区优秀中青年人才奖"等荣誉称号。

以身作则，切实履行医师职责。在工作中认真负责地诊治每一位病人，对急重症病人的管理有丰富的临床经验，在诊疗疑难疾病时有独到的见解。在对糖尿病患者的诊治中始终坚持综合管理，改善糖尿病患者的预后，负责成立院内"糖尿病网络",并负责成员的培训。在病房工作中,切实做好内科主任医师的职责,在三级查房和教学查房中对下级医师进行业务指导。同时积极组织开展各类临床医疗培训,多次举办市区级继续教育培训班。

名医下沉,实践多层面"最多跑一次"。从2018年起,依托医共体建设平台,先后在南苑分院和东湖分院开设"吴君平名医工作室",固定开展门诊坐诊与基层责任医师的带教工作,让更多病人在家门口就能得到满意的诊疗。在分院开展甲状腺结节诊疗工作,实现医共体内开展甲状腺结节穿刺术的"最多跑一次"。从2018年7月份起,与邵逸夫医院核医学科协作,对部分病因未明的甲状腺机能亢进患者,开展电话预约"甲状腺摄碘率"检查,检查结果通过信息化平台传至本院,让患者少跑路也能享受省级医院的优质诊疗服务。

严格履行科主任职责,带领团队创优争先。她带领的科室团队多项科研在浙江省中医药管理局和杭州市卫生科技计划项目中立项。2017年,科室成功创建"杭州市医学三类重点专科";2021年,她担任学科带头人的内分泌病学与代谢病学(中西医结合)成功入选杭州市医学重点培育学科;2022年,她带领的中西医结合内分泌代谢科入选临平区区域诊疗中心建设。

八、吴晋兰(主任中医师)

女,中医内科学医学博士,省基层名中医、市名中医、区名中医。从医三十余年,"陈莲舫中医内科"第六代传人,第二批全国优秀中医临床人才,成立了三个名中医工作室,带徒18人,被患者称为"吴上工"。

吴晋兰师从国家级名中医葛琳仪,崇尚"天人相应"和"治未病"的理念。开出的每一张方子,不仅依据病人的病情辨证施治,还会留意当时的天气、温度等自然因素。她认为,人的病症和心气瘀结有很大关联。良好的心理疏导,其实也是一种治病的方法。为此,吴晋兰利用业余时间,学习了心理学知识,并取得了国家二级心理咨询师的资格证书。

吴晋兰十分注重实践理论的提炼,先后在专业杂志上发表论文30余篇,SCI收录论文1篇,完成课题8项,分别获省、市、区级科技进步奖。

九、汪晓静(主任医师)

女，中共党员，党委委员、副院长，南苑分院院长，临平区第一届人大代表、临平区妇联第一届执委、浙江省第二届社区卫生服务中心主任联盟工作委员会常务委员、温州医科大学仁济学院社区实践基地兼职副教授。曾先后荣获临平区基层名医、杭州市三八红旗手、杭州市"优秀中心主任"等荣誉称号。

汪晓静一直以来扎根基层，平时注重提高自身专业理论水平和解决实际问题能力，熟练掌握全科专业知识及技能，曾作为浙江省全科医学技能与教学进修团成员赴澳大利亚莫纳什大学进修学习。在基层卫生服务中心当全科医生时，她兢兢业业，为居民提供医疗服务。在平时门诊中，她非常细心，面对一些行动不便的患者，她主动承担起日常配药、送药、换药及上门随访的服务，有时候医院管理工作也很忙，但是不管再忙，她仍做到上门服务，白天没空，晚上也会上门.有些患者一坚持就是几十年。她总是以病人为中心，设身处地地为患者及家属考虑，在居民百姓心中无微不至的形象逐步高大起来，在年轻一辈的全科医生中起到了带头作用。

作为社区卫生服务中心负责人，她积极统筹，在织密基层卫生服务网络、新建服务站、推进家庭医生签约服务、疫情防控等工作中，全力带好班，打造了一支战斗力强、充满活力的社区医疗卫生队伍。在她的带领下，南苑分院率先通过浙江省"优质服务基层行"活动复核评估，被评为区卫健系统疫情防控工作先进党组织，成为温州医科大学仁济学院示范性社区实践基地。

她就是这样一位基层社区卫生服务中心领头人，凭借着扎实的专业技术、勇于承担无私奉献的精神和出色的管理能力，为临平区卫生健康事业做出了积极贡献。

十、沈一山（主任中医师）

男，中共党员，市级名中医。从医近四十年，有着丰富的临床经验，善用经方治疗内科和妇科杂症，擅长消化系统、呼吸系统、心理疾病及妇科疾病的诊治，如慢性胃炎、胃十二指肠溃疡、反流性食管炎、急慢性腹泻、习惯性便秘、慢性肝病、肝硬化、急慢性咳嗽、慢阻肺、失眠、焦虑症、抑郁症、月经病和更年期综合征的治疗。同时，对各类肿瘤术后、放化疗后的调理有独到的见解。2013年10月被评为杭州市卫生系统"千优健康卫士"，2016年

6月被评为杭州市第六届名中医。他以师带徒的形式悉心带教年轻医生，积极培养中医年轻接班人。近年来每年诊疗患者1.2万人次以上。

沈一山在诊治脾胃病方面有自己的心得，他说，中医认为肾为先天之本，脾胃则和它平起平坐，被称为"后天之本"。人在出生之后，脾胃将食物转化为人体的气血，因此脾胃被称为"气血生化之源"。所以，中医调理任何身体疾病，首先要兼顾脾胃，只有脾胃吸收得好，药才能起作用。2009年，医院的中医脾胃病科被列为杭州市重点专病项目。他爱创新，乌梅丸出自医学大家张仲景的药方，通常被用于治疗小儿蛔虫症，但他却想到了利用它缓肝调中、清上温下的作用来治疗胃病，很多患者深受此益。

十一、沈丽莉（副主任医师）

女，中共党员，区基层名医。从医三十余年，扎根基层社区孕产妇保健工作，全心全意为社区百姓服务。

沈丽莉凭着对医学事业的执着追求，在平凡的工作岗位上，倾注了大量的爱心和耐心，洒下了辛勤的汗水和泪水，做出了不平凡的业绩。在单位，沈丽莉是一流的技术骨干，长期从事妇产科常见病、多发病的诊治以及对妇产科危重病人的抢救，并承担了本辖区繁重的公共卫生和孕产妇保健工作。年门诊量1万余人次，参加家庭医生签约2000余人，其中慢性病病人600余人。不管工作多晚多累，她都坚持在每天回家前详细查看每一位病人的病情变化，对于一些病情复杂的患者，她会将病人的情况一一记在工作笔记上。经常性参加各类学术会议，努力吸收最新诊疗技术并应用于临床医疗实践。凭借努力勤奋刻苦钻研业务知识，共发表论文4篇，参与区级科研项目1项，荣获余杭区科学技术进步奖三等奖。身为科里的高年资副主任医师，为科室培养带教新入职员工。

沈丽莉对患者的关爱体现在一言一行上，体现在日常工作上。面对居民的信赖，沈丽莉没有自满，而是自我加压，做到更高效地为居民服务，用共产党员的标准展现了一个基层医师的良好形象。

十二、徐毅（主治医师）

男，中共党员。1994年被余杭县地方病防治领导小组评为"先进工作者"，1996年被余杭市精神卫生工作领导小组评为"八五"期间余杭市精神卫生工作先进工作者，2007年被区五院评为转变服务方式"先进个人"，2008年被区五院评为"医患和谐促进行动先进个人"，2013年被杭州市卫生局评为"杭州市社区慢性病防治首席管理医生"，2021年8月被临平区卫健局评为"首届基层名医"等。

1980年，徐毅正式踏上从医之路。看病要重视"质"，"质"保护生命线，从身、心两个方面下药方，质、量齐驱并进。这是徐毅的从医感悟。"门诊的时候，要用心，多和病人沟通，多些关怀叮嘱。病人说的话，我们认真听。有一些小问题，在医生看来极为普通，但对病人来说，医生的话犹如'圣旨'，他们不懂，你告诉他们了，他们就很开心，最好能把一整天要注意的都和他们说清楚，这也是医嘱。"他和病人交谈的过程，轻松融洽，就像农村里一群乡亲父老在一起聊天的那种交谈。

1991年，徐毅接管精防工作，为了做好这项工作，他详细整理管辖区域的所有精防病人资料，一有时间便一户户上门走访，了解患者目前的精神情况、服用药物及家庭支持等。为了一个被关锁病人，徐毅同村长、书记及当地乡村医生前后数十次上门和家属沟通，解读政策。一次次的面访评估，一次次的向上级医生咨询调整用药，经过不懈的努力和多方协调，家属终于被徐毅的真心所打动，开始接受他的提议，让病人去医院接受治疗。有了规范的治疗、家人的陪伴、医生的关爱，病人的病情慢慢出现了好转，生活也基本能够自理。在徐毅看来，这就是自己工作的价值所在—让精神病人回归正常的生活，感受人间至爱至情。徐毅说："人心都是肉长的，谁不爱自己的家人，他们只是不知如何去做而已。精神障碍患者的康复之路很漫长，很坎坷，对于他们来说，犹如在漆黑的夜晚赶路，而我们精防医生，就像是一座灯塔，和家人一起指引他们坚定前行。"

徐毅几十年如一日，精益求精，积累了丰富的临床经验，2004年被医院评为二级学科带头人，开展临床医生的带教工作。他把毕生所掌握的技术，毫不保留地传授给年轻医生，他带教的许多后起之秀，已经成为医院发展的主力。徐毅感触最深的就是患者越信任我们，我们就越要对患者负责。

十三、曹荣旗（主任中医师）

男，中共党员，医院骨科病区创始人，富阳"张氏中医骨伤技艺"第五代传人张培福的弟子。曹荣旗带领团队积极探索骨科微创技术的应用，大力推广中医中药临床应用，成功将骨科打造为院级重点专科。杭州市基层名中医，临平区首届名中医，杭州市D类人才，临平区卫生系统首届人才梯队人员，2022年临平区最美医师。

1996年，曹荣旗从浙江中医学院（今浙江中医药大学）骨伤本科毕业，来院工作至今，长期从事基层骨伤科临床工作，熟练运用中西医结合技术进行临床诊疗，将富阳张氏骨伤技艺落根临平，服务百姓，26年来开展骨科新技术探究30余项，不遗余力地推广骨科微创技术，在临平区老百姓当中有较好的知名度。

注重人性化服务，注重医患沟通。工作上重承诺，答应患者的事情无论如何都要做到，主动将自己的手机、微信告知患者；平时注重干实事，医者父母心，只要患者需要就去做，护工的活、掏大便的事、帮患者联系省级专家等看似跟医生不相干的事一直在做，出院患者的上门随访更是受到患者及其家属的赞叹，曾经为一位患者术后上门5次，最终成为贴心朋友。医疗本身有许多不确定性，手术科室难免存在不到位的地方，曹荣旗敢于担责，经常与患者商讨共同解决问题。始终坚持技术创新，临床是终身学习的行业，提升技术、确保医疗质量是医师的根本。群众事无小事，方便群众就是成就自己，周日专家门诊已经坚持8年，每次提前半小时上班，坚持看完最后一位患者再吃饭，只要病人有需要，会毫不犹豫地加号。多年坚持，将骨科周日专家门诊做成受百姓欢迎的品牌。

曹荣旗在做好服务、做好临床的同时，还关注科研、论文、继教班方面的工作，主持完成科研2项，参与2项，举办市级继教班1次，发表论文13篇。在担任支部书记后，关注"医路有你"公益事业，重视与社区党建联盟互动，提升百姓对社会及政府的满意度。

第五章

夯实基层

第一节 概述

和其他区属医院不同，临平五院除了总院（中心卫生院）以外，还有原临平镇辖区东、西、南、北四个社区卫生服务中心（分院），每个分院都直接管理若干个公立的社区卫生服务站。所以临平五院在原临平镇（现分为三个街道）有一个覆盖完全的医疗服务网，并由一个法人主体主导。也就是说五院和其他医院一样，有一个围墙内的医院，还有具有直接责任的围墙外的分院和站。五院其实是一个医疗资源集团，旗下有一张分院资源布局和公共卫生服务网络。所以夯实基层基础对五院来讲十分重要，五院领导班子历来也高度重视。完全统一之前的分院的发展之路艰难曲折，谋求业务发展，做好公共卫生，争取政府支持，在改革开放中获得较好的发展机遇。直到三级垂直管理体制的建立，使得各分院发展有规划，奋斗有目标，困难总院帮，医共体建设名副其实，向高质量省内一流医院奋进。本章拟分述各分院的发展历程，同时以任职时间较长的分院和中心卫生院负责人的工作实绩，作为五院基层分院的代表，以感谢为各分院发展贡献力量的所有人们。

第二节 临平街道社区卫生服务中心（临平分院）

临平街道社区卫生服务中心地处临平区东部，含有振兴东路、东湖中路两个院区，下设6个社区卫生服务站。临平街道共有24个社区，服务人口14.99万人（常住人口9.36万人，流动人口5.63万人）。职工在编143人，在岗125人。

1957年7月，临平联合诊所调入4名医务人员，成立双林卫生所，分为老党校（现在东湖立交桥西侧和铁路南）、双林庙两处，双林卫生所即临平街道社区卫生服务中心的前身。1968年，双林卫生所搬迁至红丰大队一号桥，由水泥混杂竹栓子建造成8间共400平方米，当时院区设有中医、西医内科、西医外科、检验室、注射室、中药房、西药房、药库等科室，此时更名为双林公社防治院。1977年2月，院区再次扩建成有9间水泥砖头结构的约800平方米的二层楼房，外加旧楼房，共计1000多平方米，医疗队伍增扩到18人，同时增加了妇产科接生，引进X光机。1994年，院区再次扩建，拥有8间水泥钢材砖头结构的四层楼房共计1600平方米，加上先前的旧楼房共有2300平方米，医疗设备再次更新迭代，增添全新的X光机、B超设备等，医疗队伍扩增至38人，科室设置基本齐全。至此，有了社区卫生服务中心的初步模样。1998年，临平镇中心卫生院将临平、翁梅、小林、乾元四个乡卫生院合并为临平镇中心卫生院。2001年，经区政府批准为余杭区第五人民医院，临平卫生院改为城东分院。2004年7月30日，城东分院挂牌社区卫生服务中心，村卫生室转型为社区卫生服务站。

2014年初，临平街道卫生服务中心（以下简称"中心"）整体搬迁至振兴东路211号新址，占地面积6666平方米，建筑面积9470平方米，医疗用房6600平方米。设有名医工作室、皮肤科、五官科、儿科、口腔科、妇科、中医针灸科、全科、急诊、PICC护理专科门诊等临床科室及检验科、放射科、B超室等辅助检查科室，全年推行督脉灸、腹灸、冬病夏治、助长贴等中医适宜护理技术20余项。

迁新址后，中心"六位一体"的格局不变。中心搬离老城区，走进新农村，服务更多农村的百姓，完善基层医疗体系，实现空间上的零距离、全覆盖。搬迁既是城市功能布局的需要，也是中心服务功能拓展的需要。作为一个基层医疗单位，如何更好地提高卫生服务能力，满足百姓对卫生保健的需求，将基本医疗服务惠及每个人是最根本的目标。为此，中心扩大了医疗面积，细化了学科建设，优化了服务环境，给就医者带去了耳目一新的感觉。

中心依托区影像会诊中心和总院信息平台，在中心及卫生服务站就诊的病人遇到疑难病症，可以第一时间得到诊治。中心与总院实行双向转诊，需要在总院住院的病人由中心送往总院，出院后的康复则由中心的责任医师上门回访。心血管和内分泌等慢性病病人需要进一步诊治或调整用药方案的，中心和服务站的医生会为他们预约总部的专家，进一步优化诊治方案，病人就诊更方便。此外，中心在中医方面有着深厚的基础。中心的中医科，除了原有的艾灸、拔火罐等传统中医治疗方法外，还推出了全新的中药熏蒸项目。依托总院口腔科品牌，中心的口腔科也是一大特色，方便社区居民就近看病。

在硬件和技术提升的同时，中心积极探索如何让患者得到更好的就医体验和便捷服务。在临平街道和总院的共同努力下，临平街道社区卫生服务中心东湖中路院区（东湖中路239号）改建项目于2021年2月正式动工，建筑面积4000平方米，主要用于公共卫生服务及部分医疗服务。2022年1月，东湖中路院区顺利启用，该院区设有全科、妇科、口腔科、中医针灸科、预防接种门诊、孕产妇保健门诊、儿童保健门诊和体检中心等科室，引进进口CT、B超设备、骨密度仪、C14、血生化仪等仪器设备。该院区的启用实现了就医环境、服务流程、软硬件设施等方面的升级，是临平街道的一项重要民生工程。

第三节　南苑街道社区卫生服务中心（南苑分院）

南苑街道社区卫生服务中心位于杭州市临平区东端，服务区域面积28平方千米，涵盖29个社区，常住人口10.03万人，3.13万户，流动人口约15.3万人。中心在编人数139人，院聘41人，实际在岗167人。

1958年7月，余杭县翁梅乡联合诊所组建营业，全所医务人员7人，所长沈柏荣，所址在联胜社区一组。2004年7月，根据全区社区卫生服务建设规划，南苑分院转型为南苑街道社区卫生服务中心，隶属余杭区第五人民医院，承担南苑街道辖区内居民公共卫生和基本医疗服务工作。因临平新城规划，原南苑街道社区卫生服务中心属于拆迁范围，但是新中心未完成建设，分院班子积极与南苑街道、临平新城沟通协调，将在原址对面的临平成校过渡，该过渡点经过前期选址、装修设计、立项招标、招标公示等阶段后，于2014年9月1日正式进场装修。

2015年新年伊始，南苑街道社区卫生服务中心规划的新址于1月4日正式破土动工，这标志着南苑新中心已经从图纸规划阶段推进到正式开工建造阶段。过渡点的搬迁是2015年中心重要工作之一，经中心与街道的多次沟通确定了搬迁时间，同时中心班子成员统筹大局，协调各科室，结合门诊时间、错开门诊高峰，最终商定了搬迁的具体实施方案，确保搬迁分步骤、按时段有序开展。行政、预防接种、儿保、妇保、西药库等为第一批搬迁科室，其次是全科门诊、西药房、中药房、中药库、收费室、护理部等，最后是中医科、口腔科、针灸疳积科。2015年4月24日完成行政、预防接种、西药房、中药库等非临床科室搬迁。4月25日起在过渡点接诊，除放射机安装检查25—26日停诊，其他门诊照常，实现搬迁过程中在原址和过渡点正常诊疗的无缝衔接。2015年11月，经过前期安装调试，南苑分院DR正式投入使用。DR系统的安装使用，有助于提高影像诊断的准确性，缩短患者检查时间，同时降低了中心运行成本，提高了服务质量。

南苑街道社区卫生服务中心新址位于南苑街道迎宾路555-13号，南至东西大道辅道，西至新城路，总建筑面积11031.3平方米，地上建筑面积为7031.3平方米，地下建筑面积为4000平方米，主体由门诊楼和公共卫生楼组成，中心新增了儿科、眼科、耳鼻喉科门诊，添置了进口的DR系统、彩色超声诊断仪、喉镜等设备。

2017年10月20日，中心召开搬迁动员大会，落实部署各项安排，各方协调，整个中心齐心协力，自发加班加点，发扬艰苦奋斗精神。10月28日，行政科室提前完成搬迁，10月31日，临床、医技等剩余科室全部顺利完成搬迁，整个过程紧张而有序，11月1日新中心正式启用。

南苑街道社区卫生服务中心作为临平区中西医结合医院医共体分院，依托区域影像诊断中心的技术平台，居民在分院进行CT检查，图像和画面能直接上传至区中西医结合医院医共体，经总院影像科专家会诊后，诊断信息实时出具报告回传。此外，中心的影像科还可开展DR、B超、心电图、动态心电图和动态血压检查。这也意味着居民在家门口就能享受到区级医院的优质化医疗服务。

南苑分院是临平区首个国家卫健委"优质服务基层行"单位。健康报社总编辑周冰、省政府副秘书长蔡晓春、省卫健委巡视员马伟杭、杭州市副市长陈红英等领导多次到南苑分院调研指导。

第四节　东湖街道社区卫生服务中心（东湖分院）

东湖街道社区卫生服务中心地处临平山北，服务辖区32.74平方千米，下设33个村（社区）。人口34.76万人（常住人口22.12万人、流动人口12.64万人）。职工在编人数139人，实际在岗165人。

1960年，临平保健所更名为临平大公社医院，下辖双林、小林、乾元、翁梅四个乡卫生院。东湖街道社区卫生服务中心前身即小林、乾元乡卫生院。从1960年建院至今，东湖街道社区卫生服务中心前后经历了几回分分合合，也多次更名易址。1992年，临平镇第一卫生院更名为临平镇城区卫生院，双林、翁梅、小林、乾元四个乡卫生院并入，分别更名为临平镇城东卫生院、城南卫生院、城西卫生院、城北卫生院（中心前身即城西、城北卫生院）。2001年，临平镇中心卫生院升格为余杭区第五人民医院，城西、城北卫生院为下属两家分院。2004年7月30日，城西、城北两家分院分别挂牌社区卫生服务中心，又合并为余杭经济技术开发区社区卫生服务中心。2017年11月，余杭经济技术开发区社区卫生服务中心（以下简称"中心"）整体搬迁至东湖街道顺达路5号新址。中心新址地处临平山北最中心的位置。

中心按照五星级社区卫生服务中心标准建设，占地面积7336平方米，总建筑面积1.47万平方米，于2017年11月6日正式投入使用，目前核定床位50张。服务辖区32.74平方千米，下设13个社区卫生服务站和1个120急救点。

中心设有急诊、全科、内科、外科、儿科、妇产科、口腔科、中医馆等临床科室及化验室、放射科、B超室、心电图室等辅助检查室，开设口腔科、中医内科、中医妇科、中医骨伤科、中医康复科、内科、皮肤科等专家门诊，其中，中医馆面积达500平方米，集中设置中医科、针灸推拿科、理疗室、牵引室、康复训练室等；公共卫生区设有预防保健门诊、孕产妇保健门诊、儿童保健门诊和健康体检中心。

中心对各服务项目进行重新整合，设立了门诊一站式综合服务中心，集中办理医保报销、转诊、复印病历、办理出生证明等业务，为群众提供更加便捷贴心的医疗卫生服务。中心引进了"三大系统"：一是门诊分诊排队叫号系统，就诊信息录入后，即可在候诊区等候，并可清楚知道前面排队人数；二是药房排队显示系统，提示患者到相应窗口取药，减少患者排队等候和往返奔波的时间；三是医学影像信息系统（PACS），患者做完检查后，门诊医生可在诊室电脑上查看相关影像信息，提高临床医生诊疗的效率和精准度。

中心拥有DR、进口彩超、全自动进口生化仪、全自动进口五分类血球计数仪、心电监护仪、动态血压、动态心电图等一系列先进设备，并利用互联网技术，通过中心微信公众号实现线上预约挂号、线上咨询、线上检查结果查询、线上支付等功能。中心与区影像会诊中心、心电会诊中心、临床检验中心连接，在中心做的心电图、X光线等检查，可以通过图像传导实现实时专家会诊。

中心自搬迁新址以来，依托医共体同质化的管理模式，借力总院大平台的优势，率先开展加深专科融合、专科特色服务。开设余杭区第五人民医院口腔诊疗中心东湖分中心，由总院口腔诊疗中心全面管理，设有综合口腔门诊、儿童口腔科，与浙江大学医学院附属口腔医院、总院形成三级口腔医疗服务模式。

2018年11月，设立全省首家社区卫生服务中心伤口造口专科护理门诊，由总院专科护理团队负责坐诊带教，进一步实现社区医院专科护理精细化发展。2020年5月，余杭区中西医结合医院医共体专科深度融合工作在分院全面铺开，总院内分泌肾病科、消化内科、神经内科、骨伤科、外科、皮肤科等16个专科的30余名专家常驻中心，与总院实现上下一致、优势互补、服务融通、资源共享，架构起"小病在中心，大病到总院，康复回社区"的服务模式。

2019年，中心代表余杭区接受国家慢病综合示范区综合检查。2020年，中心代表余杭区接受杭州市新冠疫情防控专项督导，获得督导小组的高度认可，基本公共卫生及老年人流感疫苗接种、成人新冠疫苗紧急接种等工作，受到杭州市考核专家组的一致好评，连续两年蝉联全区基本公共卫生年度考核第一。2021年，国家联防联控机制综合组及杭州市卫健委专项督导组先后来中心督导，获得督导小组的高度认可；慢阻肺专病签约工作代表临平区作为"健康杭州三年行动"经验案例推荐上报，并受邀代表杭州市在全省慢病管理会议上作经验交流，同年以高分顺利通过国家"优质服务基层行"创建评审，并获得"表现突出、服务优质机构"及"基层服务能力提升亮点机构"等称号。国家卫健委、浙江省医共体考核专家组等上级领导及业内同行先后来院考察。

第五节　社区卫生服务站

临平五院社区卫生服务站建设，时间跨度较长。主要的做法是三条：一是逐步解决从村办院管到院办院管，撤室建站，重新布局，确保医共体区域服务网点的完整性和服务的有效性；二是因地制宜建立乡村医生养老及退出机制，保证有学历、有职称、会电脑、能统计的年轻专业人员进入服务终端，提升基层医疗服务的质量；三是标准化建设和规范化管理社区服务站运营，保障了区域健康服务由医共体一个主体提供，权责明确，绩效考核有依据有制度。

临平镇各村卫生室大都建立于20世纪六七十年代，由各村选派相对年轻又有一定文化水平的人员经过最初的集中培训上岗，成为"半医半农"的"赤脚医生"，由村集体记工分或者发放补贴。1992年，临平镇实施"撤扩并"，原临平镇、双林乡、翁梅乡、小林乡、乾元乡合并成大临平镇，区域内五家卫生院分别更名为城区、城东、城南、城西、城北卫生院，原辖区内各村卫生室仍实现村办院管模式。1996年，临平镇各村卫生室在村办院管模式的基础上实施一体化管理，具体做法为：村办性质不变，乡医人事、财务、工作任务、药品调配等由卫生院统一安排，工资由卫生院统一核发，每月一次的工作例会，定期对各村卫生室进行药品盘存、账目核对等工作检查。在政府的支持和协调下，由村集体和乡医共同出资购买养老保险，解决乡村医生的后顾之忧，也为两年后全面纳入卫生院管理体系打下了坚实的基础。

1998年11月，临平镇五家卫生院实施撤并，建立了具有真正意义的临平镇中心卫生院，区域内一家总院、四家分院及所有村卫生室设一个法人，实施人财物的统一管理。当时，总院及四家分院分别管辖着38个行政村、16个社区，总人口近15万人，在行政村和社区内设有28个村卫生室，加上卫生院在医疗资源相对薄弱的区域开设的医务室，共有乡村医生31名。为了更好地整合区域内的医疗资源，卫生院领导班子多次研究总分院功能定位、村卫生室的转型和乡村医生的统一调配使用，结合当时卫生改革和发展的需要，决定分院向社区卫生服务中心转变，村卫生室及卫生院派出人员建立的医务室逐步向社区卫生服务站过渡，并对村卫生室进行合理的布点。

从1999年开始，在区域范围内开展社区卫生服务的试点工作，分别在钱塘、屯里、上环桥、禾丰、石坝、红旗、塘湾、梅堰8个村和社区开展社区卫生服务工作，并着手社区卫生服务站建设。服务站用房由当地村委或居委会提供，面积不小于80平方米，设全科医疗诊室、健康教育室、药房、治疗室、输液室等，人员配置一般由一名正式医务人员、一名当地乡村医生和一名护士组成。当时服务站建设比较好的有梅堰社区卫生服务站、禾丰社区卫生服务站、钱塘社区卫生服务站、屯里社区卫生服务站等。

2001年，在浙江省卫生厅、浙江大学医学院全科医学教育培训中心、邵逸夫医院、余杭区卫生局的支持帮助下，建立浙江省首个全科医学教育社区培训基地。全科医学的开展对于推进城乡社区卫生服务工作起到了积极的促进作用。2003年，经过几年的探索与实践，各分院全面转型成为社区卫生服务中心的条件成熟，并于上半年正式挂牌运行。与此同时，在已经建立8个服务站的情况下，其他尚未转型的村卫生室按照区域整体布局实施"撤室建站"。首先对在岗的乡村医生全部聘用。在此过程中，也有少数乡医不理解，他们担心收入待遇下降，也不习惯受更多制度的约束。在街道和村委会的支持下，院部多次召集乡村医生，反复宣讲政策，并采取多种措施保证乡医的纳聘工作顺利进行。为解除"撤室建站"后重新纳聘的乡村医生的后顾之忧，医院通过单位贴一部分、个人承担一部分的办法，为在社区卫生服务站工作的20余名乡医办理了企业养老保险，相应提高了乡医的养老待遇。此举措为乡村医生顺利转型起到了较大的推进作用，也受到所聘乡医的欢迎。

对于服务站用房问题，按照步行15分钟即有一个卫生服务站点的要求，先选地点后选房子，服务站用房面积不小于150平方米，在街道、社区和村委会的支持下，很快得到落实。撤室建站后，每个站都需配备三名以上医务人员，除乡医外，负责服务站建设的各中心都需配一名医生和一名护士，这在当时也是一个不小的难题，尽管已经招录了一批全科医生和护士进入服务站工作，但人员还是捉襟见肘，各中心克服困难合理安排人员使得各服务站顺利开设。建设服务站需要的经费经过政府协调也得到了较好的落实，尤其是余杭经济技术开发区，每建设一个服务站需拨付经费二十万元，其他站点建设相关街道也落实了经费补助。

截至2003年年底，完成四个社区卫生服务中心管辖的18个服务站的布点建设。具体为：屯里、上环桥、丁山、梅堰、红旗、胡桥、塘湾、长树、禾丰、石坝、联盟、红丰、横塘、钱塘、万丈、龙安、高地、陈家木桥。

至2005年，已形成较为完善的城乡社区卫生服务网络体系，四个社区卫生服务中心及18个社区卫生服务站从功能上已经转换成以全科医疗为主的"六位一体"工作。通过对城乡重点人群和农民的健康体检，建有健康档案34000余份，对患有心血管疾病、糖尿病及支气管疾病的慢性病患者由社区责任医师进行跟踪服务，定期上门进行检查指导，开设家庭病床，为病人提供多种医疗保健服务。服务站的规范化建设在组织上、制度上、业务上得到较好的落实，实现了功能的彻底转换。

2006年，为进一步深化社区卫生服务工作，提高服务站的服务水平，医院建立了一支由53名全科或经过全科培训的社区责任医生团队，每周半天进入社区，开展驻点和上门相结合的服务模式，方便辖区居民就医。制订社区责任医生考核细则，每月发放100元的工作补贴，以及年底根据考核情况，给予一次性奖励。统一社区责任医生标识（一顶帽子、一块胸牌、一只随访箱），制订责任医生培训计划，到总院相关科室轮转，历时一年，掌握常见病的诊断方法，达到全科医疗服务技能的标准，以推动社区卫生服务水平的进一步提高。

2009年，由于余杭经济技术开发区管辖范围的扩大，原属运河街道的长虹、章家河、道墩坝、滩里等6个村划归开发区，相关的社区卫生服务工作也由开发区接手，建立了长虹和章家河两个社区卫生服务站。

经过20余年的不懈努力，社区卫生服务站建设随着城市的发展，也经过了数次的调整和增扩。截至2022年年底，总院在临平、东湖和南苑三个街道辖区内设有27个社区卫生服务站。遍布城市各个区域的社区卫生服务站以更专业的业务能力、更便捷的服务方式、更有效的诊疗效果，为广大居民提供优质的基本医疗保障服务。

第六节　基层领导代表

一、俞文香

1941年2月出生，防疫主管医师，曾担任城东分院的党支部书记、院长。曾7次被评为"杭州市血防先进工作者"和"余杭县地防先进工作者"，1984年至1993年连续9年被评为"余杭县卫生系统先进工作者"，1989年、1991

年被评为"余杭县互助医疗先进工作者"。从医25载,俞文香从一名退伍军人逐渐成长为一名既懂行政管理又懂专业知识的卫生院领导者,向人们展示了一名共产党员、白衣战士为民服务的良好品德和风采。

1977年2月,俞文香进入双林卫生院(城东分院前身)工作。"当时医院发展最大的困难就是经费,很多卫生院月底都发不出工资,卫生院院长不好当啊。"俞老回忆着说道,"医院发展需要资金,当时是自己想办法,整个医院职工一起努力。县政府举办合作医疗会议以后,我立即去向公社分管领导汇报,经研究发通知给各大队,召开各大队党支部书记;大队长及妇女主任会议,提高这些基层干部的思想认识,要求他们去动员群众参加合作医疗。群众参加合作医疗所缴的费用由各大队出纳上缴到我们卫生院财务室。由卫生院根据合作医疗政策制订报销制度,病人持治病发票经院长审批后,即可按报销比例获得合作医疗的优惠费用,真正达到'一人生病,千人帮'的作用。"俞文香院长回忆起当初的那些奋斗时光,眼眸里泛过亮光,让人感受到一种韧劲,仿佛就在昨日。

当时的双林卫生院离县第一人民医院、临平联合诊所很近,这两家医院的规模都比卫生院大,很多病人往往选择去这两家医院就医。怎么样才能发展医院,改变落后的困境?俞文香绞尽脑汁谋求发展。双抢是农村最忙的时节,早稻谷要收,晚稻秧苗要插种,农民非常辛苦。何不趁着这个机会多服务老百姓,增强老百姓对卫生院的信任感。于是,他身先士卒,凭着那一股子钻劲,带头背着药箱走田埂,深入老百姓身边。夏季高热,白天俞文香带着医务人员背上药箱下大队(村)医务室配合"赤脚医生",为生病和受伤的病人治疗;夜里带着管防疫工作的医务人员,去各大队由妇女主任和"赤脚医生"陪同到各家各户做血吸虫病普查,经常要忙到深夜才结束,第二天照样上班。到了春秋两季,俞文香委托各大队党支部书记、大队长、妇女主任开展消灭血吸虫病工作,动员病人来卫生院治疗。病人治好了,对卫生院也越来越信任,有其他疾病也会首先想到去卫生院,医务人员也越干越有劲,主动提高自己的业务技能,这样卫生院就发展起来了。医务人员积极性高,服务质量好,来看病的人越来越多,科室也进一步扩大,还增加了妇产科接生。

那时候医院发展要靠自己想办法。为了尽可能地改善就医和工作环境,俞文香向职工表明医院发展的想法和规划，并征求职工意见，大家纷纷表示"自己动手，丰衣足食！"有了职工的支持，1994年，俞文香着手准备卫生院扩建项目。经过几个月的努力，功夫不负有心人，医院扩建工程终于落实。经过一年左右的时间，一幢水泥钢筋砖头结构1600平方米的四层新大楼落成，还增添了新的X光机、B超等检查设备，医务职工队伍也增加到了38人，科室基本设置齐全。医院各方面条件逐步得到改善，医疗事业蒸蒸日上。

二、郑汉庆

1944年4月生，中共党员，原临平区南苑街道社区卫生服务中心（翁梅卫生院）院长，主治医师。从事医疗临床工作49年，擅长中西医结合治疗和调理肿瘤、消化系统疾病、心脑血管疾病等。2004年4月退休后返聘，2021年12月退岗。

1973年5月，郑汉庆从"赤脚医生"起步，来到了翁梅公社卫生院。翁梅公社在当年的余杭县也算是个大公社，卫生院虽然只有十几个人，但是西医内科、西医外科、中医科、针灸科、妇产科、公共卫生科等科室齐全。郑汉庆被安排在西医内科，高中学历的他，在当时也算是"高知"，所以学得快，适应得也快，自然就成为卫生院的业务骨干。

那个时候除了计划生育工作，血吸虫病防治工作也是重中之重，郑汉庆回忆一年之中有大半年的时间在做血防工作。翁梅公社是血吸虫病的流行地区，在公社的统一部署下，每年10月农忙结束、天气凉起来的时候，就是血防工作开始的时候，一直要持续到第二年的五六月份。血防工作开始，医院的医务人员被外派到各个片区驻点，一人多岗。郑汉庆回忆，早期采用三天疗法，打针治疗，药物副作用比较大，危险性比较高，于是医生、护士要加强巡诊的频次，治疗结束后要留观2-3天才能离开。直到后来有了口服的药物，治疗的风险才有了大幅度下降，治疗效果也有所提高。到了20世纪80年代末血吸虫病得到了有效控制，卫生院才有更多的精力投入门诊工作。

1981年，乡政府推荐郑汉庆到杭州市红会医院进修，这是难得的进修机会，整个翁梅乡没几个名额，郑汉庆备受鼓舞。那个时候交通不便，只能寄宿在市区亲戚家。大医院的内科一刻没有空闲，但郑汉庆当得知有一个中华医学会浙江分会内科专业的学习班时，他主动报了名。就这样白天进修，晚上参加学习班学习，夜以继日、刻苦学习一年多。郑汉庆说结束一年的进修，唯一遗憾的是内科专业的学习班是两年制的，但是因为他的进修期限是一年，无奈只能结业。直到1993年9月至1994年12月，他才有机会在杭州医学高等专科学校通过半脱产学习取得了大专学历。

郑汉庆通过进修不仅提升了自己的诊疗水平，更是学以致用，把学到的医疗技术在本单位做了推广，比如心电图检查等。记得有一次一位患者因心脏不舒服来就诊，郑汉庆对症给予静脉输液，凭着医生的直觉，在隔壁书写病历的他注意对病人进行实时观察。只听到病人"啊"的一声，郑汉庆立马上前听诊发现已经听不到心音，心电图检查发现室颤。凭借在杭州进修的临床经验，郑汉庆一边诊断为急性心肌梗死，一边镇定自若地开处方，牢牢把握了黄金抢救时间，把该病人从死亡边缘抢救回来。

2004年，年满60岁的郑汉庆退休了，但是他对医学的热爱并不止于此。尤其是看到那些因为年龄大或者基础疾病导致不能手术治疗的肿瘤患者，看到晚期肿瘤患者被病痛折磨的痛苦，更加坚定了继续为患者解忧患的决心。

返聘的他着重加强了对中医学的研究，一边看书、思考，一边临床门诊。经过几年的潜心研究，郑汉庆结合西医精准的诊断，加上中医的诊疗理念，在治疗和调理肿瘤患者方面取得了良好的口碑，周边地区患者慕名前来就诊。郑汉庆一入医生的行业就是一生，近年来，由于年迈体力渐渐跟不上，直到2021年12月正式退岗。

三、朱祖田

作为一名在基层从事社区卫生服务工作近五十余年的管理者和工作者，朱祖田可以说是用自己的一生参与了小林卫生院的建设与发展。回眸40年的小林卫生院发展史，往昔岁月历历在目。在朱祖田的带领下，小林卫生院积极改革、引进人才、优化科室、改善服务，通过一系列有力举措，卫生院进入了快速发展的历史阶段，并于1987年成功创建"浙江省文明卫生院"。

小林卫生院（前身为城西卫生院）坐落于小林村，始建于1953年，下设小林、结网、庄里、建富、陈家木桥、屯里、上环桥7个社区卫生服务站，承担着城西片区常住居民的基本医疗、预防保健等任务。

　　20世纪50年代，杭州农村卫生工作是以公社卫生院培训生产大队卫生员、保健员，初期以生产劳动为主，兼做防病治病工作。1969年，年仅16岁的朱祖田经过层层选拔成为卫生员，主要负责血吸虫病治疗，没有固定的薪酬，只有每月2元的补贴和生产队给的工分。1975年，22岁的朱祖田以正式编制人员调到小林公社卫生院。当时卫生院归镇政府管辖，业务上由卫生局领导，全院职工人数不足20人，医疗用房十分拥挤，仅有内科、外科、中医科、检验科等常规科室。

　　朱祖田的到来，改变了卫生院没有放射医生的历史，当时的放射科初具雏形，开展项目不多，整体操作与现在比相对烦琐，速度也慢。放射科医生当了两年后，对医学充满兴趣的朱祖田到余杭卫生进修学校临床医学专业进修两年，后专门研究中西医，主修外科。那时的外科诊断器械没有，只能通过听诊器、压舌板、血压计、体温计进行简单诊断。20世纪80年代，朱祖田担任小林乡卫生院副院长，主要分管医疗卫生。如何突破业务瓶颈，是卫生院发展面临的重大难题。

　　没有病人关键还是医疗水平不行，没别的诀窍，先"学"！兼任管理、业务工作的朱祖田来到萧山县戴村进修中医骨伤科一年半，回来后还带动其他科室大力发展特色诊疗服务，增加卫生院收入。1983年，朱祖田担任小林乡卫生院院长。他认为，人才培养是医院提升服务水平的关键。1985—1990年，卫生局先后分配6名心血管内科、检验科等紧缺专业技术人才进卫生院，充实了卫生院的技术力量，也为医院发展增强了后劲，贺范龙、赵天丽等如今已成为管理人才及业务骨干。

　　"医疗技术提升了，但如果管理、服务不上去，也会拖慢、拖垮医院的发展。探索一条适合本院发展的道路，这将是关系到卫生院综合实力整体提升的关键。"1987年，卫生院提出了创建"浙江省文明卫生院"的号召，全院绿化环境，规范服务行动，从信息化建设到医疗安全管理，从医疗行为规范到医疗质量提升，一点点积累，变无到有，变有到优，变优到精，服务方式由被动服务转为主动服务，服务对象由门诊病人转变以慢病病人为重点的全人群，卫生院在群众中的认可度越来越高。

　　卫生院逐渐壮大，到90年代初，卫生院员工经不断招录已经达到40人，院内设有内科、外科、妇科、儿科、公共卫生、中医科、防保科、检验科、放射科、后勤保障等10余个科室。科室齐全了，服务要跟上。因此，卫生院积极选派业务骨干到上级医疗机构进行进修培训，全面提高综合素质和专业水平。中医内科、中医骨伤、"冬病夏治"三伏贴、"夏病冬治"三九贴等各种学科和项目在群众中的认可度越来越高。卫生院开设了病房，各类骨科、阑尾炎等手术也相应开展了起来，业务量逐年上升，效益也逐步增长，卫生院发展呈现出蓬勃向上的新面貌。

四、杜广龙

1975年，年仅29岁的杜广龙从部队转业便分配至小林卫生院乾元分院，这一干就是30个年头。近30年的工作经历，他见证了一个后进卫生院如何成长并跻身现今医疗服务总量位居全区领先行列的华丽蜕变。

建院至今，乾元卫生院（城北卫生院）与小林卫生院（城西卫生院）前后经历了几回分分合合，也多次更名易址，从卫生院到社区卫生服务中心，从最初的3个人到如今的150多名在职职工。

临平区东湖街道社区卫生服务中心（原余杭经济技术开发区社区卫生服务中心）的前身即乾元、小林卫生院。1975年，乾元卫生院是小林卫生院的分院，1992年，临平镇第一卫生院更名为临平镇城区卫生院，双林、翁梅、小林、乾元四个乡卫生院分别更名为临平镇城东卫生院、城南卫生院、城西卫生院、城北卫生院。2004年，城西、城北两家分院分别挂牌社区卫生服务中心。

杜广龙刚到卫生院的时候，乾元卫生院还位于临平街道乾元村乾元街南面，当时环境比较艰苦，医疗用房不足，药品资源匮乏，只有二层楼四间房，3个医护人员（1个医生，2个药剂师），虽说后来采购了一些设备，如心电图机、生化分析仪、B超机，但因为病人不多，整个卫生院运行捉襟见肘。为了进一步改善医疗服务环境，卫生院一方面积极争取政府支持，另一方面自己挖潜力，开展从业人员（包括食堂、饭店、理发店从业人员）上门健康证办理业务等，从而扩大收入来源。在多方努力下，乾元卫生院终于易地重建，建造了一幢有8间医疗用房的三层楼房，有效缓解了临床诊治和公共卫生服务用房不足的问题。同时还盖起了食堂，为医务人员提供了完善的后勤保障，一改已往职工自带盒饭的状况。

最初，小林、乾元年收入只有150万元，资金匮乏，业务范围狭窄，仅开设全科一个科室，卫生院的各项工作被其他兄弟卫生院远远甩在了后面，每次年终检查，名次几乎都是垫底的。为了摆脱这种落后的局面，进一步拓展卫生院医疗服务能力，杜广龙开始了一系列改革，采取"请进来、送出去"相结合的方法，着力打造中医科、妇产科两个业务科室。1984年，选派职工到塘栖卫生院等单位进修学习中医技术，聘请总院专家来院坐诊及进行业务指导，对职工进行传帮带。经过不懈努力，医院业务逐年提升。

在铆足劲发展医疗业务的同时，医院也积极开展全方位的基本公共卫生服务项目。为了做好基本公共卫生服务工作，医院挤出经费购买身高体重仪、血压计、血糖仪、电子视力表，为辖区居民建立了居民健康档案，每月开展健康讲座。出诊是当时卫生院看病的一大特点，随身的药箱是当时卫生院医生的标配，只要病人有需要，在那个没有轿车的年代，医生们总是随叫随到。2004年，城西、城北两家分院分别挂牌社区卫生服务中心，设有全科门诊、中医科、口腔科、公共卫生科，下设石坝、南公河、万陈、禾丰、龙安5个卫生服务站，是一家集预防保健、基本医疗、健康教育等"六位一体"的社区卫生服务中心，2011年，合并更名为余杭经济技术开发区社区卫生服务中心，进入卫生院向社区卫生服务中心转变发展的新阶段。

从简陋的小诊所到宽敞明亮的现代化社区卫生服务中心，从简单的问诊到数字化、信息化的诊疗手段，从看病难到覆盖城乡居民的基本公共卫生服务体系，乾元卫生院发生了巨大的变化。

五、张妙珠

1965年，张妙珠作为余杭县第一批"赤脚医生"参加了集中学习，而后便在生产大队医务室负责卫生保健工作，这为她日后开展临床和管理工作打下坚实的基础。1979年，张妙珠通过招考以正式编制进入了当时的余杭县瓶窑镇长命卫生院，并一直工作至1986年7月。张妙珠刚参加工作时，从事的是全科专业，由于当时瓶窑镇长命卫生院中医内科人员缺乏，工作出色、肯吃苦的她作为业务骨干被单位三次外派进修（分别是1971年赴余杭县第一人民医院进修一年半，1973年赴瓶窑镇卫生院进修一年半，1979年赴杭州市红会医院进修一年半），后转岗中医内科。1986年8月，张妙珠由瓶窑镇长命卫生院调至临平镇中心卫生院担任党支部书记，1994年9月转任临平镇中心卫生院党支部副书记，2002年退休，后返聘至2005年3月，在临平镇中心卫生院工作 19 年之久。

1986 年 8 月，调至临平镇中心卫生院时，张妙珠清楚地记得，她是全院第 26 名职工，就是这 26 名职工撑起了当时整个镇中心卫生院的运行。当时卫生院还位于最早的旧址（现嘉心公园），办公条件受限，用房极为紧张，虽只有一层业务用房，但已经设有西医内科、中医内科、外科、中药房等，后通过多方努力才将业务用房旁边的一层观察室改造成二层小楼。

虽然条件艰苦，但卫生院每一届领导班子都在积极探索医院改革之路，每一位职工都是团结一心扑在卫生院的建设和发展上，没有人喊过一声苦，也没有人抱怨过一声累，从上至下每一个人踏踏实实、奋力前行。

作为党支部书记，张妙珠紧抓组织和队伍建设。当时临平镇中心卫生院党支部隶属临平镇党委，整个卫生院支部只有 3 名党员，虽然人少，党员学习园地简陋，但党建工作一点也不减，特别是"三会一课"等组织生活、党员发展严格按照要求执行，即使业务工作再忙，每周还是会抽出 2 个小时组织职工开展政治学习，因为党支部工作突出，曾连续三年被评为"临平镇先进党支部"。1998 年，张妙珠在全院提出了争创浙江省文明卫生院和创卫的目标。为此，卫生院召开动员大会，各科室各部门查漏补缺、整改提高。在全院职工的共同努力下，卫生院成功创建"浙江省文明卫生院"，并代表余杭县迎接创卫检查，顺利通过省级创卫验收，荣获"余杭县创卫先进集体"。通过这次创建，也让全院职工更加有信心迎接新的挑战。

"非常高兴也非常荣幸看到这个变化，这是全院上下齐心协力共同努力的成果。"张妙珠对临平五院的未来充满期待。

第六章

医患友好度

第一节　概述

"医患友好度"概念的提出,部分参考了国外"患者赋能"的理念,更多的是基于我国现实中医患关系的现状以及理论困惑。首创者是健康报社,首家实践者是在李水根主任记者及其团队指导下的余杭区第五人民医院。"医患友好度"设想的提出,意在融入互联网时代,为优化医院就医流程、改善患者就医体验提供全新视角和工具,通过研发一套符合国情的新型医患评价体系,倡导医疗机构主动向患者提供就医信息及互联网工具,同时搭建便捷高效的医患互动平台,回应患者的诉求等。"医患友好度"是一项倡导性标准,它能够帮助医院管理者精确找出医院工作中的短板,更好地提高医院的知名度、美誉度和忠诚度。更重要的是,"医患友好度"评价体系的构建借鉴互联网时代平等、参与、分享的精髓,邀请更多的利益相关方加入进来,共同创建评价体系。对医院而言,"医患友好度"提倡的是理念,传播的是文化,扩大的是品牌。对患者而言,"医患友好度"是他们表达需求与评价的平台,可以通过网络建立优质的健康管理。"医患友好度"有一套评价体系及评价工具,包括医疗、服务、管理、传播、参与等方面的友好,具体方法包括医患交流、健康科普、媒体传播、移动传播等(详见附录)。

第二节　试点探索

2015年1月,《健康报》"医患友好度"项目专家组来余杭区第五人民医院进行现场调研,对医院多年来开展的医疗服务工作表示肯定,确定五院为全国基层医院"医患友好度"试点单位。至此,五院全院上下以"医患友好度"建设为抓手,开启了医院服务品质、医疗技术与管理效益全面提升的新篇章。

"医患友好度"试点工作的主要环节包括基线调查找问题、编制医患友好度评价体系、改善就医流程、组织定向观察和体验活动、线上线下互动、组织调查和采集即时评价。评价体系包括评价标准和评价方法，以改善患者就医感受为出发点，借助互联网技术，在线上线下建立以患者为中心的就医流程、医患沟通及健康管理平台。在项目专家组的具体指导下，2015年4月，医院完成院前、院中、院后的113项评价指标编制，并在第二届"医患友好度"高峰论坛上接受试点医院牌匾。2015年7月至12月，在余杭区卫生局党委的支持与指导下，医院全面推进试点工作，广泛开展基线调查、定向观察、体验活动、线上线下互动、即时评价，以解决问题为导向，围绕113项评价指标，逐项梳理、落实、改进。2015年12月，顺利完成试点任务，被《健康报》授予"医患友好度全国基层医院示范基地"。

第三节 升级示范

从2016年起，医院围绕"以问题为导向"走向"以需求为导向"的目标，不断寻找问题、梳理问题、解决问题，全面深化"医患友好度"示范基地建设。多年来，在"医患友好度"理念的引导下，医院成功打造患者友好文化和员工友好文化，医疗服务能力不仅得到了质的提高，而且在医院运营方面得到了量的提升，成为全国基层医院践行"医患友好度"理念的一个活生生的样本。

医院积极思考在"最多跑一次"的背景下，怎样持续有效地改善医疗服务。自2018年下半年开始，医院开展了基于"医患友好"理念的"最多跑一次"改革实践。落实"四个一"，即对医疗服务全流程进行一次"痛点、难点、堵点"的大排查，使院前、院中、院后的服务衔接更顺畅、舒心；对"医患友好"理念的培训与行为进行一次"大提升"，使医院与员工、医院与患者、医院与社会以及医院与媒体的"四个结合"更友好互信；对"最多跑一次"的各项要求进行一次大梳理，使全体员工的行为更精准、自信；对涉及"最多跑一次"改革的所有细化指标和实践行为进行一次维度、指向、赋分的大整合，使目标评价和项目考核更具体、系统。

2022年6月，面对医患友好度建设新的环境、新的需求，在健康报社专家的支持下，医院制订并发布了《全国基层医院医患友好度评价体系2.0

版》，增加了疫情防控、清廉服务、医务社工等内容，进一步突出了医院文化建设的重要性，医患友好的内涵也扩展到员工友好、社会友好和媒体友好，从而让业内外都真切地感受到"医患友好是美好的追求"。

第四节　特色做法

一、以"患者友好文化"为落脚点

1.借助"互联网+"，重塑就医流程。医院从院前、院中、院后三方面，将互联网思维融入就医全流程。一是院前。重建了官网、微信，把网站、微信办成社会群众寻求医疗信息的窗口、来院就医的指引和社会各界交流互动的平台，提供网上候诊、取单、互动、科普、导诊等服务，切实把时间还给病人。实现9种预约挂号途径、多种提醒服务；打造患者关怀系统，集成呼叫中心统一管理；实现体检预约、项目查询、咨询、满意度评价为一体的体检服务系统，有效为患者提供主动服务。开设体检微信公众号，实现体检套餐网上自助预约、报告查询，开设"互联网诊间"，让患者足不出户也能享受到全国名老中医团队的医疗服务。提供提醒服务，主动为患者提供预约提醒、预防接种提醒、狂犬疫苗接种提醒、手术进程动态显示等服务。二是院中。在全院范围内提供免费Wi-Fi服务；全面推行智慧医疗服务，提供各种自助服务和多种形式的结算方式，提供诊间、自助机、支付宝、出院患者床边等结算方式，减少排队缴费等环节；提供自助打印检验报告、影像报告及胶片，检查检验结果微信查询；通过信息引导，倡导患者按预约时间就诊，排长队等候的现象得到有效改善，大大提升了患者的就医感受。开发"点点云"科室沟通软件，让患者通过扫医生专属二维码，实现与医生的对话，增加医患互动。三是院后。医院从线上线下把院后医疗服务有机结合起来，对出院患者开展深耕社区五回访（经治医生电话回访、特殊病人科室回访、病友服务中心电话回访、职能科室回访、社区责任医生回访）；对辖区内的慢病患者，由责任医师进行一对一的管理，90%以上人员建立健康档案，分级随访；建立家庭病床，开展各类慢病俱乐部活动；主动走进社区、工厂、学校，对社区健康人群开展各类健康干预与知识传播，举行专题讲座、义诊活动、中医养生操教学、学生眼卫生干预、药膳厨艺大赛等，把治未病理念的触角延伸到院后服务中。

2.深化服务举措,改善就医感受。一是落地"最多跑一次"理念。进一步优化功能布局,通过分楼层挂号付费、分楼层放置自助机、区域设置采血点等,让诊室、医技科室和各类窗口服务设置更加合理。成立病友服务中心,整合医疗技术外的其他服务,由专人负责,打造集院前、院中、院后综合性一体化的全人群服务管理模式,有效减少了患者咨询投诉难的问题。在医技科室开展检查提速专项活动,缩短检验、放射、超声的报告时间,减少病人等候时间。推进分时段预约诊疗,有效分流就诊患者。邀请体验观察员体验服务流程。二是规范医疗服务行为。编写口袋书规范服务行为,制作临床、医技、护理、行政后勤四个环节的《服务手册》,涉及医患沟通情景58条,人手一册,通过培训学习、考核及情景剧表演等形式进行贯彻落实,规范服务行为。编制门急诊手册、智慧医疗手册,帮助患者便捷就医。三是推出关爱患者"十个一"。门诊病人导医台冬送热饮夏送凉茶,耦合剂加温后再行超声检查,开展导医和志愿者服务,制作"太阳""月亮"药品标签,方便老年人服药。为生日住院患者送长寿面和生日贺卡,提供眼罩、床边心电图检查。医技等辅助科室通过弹性排班、错时上班、门诊及住院病人分时段检查等举措,开设方便门诊、速配药、中药寄送等服务项目,为患者送去温暖。开展医疗服务创新专项活动,以舒适化医疗为重点,确定口腔科、皮肤科、康复科、骨伤科、神经内科、内分泌科、消化内科、麻醉科、儿科、中医科、外科为医疗服务创新重点科室,在工作中不断发现问题、解决问题。2016年1月至今,各科室推出医疗服务创新项目100余项,临床、护理、医技定期举行创新服务评比。四是落实"第三只眼"找问题机制。聘请来自社会不同层面的人群作为医患友好度体验观察员,定期开展就医体验活动,找问题、想方法、定对策。发挥志愿者的力量,让他们在帮助患者的同时发现问题,将这些问题汇总后由院部解决。针对在服务患者的过程中出现标准不一的问题,邀请居民代表参与讨论,寻找服务标准的平衡点。新进员工就医体验,寻找与规培医院或其他医院的差距,并在中层干部会议上进行分析,并予以改进。聘请行业内的专家,从医院营销、医院管理等角度,为医院"挑刺"。开展线上线下满意度调查,医院组织定期的综合满意度调查,采用与基线调查样本相近的定向和随机人群调查,分别计算窗口挂号、医院环境、就诊环节、智慧医疗、服务举措、医患沟通的分项满意度和综合满意度,对满意度提升不够快的项目进行仔细分析，查找原因，及时干预整改。微信、官网等开辟在线医患互动平台，开展线上满意度调查，开通二维码、留言窗、院长信箱征求意见建议，线下通过门诊、住院病人满意度测评，采用意见箱、一站式服务中心等形式收集意见建议，持续跟踪综合满意度结果，并落实改进措施。

3.统筹医疗资源，提升基层服务能力。一是创新一体化管理机制。成立一体化管理办公室，由党委书记直接分管，以生产安全更标准、财务运营更科学、信息技术更有效、文化建设更浓厚为目标，通过一体化管理发现中心管理工作中的不足之处，落实纽带作用，牵头衔接总院各职能科室共同解决问题，最终实现中心发展谋划研究"准"、标准制定"细"、系统整合"实"、基础支撑"稳"的新局面。二是打通医联体的"任督二脉"。充分统筹区域内优质医疗资源，建立省、市医院，社区卫生服务中心，社区卫生服务站四级医疗服务网，上依托省、市医院优质医疗资源下沉、专科帮扶，下扎根社区卫生服务中心，总院、分院专家上下流动。开展一体化学习计划，共同提高基层医疗服务能力。

总院、中心共享医疗资源，共享检验、影像和消毒供应三大中心，检验报告通过网络平台无障碍传输，放射检查中心拍片后上传图像至总院，由总院出诊断报告传回中心。CT、心脏超声、胃镜、肠镜等大型检查分院开单付费预约后总院检查。分院目录未涵盖的慢病药品总院代购，总院、分院实行无壁垒的双向转诊，开发门诊、住院及体检转诊平台，门诊病人网络上预约转诊，住院病人上转直接入住总院病区，下转辖区责任医师慢病管理，体检人员下转中心进行健康追踪管理。与省、市级医院建立紧密的合作关系。通过这样的医联体模式，为辖区内的居民就近诊疗提供保障，让老百姓在家门口即可享受到与大医院同质化的医疗服务。区域医疗资源的统筹，有效提升了医疗服务水平，医患友好的人文环境拉近了医者与患者的距离，为分级诊疗打下坚实的基础。

二、以"员工友好文化"为着力点

医患友好度项目在医院的实践过程中，医院意识到改善患者就医感受和体验与关爱医务人员密不可分，对员工友好是对患者友好的基础，于是在制订113项评价指标时，创新性地融入员工友好维度，推出了一系列线上线下政策和服务举措，支持员工工作，关心关爱员工。

1.以人性化管理为基础，让员工温暖。针对员工提出轻松过节的需求，实行护士、医生过节不考试的规定。护士节、医师节以美食、小游戏、活动为主，护士邀请医生一起过节，医生给科室护士精心准备礼物。护士在过完护士节后已在策划医师节活动。

与此同时，五院在节假日、传统节日，开展相应的主题活动，如元宵节包汤圆、猜灯谜，端午节包粽子等。医院工会积极组织开设九大俱乐部，根据员工需求开展绘画俱乐部、篮球俱乐部等活动。暑期为员工开展"从医初体验"夏令营活动，既帮助员工照顾孩子，又让医二代们更好地了解父母的工作。

落实让员工"最多跑一次"政策。几年下来，借助互联网，已上线60余项电子审批流程，既方便了员工，又保证了审批流程的规范性与安全性。让员工申诉"有门"，考核、通报等管理并不是为了惩罚员工，而是通过这样的形式让员工进行整改，记忆更深刻。对于通报与扣罚专门设立申诉制度，对服务投诉开展专题评析会。

2.以信息化建设为支撑，让员工高效。五院建有较为完善的信息化服务平台，以电子病历为核心的集成平台全面推行，实现医疗数据互联互通。开发"医田园"App移动管理住院患者，引进中医辅助开方系统、后勤智慧化管理系统，推行移动查房、移动护理，引入护理输液监控系统、多参数生命体征检测仪、"317"护理健康教育平台，为每个楼层示教室配备投影仪、笔记本电脑，实行电子化交接班、危急值短信提醒等。通过信息化手段，让医务人员工作更加便捷。

3.以"主人翁"精神为指引，让员工参与。医院倡导员工参与管理，通过委员会制度、员工服务中心建设，增强员工的主人翁意识，使他们能够感受到医院的温暖，并主动地去关心医院的发展。建立绩效委员会，让员工参与绩效分配方案的建设，让分配方式更合适、更合理，接受度更高。实现满意度评价工程网格化，制订职能科月度评价、医院满意度半年评价、科主任满意度年度评价、食堂满意度实时评价等评价制度，通过一系列的评价改进医院内部的服务与流程。针对医院管理的难点，通过"共识营""院长午餐会"等形式，发挥员工的智慧，群策群力，达成共识，共同解决。

4.以激励引导为手段，让员工成长。一是转变员工观念。通过开设医患友好大讲坛、阳光五院·人文学院等，邀请业内的领导和专家来医院进行授课，邀请公安、学校、保险公司、IT、知名节目主持人等业外成功人士来与医务人员分享他们的成长历程和感悟。组织辩论赛、读书会，寻找员工间的差距，促进成长。

二是提供学习成长工具。组织员工进行管理工具的培训，让员工学会用工具来管理医疗质量、改进流程。启用医学考试系统、移动端医链App、科研教学系统等，让员工拥有学习的平台。

三是提升员工职业技能。开办启航计划十分钟课堂，制订规培生回院学习制度、师带徒制度，成立科研创新学习小组，开展教学小讲堂等，通过各种形式的学习交流和带教，提升员工的专业技能。

四是发挥员工特长优势。尽可能地让年轻人在最能发挥其特长的岗位上工作。医院专门为擅长发明创造的护士林艳丽设立了护理创新研究室，几年来已实施课题4项，成功申报国家实用型专利7项，发明专利1项，并荣获浙江护理学会创新发明奖一等奖、中华护理学会创新发明奖二等奖，也是浙江省唯一一个获此殊荣的。林艳丽也被列为杭州市"131"人才，并获得了杭州市十佳"青年科技创新能手"称号，是全市唯一入选的医务人员。

在培养员工成长成才的路上，医院专门设立阳光五院·卓越成长奖，启动"年轻干部培养计划"，营造浓厚的成长氛围。医院对引进的人才及择优签约毕业生，充分利用政策，为他们争取人才房或住房补贴等。

第五节　突出成效

1.服务满意度持续提高。截至2022年9月，医院的窗口挂号、医院环境、就诊环节、智慧医疗、服务举措、医患沟通满意度对照基线调查结果提升幅度在105.7%~175.89%之间，平均提升143.02%。同时，在2021年国家满意度调查中，门诊患者满意度98.1%，住院患者满意度99.1%，员工满意度91.2%。

2.社会效益和管理效率取得扎实进步。"医患友好度"促进了医院与社区的互动，医院院前健康信息发布，院后深耕社区五回访，增进医患友好互信。业务数据向好，医共体的医疗总收入、门急诊人次逐年上升，中医药服务能力大幅提升。学科发展势头向上，名医、重点学科等实现了从无到有的突破，现有全国中医优才1人，全国中药特色技术传承人才培育人1人，浙江省基层名中医1人，浙江省中青年临床名中医培养人1人，杭州市名中医2人，市基层名中医2人，杭州市青年名中医1人，区级名中医6人，全国中药特色技术传承人才培养对象1人，浙江省杏林工程临床中青年名中医培养人才1人，市级医坛新秀1人。近5年来，科研立项59项，厅局级课题20项，市、区级39项，获浙江省中医药科学技术奖1项，余杭区科技成果奖3项；举办继教班省级98项、市级31项，发表论文274篇，其中SCI论文5篇。

3. 医院形象活跃度和美誉度大幅提升。"医患友好度"工作多次被《健康报》《中国中医药报》《健康浙江》以及市区级媒体报道，连续三年被评为"全国进一步改善医疗服务示范医院"，在"改善医疗服务全国医院擂台赛"中荣获"十佳案例"与"构建和谐医患关系十大价值案例"。2018年，荣获国家卫健委"构建和谐关系优质医疗服务示范医院"称号，2019年，荣获全国"改善医疗服务群众满意的医疗机构"称号。国家卫生计生委办公厅关于通报表扬2015—2017年改善医疗服务先进典型，医院荣获"构建和谐关系优质医疗服务示范医院"称号，是全省唯一获此殊荣的基层医院。在2020年改善医疗服务行动全国医院擂台赛延续性护理服务主题决赛中荣获全国优秀案例。多次受邀在各大论坛进行经验交流，特别是在2018年国家卫计委医政医管局组织的"进一步改善医疗服务行动计划典型经验交流会"上，与北京协和医院、河南省人民医院、广州医科大学第五附属医院、大连医科大学第二附属医院、新疆喀什地区第一人民医院同台交流，是唯一一家县区级医院。五院参与编写的国内第一部关于"医患友好度"建设专著《医患友好度建设实务指南（基层医院版）》在2016年正式出版发行。

4. 先进人物层出不穷。随着医院"医患友好"文化的融入，全院各个岗位涌现了一大批先进典型。如余杭"跪疗哥"在微博引起了热议；"纸板箱下的温度"获得众多网友的点赞；社区责任医生被视为亲人，医生与小女孩建立了深厚的姐妹之情；高铁上帮助晕倒旅客主动坐过站；全科医生高空救人；《人民日报》报道的《高铁救人，用自己的腿托起病人的腿40分钟》，《杭州日报》报道的《杭州王医生、夏医生，你俩凌晨4点做的事，瞒不住了！》；等。动人的故事，既是"医患友好度"建设的花絮，也是社会对医院工作的褒扬和支持。

第七章

高质量医共体

第一节　概述

县（区）域医疗服务共同体（以下简称"医共体"）是指以县（区）级医院为龙头，整合县（区）医疗卫生资源，实施集团化运营管理。着力改革完善县（区）级医院、乡镇卫生院（社区卫生服务中心）的管理体制和运行机制，形成服务共同体、责任共同体、利益共同体、管理共同体，促进县（区）域内医疗卫生资源合理配置。医共体内人员正常流动，基层医疗服务能力明显提升，就医秩序合理规范，逐步实现"制度强、服务强""人民健康水平高、对医改满意度高"的"两强两高"目标。

县（区）域医共体建设是我国新医改推进过程中的一项重大改革。这项改革彻底颠覆了我国农村区域实行了数十年的惯性医疗健康服务体制，形成了以"县域医疗服务共同体"为代表的新的组织形态。这一新的组织形态将县域医疗卫生服务机构形成一个整体，从服务、责任、利益、管理等方面实行"一个法人"的新颖运行体制，从医疗、预防、保健、康复等方面实行"全生命周期"全新管理理念，从服务的类别、方法、技术、路径、评价等方面实行"供给平衡需求"的创新型服务理念，从行业、社会及第三方共同实现"体验与感受"相同步的智慧型评价理念。

浙江省医共体改革于2017年开始试点，并于2019年在全省70个县（区）全面推行。国家卫生健康委新闻发言人、宣传司副司长米锋在2021年11月30日举行的新闻发布会上提供的信息显示，我国的县（区）域紧密型医共体改革于2019年开始试点，并成立了国家专家组，研究开发了监测评估平台，定期监测各地区医共体建设进展和成效。

临平五院（杭州市临平区中西医结合医院）早在2001年就在全国率先启动了"区域医共体"的创新改革。2018年9月18日《健康报》以一个整版的形式报道了临平五院的改革经验，这是全国县域医共体改革进程中首度推出的热点报道，《18年运行铸成"医共体生态圈"》的报道也成为各地学习借鉴和分享的典范。

第二节　组织架构和基本运行

临平五院在2001年就以"三级垂直管理"的形式开始了"区域医共体"的探索，其建设理念、形式、架构方法等，与2019年政府全面推行县域医共体改革的模式高度契合。

县（区）域医共体改革必须破解管理体制、运行机制和服务模式"三大难题"。临平五院则在全省乃至全国率先破解了"三大难点"，并且实现了"四个一"（指"一家人、一盘棋、一本账、一条心"）。

临平五院医共体在2020年前的20年中主要经历了"三个阶段"的分步推进。第一阶段是2001年至2011年，主要是区域医共体初创和组织体系、功能、制度的初步建立；第二阶段是2011年至2017年，主要是制度的完善、巩固和提高，人事、财务、绩效、医疗；医保、信息；设备、公共卫生等进一步统一，同时总院和三个分院（社区卫生服务中心）全部完成异地新建和硬件改造，所属的27个社区卫生服务站完成迁建和重新装修；第三阶段是2018年至2020年，使区域内常住人口和暂住人口享有"同质、均等、一体化"的"全生命周期"健康服务。

临平五院医共体领导小组由书记、院长"挂帅"，医院班子成员、职能科室负责人为成员。医共体的组织架构是"一办七中心一科"（党政办、人力资源管理中心、后勤采购管理中心、信息化管理中心、财务绩效管理中心、医保管理中心、医疗质量管理中心、公共卫生管理中心、科教培训科），分院设立"三大部"（行政后勤部、医疗服务部、公共健康部），强化"总院统筹部署、分院重在执行"的工作思路。

临平五院医共体的基本运行核心是"五统一"，即总院和分院为同一个法人的前提下，实行工作统一部署、人员统一调配、财务统一管理、资源统一配置、绩效统一考核。如实施《总分院一体化管理方案》，按医疗、行政后勤和公共卫生条线职能成立 10 个工作小组，实行例会、监督指导、绩效管理等机制。总分院之间实行医疗专家柔性流动；总分院共享检验、消毒供应、影像三大中心，CT、心超、胃镜、肠镜等检查项目分院预约付费总院直接检查；总分院统一慢病药品目录，分院慢病药品目录略大于总院目录；总分院（含社区卫生服务站）使用同一套 HIS、LIS、EMR 系统；开发"医田园"App，院内医疗卫生信息与移动端互联互通，全面实现就诊信息、检查检验信息共享；总分院（含社区卫生服务站）自助机全覆盖。总分院人员统一招聘、统一培训、统一调配、统一管理。总分院人员按需流动。总分院设立财务绩效管理中心（数据中心），统一负责总院及下属三个分院的财务预算、财务管理、成本管理、价格管理、资产管理、审计监督、内部控制等工作；政府拨款由总院统一调配。落实以工作质量为基础、工作量为目标的绩效分配制度，综合考虑质量、数量、满意度等维度；组建分院的数据、统计与绩效管理团队。

第三节　特色亮点和创新理念

临平五院医共体建设前 20 年的特色亮点主要是围绕管理体制、运行机制和服务模式"三大难点"的攻坚克难中形成的"12 个优秀元素"。由《健康报》医患友好研究中心发布的"12 个优秀元素"表述了"四个一"（一家人、一盘棋、一本账、一条心）的实质内涵。

"12 个优秀元素"已被各地借鉴应用的有"8 个优秀元素"。具体包括：（1）"同质、均等、一体化"三个目标；（2）"管理运行、队伍建设、机构设置、设备配置、公共卫生"五项规划；（3）"公共卫生、分级诊疗、签约服务、重点人群"四个强化；（4）"工作、人员、财务、资源、绩效"五个统一；（5）"导医系统、硬件环境、虚拟环境、就医流程、医患沟通、支付系统、个人疾病和健康管理"七个维度、113 项指标构建起体验式的量化评价系统；（6）"评价体系、评价路径、'最多跑一次'策略、员工职业成长"等多项探索研究；（7）深耕"社区五回访"的社区互动；（8）建设"家的环境"和营造"生态圈"氛围，使员工和区域人群形成"共享健康生活"的友好和谐关系。

"医共体追求的是'深度融合'"。自 2020 年开始，临平五院开始启动《医共体创建"医患友好、深度融合"新模式三年行动计划（2020—2022）》（以下简称"三年行动")。"三年行动"是临平五院实施"十四五"规划和深化高质量发展的重大创新性工作和研究,其目的是在全省乃至全国县域医共体改革与发展中迈出创新性的"第一步"。

"融合"通常是指两种以上比较接近的主体经过一定碰撞和接触后,从认知、情感或态度倾向等方面融为一体,从而形成一种新的主体。"深度融合"则是在"融合"的基础上进一步加深融为一体的程度,而这种程度又是在不断地碰撞和接触之中,有序地向涉及覆盖面和影响层次高度的趋势而加强。

县(区)域医共体建设过程中涉及的县、乡、村三级健康服务机构经过一定的碰撞和接触最终融为一体,使医共体不仅有了一个新的冠名,而且成为真正的主体。临平五院实施的"三年行动"将"深度融合"列为医共体高质量建设新的追求。首先是"形似",即从"三个一"(指"一家人、一盘棋、一本账"着手,使医共体这一新的主体在管理、技术、服务等方面形成相应的形态。其次是"神似",即从认识、理念、思维、文化四个方面实现"四合一",使医共体这一主体的融合形成具有广度和深度且不断提升的神态。

临平五院将"深度融合"转化为具体行为的总体目标确定为"四个一":一是力求"医院与员工、医院与患者、医院与社区、医院与媒体的"四联动",以形成健康服务行业与社会组织、社会人群之间的共识和共建;二是力求实现"政策、服务、需求、体验"的"四同步",以形成良好的衔接和互融态势;三是力求围绕"理念、目标、方法、效果"实现"四互动",形成医共体创新指数建设不断提升的迭加局面;四是力求达到"社会美誉度、社会关注度、社会信任度、社会满意度"的"四提升",形成"三医联动"使各方得实惠的良好氛围。

临平五院在实施"三年行动"计划的过程中,以新的起点、新的目标、新的探索培育形成了医共体高质量建设的"10项优秀元素",由《健康报》医患友好研究中心向社会发布,并作出要义诠释。现从新培育形成的"10项优秀元素"中择要列出6项:(1)深度融合,一个新理念。专家点评时强调:这是临平五院管理者从前20年的实践和积累中创造性地提出一个新理念。新理念将"一家人、一本账、一盘棋"的初始状态跃升至"理念、行为、方法、评价"的融合。(2)医患友好,一个新目标。专家点评时强调:临平五院的医患友好度建设不仅在国内医院系统开了先河，而且把成功的经验向医共体内的机构深度转化。这一目标的内涵无疑是十分丰富的。（3）精准服务，一个新指引。专家点评时强调：临平五院医共体践行的"精准服务"，既体现了健康服务的"全程"共性要求，也有不同人群、不同年龄的"个体"特殊需求，还有围绕区域整体需求的全新指引。这一指引的追求是让老百姓能从"看得见、摸得着"的健康服务行为中去体验、去评价。（4）柔性管理，一套新方法。专家点评时强调：以"一体化"为引领，以"同质化"为目标，以"扁平化"为手段，以"柔性流动"为追求，在队伍建设上充分体现总分院"一盘棋"。这一方法实践证明行之有效。（5）技术同质，一个新模块。专家点评时强调：医共体体现的"同质化"理念深度融合，所形成的新模块不仅具有技术含量，而且包含了"医患和谐"的人文精神。这一模块践行的是"供给跟着患者跑"理念。（6）社会共建，一个新机制。专家点评时强调：这一机制丰富了医院发展的目标追求，即生存、价值和社会目标的协同共建。

第四节　经验分享和媒体传播

临平五院医共体建设的创新理念、创新方法和创新亮点不仅丰富了自我实践，也受到了政府相关部门的认同和表扬。在2020年浙江省卫生健康委的简报中，特别提到"五院医共体"已有18年的历史，内涵建设不断深化，成为周边百姓看病就医的首选之地。在2020年浙江省县域医共体建设工作通报中提道："五院医共体"实行岗位动态管理，打破人员身份限制，实行医共体内部人员无障碍流动。

2020年8月26日、2022年8月13日，由《健康报》医患友好研究中心举办的"临平五院医共体实践探索与评价"和"让医患友好和医共体建设高度融合"研讨会分别召开，在会上分别介绍了临平五院医共体建设历程。临平五院医共体荣获"全国基层服务能力提升亮点机构""全国县域医共体十佳典范单位"等称号，在国家公共卫生服务项目绩效评价中荣获佳绩。

"深度融合"的"三年行动"中形成了一系列可供分享的新经验，比较成熟的有5项。一是人文建设提出清单。其要点是"文化先行"，为员工做好"心理激励"。二是目标再确认。即在"一家人、一盘棋、一本账"的基础上增添实现"医患友好，深度融合"理念至行为的"一张网"。其要点是医共体建设的所有政策、管理、技术、服务及供需实现"一个标准"。三是创新的服务架构与模式。即让区域人群在健康服务团队的一言一行和精准的流程设计中，更多地体验和更好地感受医患友好的温馨和细腻。其要点是实施一体化管理和大科室制。四是"技术提升"实施"新图谱"。其要点是总院的技术力量向各分院延伸，让区域人群享受更全面、高质量的技术服务。五是"优秀元素"培育出新的"亮点"。其要点是在2019年完成的"12项优秀元素"梳理并培育分享的基础上，立足"深度融合"和"医患友好"的角度培育一批新的"优秀元素"，每个"优秀元素"包含了理性认知、实践行为、惠民事例等内容。

临平五院医共体建设所取得的亮点和成功经验也引起了众多媒体的高度关注。《健康报》于2018年9月18日以整版的形式刊发了长篇通讯《18年运行铸成"医共体生态圈"》，同时还配发了评论文章。近年来，《健康报》连续刊发了临平五院医共体建设新成果，如2020年9月11日《余杭五院：一家人一本账·一盘棋》、2020年12月10日《一段"特殊经历"给了我们感悟》、2021年3月11日《用好一把尺，算好一本账——浙江省杭州市余杭区第五人民医院医共体绩效管理模式纪实》、2021年9月7日《杭州临平：医患友好理念融入医共体建设》、2022年6月30日《基层医院医患友好度评价体系升级》。健康中国平台于2022年1月11日刊发《杭州临平五院"深度融合"推进医共体建设两年培育形成"十大优秀元素"》。《中国卫生》杂志发表了题为《创新思维引领医院发展》的文章。与此同时，各区域和省内外媒体以不同角度和不同体裁进行了大量的报道。

第八章

学科建设

第一节　概述

所谓学科，其含义有两个：一是作为知识体系的科目和分支。它与专业的区别在于它偏就知识体系，而专业偏指社会职业的领域。因此，一个专业可能要求多种学科的综合，而一个学科可在不同专业领域应用。二是高等教学、科研等的功能单位，是对教学、科研业务隶属范围的相对界定。

学科建设是指在整个科学体系中学术相对独立，它既是学术分类的名称，又是教学科目设置的基础。它包含三个要素：一是构成科学学术体系的各个分支；二是在一定研究领域生成的专门知识；三是具有从事科学研究工作的专门的人员队伍和设施。

差异化是指在本行业中独树一帜，它所带来的利益有两方面：一是对服务的提供者而言，能有效地回避正面碰撞和竞争；二是对服务对象而言，在差异化策略下服务对象会产生品牌忠诚度，服务对象的需求能得到更贴切的满足。

临平五院的学科建设以周边群众需求为目标，以"院有优势、科有特色、人有专长"为导向，走中西医结合差异化发展之路。近年来，医院以创建三乙中西医结合医院为总体目标，以"转理念、提技术、抓内涵、优服务"为建设方向，紧紧围绕等级创建内涵，秉承"科教兴院、人才立院"的宗旨和"提升科研创新能力，提高技术转化水平，加大人才培养力度，加快学科建设进度，强化医学内涵培养，推进全面素质提升"的学科建设精髓，在过去十年中学科建设有成果，学科人才培养有成效，学科、专科群团式建设差异化发展有布局。同时促进名医、名科、名护发展，进一步提升核心医疗技术和服务能力，满足区域群众"好看病、看好病、少生病、更健康"的高层次健康服务需求。因学科建设成效显著，临平五院于2017年获中国医院管理奖"学科建设"优秀奖。

第二节　学科架构

一、学科建设的架构形成的渠道

医院学科建设的架构是在"差异化学科发展"理念的指引下，通过各种渠道逐步形成的。

一是"借梯登高"，与省、市医院开展紧密的科研合作。如浙江大学医学院附属口腔医院有专门的博士生导师对医院进行科研指导。

二是"差异化群团式发展"。2013年，医院在只有一个区级重点学科口腔医学的基础上，结合区域内特色，寻求差异化群团式发展之路，开展优势技术特色内涵探索，寻求可持续发展道路。2014—2016年，立项区级重点学科"口腔医学、中西医结合消化内科"，立项区级名科"糖尿病专科"。

三是"自我培育院级学科"，梳理布局院级重点学科10项，根据中西医结合医院的特点，探寻中医药和中西医结合诊疗学科的建设。2017—2019周期立项杭州市三类重点学科3项，即"口腔医学、中西医结合消化内科学、中西医结合内分泌代谢学"；立项区级重点学科"老年医学科"。2018年6月，立项浙江省"十三五"重点学科"中西医结合慢病康复学"。2019年6月，立项浙江省"十三五"重点专科"康复科"，同时梳理并立项医共体院级重点学科14项。2020—2024周期"口腔医学"立项杭州市重点学科，"内分泌病学与代谢病学（中西医结合）"立项杭州市重点学科培育学科，"消化病学（中西医结合）"立项杭州市重点学科区域共建学科牵头单位。

通过不同渠道的学科建设，不仅形成了学科建设省级、市级、区级、院级学科的层次结构，还形成了优势学科、特色学科、培育学科、保障学科的类型结构，从而组成了医院差异性发展学科建设的特色架构。

至2022年底，医院/医共体建成省级重点学科1个，省级重点专科1个，市级重点学科3个，市级重点专科2个，区级重点学科1个，区名科5个，院级重点学科21个；先后建成名老中医工作室6个，国内外知名专家工作站4个，极大地推动了学科建设内涵快速提升和人才梯队培养。

二、四个维度的学科建设

在"十四五"开局之时，针对医院学科布局与区内群众医疗需求，医院建立优势学科、特色学科、培育学科、保障学科四个维度的学科规划，即打造口腔科、康复科为优势学科，在省内形成一定的影响力；确立皮肤科、消化内科、内分泌科、骨伤科、治未病科为特色学科，在市内形成一定的口碑；确定儿科、妇科为培育学科，作为院级重点学科进行培育；确定心内科、呼吸内科、危重症医学科、普外科、麻醉科为保障学科，为医院发展保驾护航。学科群团式规模和梯队的形成为医院快速发展搭建平台，至2022年年底建成和建设区域"口腔诊疗中心""康复诊疗中心""内分泌与代谢病诊疗中心"三个中心，"治未病科"立项区域诊疗中心协同单位。

第三节　学科成果

一、医院学术地位和知名度的提升

学科建设推动了医院学术地位的提升，知名度也逐步提高。医院现为中国康复医学会、浙江省中西医结合学会、杭州市医学会、杭州市中医药协会、杭州市中西医结合学会、临平区医学会、临平区心理协会、临平区抗癌协会八个学会的会员单位。目前拥有市级学会以上主任委员1人，市级学会以上副主任委员5人，国家级学会委员23人，省级学会委员46人，市级学会委员43人。

二、人才培养的成效

临平五院院秉承"科教兴院、人才立院"的宗旨，以制度做保障，加大政策倾斜，从几个层面培养学科人才。

第一层面，建立健全人才培养机制和考核机制。以职业英才培养计划为蓝本，建立健全人才执业全周期分层培养和管理机制，制订不同职称人员阶段性任务与目标，明确短期与长期职业发展规划。

第二层面，发挥名医效应。对已有各类名医，积极发挥名医的作用，做好带教、传承等工作；对已入库名医培养的人员，制订培养计划，为入库人员提供提升技能的机会，通过定期培训、定期考核的方式提升其技能。同时加强"三名"宣传，提升"三名"人员在患者和业内的知名度和认同感。

第三层面，提升医共体分院学术水平。对医共体成员结合家庭医生签约工作和患者需求，开展"县域医共体体系下全科医生诊疗技能与应用提升项目"，夯实与提升社区医生急救技能与慢病管理及医防融合工作技能。

第四层面，培育中西医结合学科人才。医院自2014年转型中西医结合医院后，致力于多抓手培养中西医结合多功能人才，先后建成6个名老中医工作室，冠名为"薪火相传、精髓相继"的名医师承带教三批次，学员的临床医案、跟师笔记、月记、半年度学习总结及临证实践技能获得极大提升。同时，为了营造"学中医、爱中医、用中医"的良好氛围，医院连续举办"杏林新苑"中医基础理论学习培训班、应用班，经典理论与实践技能提升学习班等培训项目，强化中医基础知识、基本技能及临证实践。持续推进"西学中"人才培养工作，完善中医人才结构配置，不断修订新的西学中学习与管理制度，全院获得西学中证书107人，2022年新增第16期西学中学员33人。

相关链接1：至2022年，医院有全国中药特色技术传承人才培养项目培养对象1人，浙江省基层名中医1人，浙江省中青年名中医1人，杭州市名中医2人，杭州市中青年名中医1人，杭州市基层名中医2人，临平区名中医6人，临平区名医4人，临平区基层名医3人，临平区名护2人。

相关链接2：至2022年，医院拥有杭州市医坛新秀1人，杭州市"131"人才5人，临平区"139"人才8人，杭州市中医青年骨干2人，杭州市中医青年骨干培养人选2人，杭州市中医青年青苗培养人选2人。

相关链接3：至2022年，医院名医队伍中有省级重点学科带头人1人，市级重点学科带头人2人，院级重点学科带头人4人。治未病科带头人杨伟莲2017年作为省中医药"杏林人才"青年名中医培养；中药专业学科带头人吴增艳2018年入选全国中药特色技术传承人才培养项目培养对象。新入库名医名护共31人（总院西医12人、中医8人、护理4人，分院7人），其中，名科和争创培养名科学科带头人、后备学科带头人占11人。

三、科研成果

学科建设与科研密不可分，科研水平与科研成果很大程度上反映了一个医院的学术建设水平。因此，医院在致力于学科建设的同时，积极开展科研项目。

近五年医院科研立项119项，其中，厅局级55项，区县级64项，验收64项；发表论文261篇，其中，SCI11篇，一级32篇，二级218篇；获国家专利89项，其中，发明专利3项，实用新型专利83项，软件著作权3项。荣获浙江省科学技术进步奖三等奖1项，浙江省中医药科学技术奖三等奖2项，中华护理学会创新发明二等奖1项，杭州市科学技术进步奖三等奖2项，余杭区科学技术进步奖一等奖1项，余杭区科学技术进步奖三等奖2项。

第四节 重点学科与带头人

浙江省"十三五"重点学科：中西医结合慢病康复学。以提高慢病康复临床疗效为核心，具备现代先进的慢病康复诊疗技术，中医特色优势突出，疗效显著，为具有影响力的中西医结合慢病康复中心。

学科带头人：吴晋兰主任中医师。

浙江省"十三五"重点学科：中西医结合慢病康复学。"临平区区域康复诊疗中心""临平区残疾人康复中心"，集医疗、科研、康复、保健于一体，将现代康复技术和传统中医康复手法有机结合的特色学科。主要承担区内各类疾病康复、残疾人康复，学科水平处于区内综合性医院领先，杭州市、浙江省县级医院前列。

学科带头人：王泽军主任医师

杭州市重点学科：口腔医学科。临平区名科，临平区一级诊疗中心，温州医科大学口腔医学教学实习基地。诊疗水平达区内领先。

学科带头人：王芳主任医师

杭州市重点学科培育学科：中西医结合内分泌病学与代谢病学。临平区内分泌与代谢病诊疗中心。成立于2008年，经过多年的发展，形成内分泌科、肾病科、风湿免疫科（痛风门诊）三个亚专科特色诊疗模式。该学科多年来致力于以中西医结合科研创新思维带动规范化诊治，走差异化发展之路。

学科带头人：吴君平主任医师

杭州市重点学科区域共建学科牵头单位：中西医结合消化病学。杭州市基层优势重点专科脾胃病科。成立于1997年10月。

学科带头人：王泽军主任医师

杭州市基层优势重点专科：治未病科。是临平区区域诊疗中心协同基地。专科建设以"未病先防""既病防变""瘥后防复"为特点，以体质学说为指导，针对治未病适宜人群，开展中医健康管理。

学科带头人：杨伟莲主任中医师

临平区重点学科：老年医学科（全科医学科）。成立于2000年，为国家老年病专科医师培训基层实践基地，是浙江省首个全科医学教育社区培训基地。

学科带头人：李维郑主任医师

第九章 信息化建设

第一节 概述

1997年召开的首届全国信息化工作会议，对信息化定义为："信息化是指培育、发展以智能化工具为代表的新的生产力并使之造福于社会的历史过程。实现信息化就要构筑和完善6个要素（开发利用信息资源、建设国家信息网络、推进信息技术应用、发展信息技术和产业、培育信息化人才、制定和完善信息化政策）的国家信息化体系。

信息化代表了一种信息技术被高度应用，信息资源被高度共享，从而使人的智能潜力以及社会物质资源潜力被充分发挥，个人行为、组织决策和社会运行趋于合理化的理想状态。同时，信息化也是IT产业发展与IT在社会经济各部门扩散的基础之上的，不断运用IT改造传统的经济、社会结构，从而通往如前所述的理想状态的一段持续的过程。

医院信息化建设，又称医疗服务信息化，是国际发展趋势。随着信息技术的快速发展，国内医院加速实施基于信息化平台、HIS系统的整体建设，以提高医院的服务水平与核心竞争力。信息化不仅提升了医生的工作效率，使医生有更多的时间为患者服务，更提高了患者的满意度和信任度，无形之中树立了医院的科技形象。因此，医疗业务应用与基础网络平台的逐步融合正成为国内医院尤其是大中型医院信息化发展的新方向。

临平五院的信息化建设紧跟"十四五"的战略规划，围绕医共体发展方向，搭建了"总院、中心、服务站"的三级垂直网络体系以及医共体总分院一体化系统体系，医共体内实现统一网络互联、统一数据库、统一软件系统、统一运维管理的"四统一"。同时，通过系统建设满足医院的临床业务管理、运营管理需求，为患者提供便捷的互联网智慧化服务。

第二节　平台建设

随着医共体建设的发展，医院结合区域群众健康服务需求，在信息化建设中，从"供给侧"角度，致力各种信息化平台建设，建有高速网络平台、临床应用平台、财务数据管理平台、医院综合管理平台、检查检验管理平台、智慧医疗平台、后勤保障平台、集成管理平台八大平台。

1.高速网络平台。总院、分院、服务站之间通过裸光纤直接互联成一张网，内外网物理隔离，网关逐级下沉，在保证网络速度的同时充分考虑安全性，为医院数据高速传送和稳定输送提供保障。

2.临床应用平台。所有工作人员在这个平台上进行日常医疗操作，如开单、结算、药事处理、护理管理等，总院、分院、服务站都使用相同的系统架构，同时引入院区的概念，实行多院区多药库模式，不同的分院和总院间通过院区进行区分，在遵循框架一致的工作流程的基础上进行个性化设置，保证整个医共体日常业务的正常开展。

3.财务数据管理平台。医共体内使用的是同一个数据库，所有的数据统一由数据结构存储，为建立一体化数据平台提供支撑。建立了报表中心系统，所有业务数据根据权限分级展示，满足医共体各项统计需求。启用全院成本核算、预算管理软件，助力医院精细化管理。与软件公司合作，共同开发业务数据平台，对部分医院管理、国家公立医院绩效考核、等级医院创建等核心指标通过平台短信、平台客户端、手机钉钉端等方式实现数据展示。

4.医院综合管理平台（OA）。实现全院的邮件发送、文档共享、流程审批、不良事件上报、车辆管理、党务管理、院内网、廉政管理等院级管理功能。同时，还包含了人事管理、医务管理、护理管理、院感管理、科研教育管理等专科管理功能。满足医院日常运行管理需要。

5.检查检验管理平台。用于医共体总分院内的检查检验全流程管理。通过院内信息系统实现院内的开单共享、检查共享、诊断共享、报告共享，还与省、市检验检查互认平台对接，实现检查检验互认，不但为临床提供准确可靠的辅助检查数据，还可以为患者提供方便快捷的检查流程以及结果查询途径。

6.智慧医疗平台。建设医院智慧服务平台，进行公众号、App、医院HIS系统等各项功能的开发，实现了线上预约挂号、就诊报到、报告查询、体检预约、自助结算、诊间结算、舒心就医、住院费用查询、住院预缴金充值等智慧便民功能。通过"让信息多跑路"，优化就诊流程，提高患者就医的效率。

7.后勤保障平台。在后勤管理方面，启用智慧化后勤管理模式，实现电子扫码报修、扫码巡查、电子工单分配、线上维修评价的全流程管理，启用医共体物资耗材管理系统，将总分院的物资耗材进行统一化管理，手术、口腔等高值耗材实行一物一码、扫码出库功能。建设包括消毒供应追溯、病房患者智能运送系统、设备效益分析系统等一系列后勤管理系统。

8.集成管理平台。医院建设了统一的集成管理平台，采用标准化的数据传输模式，对各个系统进行互联。通过单点登录模式，进行统一人员信息管理、人员权限管理、基础字典管理，实现全院系统的统一性，提升系统的安全性。

第三节 特色亮点

医院信息化建设始终以打造"老百姓身边的医院"、建设省内一流医共体为导向，通过技术升级、系统革新、管理优化，建设了一套符合医共体建设要求的多院区、深协同的智能化的信息系统。

1.建设统一性和便捷性的信息系统。

"统一性"和"便捷性"，是临平五院信息化建设的最大亮点。早在18年前，医院信息化建设就紧跟医院"三级垂直管理"发展模式，建设初期就已经把总分院的一体化发展作为建设目标，通过不断的探索和实践，实现了全院系统统一管理，使用同一个数据库、同一套业务系统，将数据进行了科学整合，可以实现总分院所有的业务数据互通、数据维护管理一体化，真正做到无论患者在医院哪个科室就诊，都能在医共体内进行查询和处理。

作为老百姓身边的医院，信息系统建设在便捷性方面进行了充分考虑，根据全省医疗数字化改革要求，结合医院实际情况，实现了分时段预约报到、二次分诊叫号、多渠道自助结算、一站式检查预约、舒心就医医后付、掌上医院等各项功能。

2.借助"互联网+"，重塑就医流程。

自从2015年医院引进医患友好理念，并成为全国基层医院医患友好度建设示范单位，医院的信息化建设一直秉承着"医患友好"的创新理念，从院前、院中、院后三方面，将互联网思维融入就医全流程，并与医共体服务深度融合，将信息化创新性服务覆盖到整个医共体。

院前系统。重建官网、微信，把网站、微信办成群众寻求医疗信息的窗口、来院就医的指引和社会各界交流互动的平台，提供网上候诊、取单、互动、科普、导诊等服务，切实缩短病人的就诊时间。

院中系统。在全院范围内提供免费Wi-Fi服务；全面推行智慧医疗服务，提供各种自助服务和多种形式的结算方式。开发"点点云"科室沟通软件，让患者通过扫医生专属二维码，实现与医生的对话，增强医患互动。

院后系统。医院从线上线下把院后医疗服务有机结合起来，对出院患者开展深耕社区五回访（经治医生电话回访、特殊病人科室回访、病友服务中心电话回访、职能科回访、社区责任医生回访）；对辖区内的慢病患者，由责任医生进行一对一的管理，辖区内90%以上人员建立健康档案。

第四节 场景案例

某社区卫生服务站周边的居民张先生，通过移动签约系统与东湖分院的社区医生进行家庭医生签约，平时小病都是在社区卫生服务站进行诊疗，其儿子还给他进行了"舒心就医家庭账户"绑定，开完药医生只要一点结算就自动完成付款，十分便捷。

这一天，张先生突然牙痛，便去社区卫生服务站就诊。服务站的医生在医生工作站系统上查看了总院口腔诊疗中心的医生出诊情况，马上选择了合适的医生进行转诊预约，张先生的手机随即收到了提醒短信，告诉张先生就诊的时间和地点。

张先生急急忙忙来到总院口腔科，发现医保卡没有带，就找到导医人员告诉自己已经预约，导医人员马上帮助张先生在手机上点了就诊报到进入口腔科的叫号队列，一会儿候诊区大屏上就提示张先生可以就诊了。在整个诊疗过程中，张先生只需要使用手机就能完成，医生也能通过共享信息平台看到张先生的历史诊疗信息。诊疗结束后，医生还告诉张先生所有的检查报告、影像信息都能在手机上看到。张先生不禁感叹："现在通过信息化建设，老百姓的看病过程得到了大大的改善，在临平五院，看病难已经成为过去时了。"

第十章

全面质量管理

第一节　概述

医院质量管理的目标立足于医疗技术治疗、医疗服务质量等应在某一时期内实现的量化要求；职责立足于与质量有关的各部门、各类人员应遵守的明确规定的质量和权限；程序立足于形成文件的制度是涉及全过程的控制依据。

医院质量管理的内容包括制订质量方针和质量目标。医院医疗质量方针是医院总的医疗质量管理的宗旨和方向。医院医疗质量目标是医院在医疗质量方面所追求的目标，科室医疗质量目标是科室在医疗质量方面要达到的目标。医院质量管理是指导与控制医疗质量有关的活动，医疗质量策划在于制订医疗质量目标并规定必要的运行过程和相关资源，以实现医疗质量目标。医疗质量策划是谋划与医疗质量有关的活动，也就是如何进行医疗质量控制、医疗质量保证和医疗质量改进。在医疗质量管理中，医疗质量策划是设定医疗质量目标的前提，只有经过医疗质量策划，才能有明确的对象和目标，才可能在医疗质量控制、医疗质量保证、医疗质量改进方面有切实的措施和方法。

"医疗安全是一个新的命题"。医疗安全对于医院管理者而言必须予以清晰的认知和高度的关注。医疗安全主要包括公共安全、患者安全和医者安全。公共安全指医院消防、偷盗、辐射等涉及公共部分的问题；患者安全指手术安全检查、手术风险评估、用药安全、危急值报告、跌倒坠床、压疮、医疗不良事件等；医者安全指在医疗过程中医务人员如何在法律层面上保障自身利益和安全。作为医院质量管理部门应分析实际情况做好公共、患者、医者的安全控制工作。

临平五院管理者结合基层医院所面对的医疗技术、医疗服务的实际，并顺应医疗共同体的形成和高质量建设的要求，对医疗质量管理和医疗安全管理形成了一整套既具创新性又可应用操作的质量控制系统。

第二节 理念与形式

医院管理中的医疗质量管理和医疗安全管理是一个系统工程。由于涉及的部门、科室众多，而且需要员工的认同和自觉行为，所以必须有一整套由医院管理者提出，并且由管理职能部门制订的系列目标和行为举措。临平五院在实际运行过程中，通过持续不懈的追求和探索，逐渐形成了多项创新理念和创新形式。

质量管理的创新理念可概括为"三大模块"。一是以文化引领医院安全。自2016年以来，医院以全国医患友好度建设基层医院示范基地为载体，围绕管理能力提升，从理念、文化着眼，以员工和患者为先，在全院范围内营造"患者至上""员工至上"的"医患友好"氛围。医院出台关爱患者和关爱员工的两套"十一个"举措，在流程设置、沟通形式、后勤保障及诊疗服务等方面持续改进，不断提升"老百姓身边的医院"品牌文化的品质和温度。

二是以机制保障医院安全。临平五院强化全面质量管理的新机制集中体现在"三大体系"。首先是建立"控制体系"。包括全面、全程、全员的质量管理。由院长直管，负责查找全院质量与安全上的薄弱环节；由负责质量与安全的管理委员会实施"落地"改进，逐步从事后管控走向事中、事前管控。实施第三方评析。对部分纠纷、投诉案例邀请上级医院专家、律师进行讨论、分析。其次是建立"培训体系"。开设各类质量与安全讲座，转变各类理念；通过各类方法、工具应用培训，提升各类实践能力；通过标杆单位专题学习，解决各类难点。最后是建立"考核机制"。如：应用效能考核，提升中层执行力；用医学考试系统，进行应知应会学习考核。

三是以投入支撑医院安全。临平五院对医疗质量管理的投入支撑集中体现在"三大支撑"。首先是加大信息化安全支撑投入。如开发"医田园"App，让医生远程管理住院患者；引入输液监控系统，为护理人员提供患者即时信息；开通中医辅助智能开放系统，提升中医药服务能力；开通远程会诊；病区开展电子化交班，设立谈话室全程录音录像。其次是加大安防体系建设投入。如：安保队伍和医院员工安防能力培训；完善院内视频监控、区域110报警联网、电子化巡更等系统建设。最后是加大设备安全管理投入。如：加强测量设备的规范化、标准化管理，从源头控制测量结果的准确性；测量管理体系认证达AAA级标准。

质量管理的创新形式可概括为"五个方面"。一是以免责或无责为原则的不良事件上报。通过应用数据平台建立院内不良事件上报系统；制订《不良事件上报制度》，对主动、及时上报本科室不良事件的员工和科室，将根据不良事件的具体情况给予免责或减轻处罚；对主动、及时上报本科室不良事件的人员，给予上报人30元/例的奖励；对报告不良事件及时进行评估和改进，尽量将不良事件发生的数量和影响降低到最低限度。

二是全院开展"5S"管理。自2013年开始，邀请台湾康程医院管理咨询公司派出专家到医院传授并实施全员的"5S"管理。通过专家指导、培养"5S"内训师、确立标杆科室、开展日常督查及组织评比竞赛等形式，促进了医疗质量的提升。

三是开展"核心制度铸我行活动"。对照国家卫生健康委医管局于2018年组织专家编译的《医疗质量安全核心制度要点释义》，在医院内开展"核心制度铸我行活动"。通过基线走访、演练督查发现问题，重新梳理、制订医院18项核心制度，在此基础上制订配套制度40余则、规范流程60余项、核心制度检查表单20余份、检查细则百余项。

四是开设"质量与安全管理大讲堂"。通过开设质量与安全讲堂，在转变管理理念的基础上，借鉴引用各地管理专家的先进经验。大讲堂的主题涉及"医院品牌塑造""质量与安全管理""绩效评价作用""科室团队建设""医患友好新理念""公共危机与媒体沟通""从精益走向卓越""闭环管理实践""医院核心制度实践"等。

五是举办"质量与安全管理分级讲堂"。医院运用微讲堂形式，潜移默化地提升医疗质量与医疗安全水平。组织专门小组定期发布便笺式图片，传递质量安全要点。内容涵盖质量与安全知识、"创等"工作要点、核心制度、法律法规等。累计已发布362则。

第三节　路径与团队

医院质量管理的核心理念是"大质控"，即通过全过程、全员性、全方法，以夯实基础质量为根本，强化环节质量控制为关键，重视终末质量评价为目标，形成三级质量管理体系。基础质量、环节质量、终末质量这"三大维度"是"大质控"的核心，这三者之间有分别的实质内涵，同时彼此间也有着紧密的联结逻辑。在践行"大质控"理念的过程中涉及具体实施的流程、方法及操作者。

临平五院在践行"大质控"理念的过程中实施的创新路径主要体现在"三项突破"。一是对不良事件评价。医院通过《不良事件上报制度》，并在不良事件系统中，设立了不良事件上报人评价模块，使不良事件上报人可以看到不良事件处理的结果，并对事件处理给予"满意""不满意"匿名评价，质量管理办公室定期公示各职能部门的评价结果，督查各职能科室及整改科室对不良事件的管理。

二是组建院内管理工具培训讲师。通过每年对持续改进项目的评选，选拔优秀员工参加省、市培训及第三方培训机构学习质量管理工具与培训教学。目前医院有院内培训师5名，结合院内管理要求拍摄品管工具的教学视频，开设管理工具云讲堂，覆盖QCC、PDCA、PPS等系统管理工具，也包括甘特图、柏拉图、鱼骨图等单元管理工具，让员工参与到管理工具推广应用中来。

三是提升精细化管理理念。医院根据质量与安全管理工作目标设置和行为设置，专门制订了《科室质量与安全管理工作手册》。依照"大质控"理念，制订治理安全、医疗安全等各项表单20余份。

医院质量管理团队既要为全院质量管理提供所需的环境条件，如高水平的沟通与交流、回应与调查、协调与安排，也要为员工共享观点、实施改进提供必要的工具等。临平五院的质量管理团队在结构上形成了自己的优势和结构特点。如由书记、院长亲自"挂帅"的高层管理团队，由院级职能科室负责人参加的院级管理团队，由各科室为主体的质量管理团队，在管理结构上形成了"三层迭加"式的技术与服务管理群体。为提升管理和技术两个层面的"三层迭加"式团队的质量与安全管理能力，医院专门设置了内训师和品管师团队，形成一个从医院领导至员工的质量与安全管理始终处于高质量运作的状态。

第四节　评价与案例

医院质量与安全管理体系的过程评价是对质量与安全管理成效进行评估的重要环节。由于质量与安全管理体系是由许多相互关联和相互作用的过程构成的，所以对各个过程的评价是体系评价的基础。对被评价的过程可以从四个方面去思考。一是过程是否已被识别并确定相互关系。二是职责是否已被分配。三是程序是否得到实施和保持。四是在实现所要求的结果方面，过程是否有效。一般情况下，前两方面可以通过文件（制度）审核得到答案，而后两方面则必须通过现场审核和评价才能得出结论。

临平五院对医院质量与安全管理体系的评价结合了上述四方面内容，并形成了自有的一系列评价方法。其中，既有共性价值又显个性特点的有两种方法。一是对照"标准综合评价法"。医院以国家卫生法律法规、《三级中西医结合医院评审标准》等为参照标准，制订适合医院当下和未来发展的综合类目标和适应考核标准的检查标准。把可考核可量化的服务质量指标、诊断质量指标、治疗质量指标、工作量和工作效率指标、医学检验技术指标、病人效用指标、病历质量指标、质量成本控制指标、设备运行指标等，按照"三个最小"（物化到最小、量化到最小、考核到最小）的原则，制订出一套质量标准化评估体系，涵盖三级医疗管理（基础质量、环节质量、终末质量）的定量与定性指标及各项医疗服务流程的质量标准；每月进行点评、公示、整改，对频发的严重不良事件进行 RCA 分析；对重点环节、重点科室、重点人群，对易出现医疗安全问题的重点质量环节采用全面检查，并采取相应的控制措施，及时纠正存在的质量问题。对检查发现的问题，通过质量与安全管理架构逐层分析整改，最终递交院委会讨论决议。

二是严格各项准入管理。重点抓紧"三项准入"。首先是医务人员准入管理。医务科、护理部定期组织执业医师、执业护士资格考试和注册，严格规定从事诊疗工作权限，同时每年邀请医院特聘法律顾问进行专题指导。其次是技术应用准入管理。严把医疗技术准入关，认真执行各级手术准入制度，按规定引进应用的新技术、新项目必须符合国家的有关法律法规要求，不得违背医学伦理道德，并严格执行新技术、新项目申报论证制度，在技术队伍、设备、医疗安全、应急措施等方面做好充分调查和论证评估。最后是严格手术分级管理。手术医师根据业务技术水平实行不同等级的手术，疑难、危重、新开展的手术必须进行术前病例讨论，重大手术还应填写重大手术审批报告单。

临平五院在强化质量与安全管理过程中，不但创新了管理与评价体系，还获得了一系列创新性的优秀案例。

案例一：医院护理创新研究室通过组建品管圈团队，以降低住院病房呼叫铃响率为主题，开展质量持续改进工作，不但大大降低了住院病房呼叫铃响率，患者满意度也显著提高。该团队还发明了多道智能输液系统，有效降低了患者因为输液问题而导致的响铃频率。该团队近年已获7个国家实用新型专利、1个软件著作专利，发表2篇核心期刊论文。同时，获首届浙江省护理创新大赛二等奖、杭州市护理科技进步三等奖、全国品管圈大赛优胜奖等奖项。

案例二：医院全科护理团队以降低口服药的漏服率为主题，通过品管圈工具有效降低漏服率，发明国家实用新型专利智能药盒，根据患者病区设定时间，定时自动亮灯并打开药盒内指定的小盒，提醒患者服药。

案例三：急诊科通过管理工具TPS，提高急诊预检分诊规范率，缩短转运时间。改善前后缩短转运时间：39−27=12分钟（30.76%），发表SCI论文1篇，获得实用新型专利。急诊科通过品管圈提高胸痛患者10分钟心电图完成率，由PDCA前的78.57%提高至PDCA后的93.33%，并提高了患者的满意度。

案例四：院感科采取事前管理理念，运用失效模式分析，以最小代价降低了多种感染事件的发生，包括但不限于导管相关血流感染、多重耐药菌隔离不当、呼吸机相关性肺炎、医务人员锐器伤害、职业暴露手术部位感染等。

案例五：门诊办运用管理工具TPS，深化"最多跑一次"，优化辅检流程，缩短等候时间。经分析评估，多端幅度最大可达50%，平均缩短时间25分钟。

第十一章

公共卫生

第一节 概述

公共卫生，顾名思义，是关系到一个地区人民大众健康的公共事业。公共卫生的具体内容包括对重大疾病尤其是传染病的预防、监控和医治，对食品、药品、公共环境卫生的监督管制，以及相关的卫生宣传、健康教育、免疫接种等。

公共卫生专业是按照"预防为主"的卫生工作方针，从群体的角度探索与人类疾病和健康相关的问题（如社会、心理、环境等因素与疾病和健康的关系），预防疾病的发生，控制疾病的发展及促进健康的一门科学。它与管理学、经济学、法学等多门学科的关系十分密切。一方面，各种慢性非传染性疾病，如高血压、糖尿病等慢性疾病已严重威胁着人们的健康和生命安全；另一方面，传染性疾病仍然极大地威胁着人类，如艾滋病的发病率逐年上升、突如其来的新冠肺炎等。因此，人们对公共卫生服务的需求和质量提出了更高的要求，公共卫生事业的发展得到社会空前的重视。

近10年来，临平五院以"取长补短，优化管理"的公共卫生发展策略，进一步实现医共体格局下的公共卫生一体化管理，对制度、服务规范、培训、指导和考核指标实现逐步统一，建立起同质化公共卫生服务体系。

第二节 理念与架构

一、理念创新

2017年3月，临平五院公共卫生科从之前的承担基层公共卫生任务和区属医院公共卫生任务的科室，转变为单纯的区属医院公共卫生科，将预防接种、妇幼保健管理和结核病防治等专病工作下沉至三个街道社区卫生服务中心,总院公共卫生科为分院公共卫生科提供技术指导,逐步实现一体化管理。2019年医共体成立后,进一步完善了医防协同工作机制,推进医共体公共卫生和医疗队伍、资源、服务、信息等的融合,切实落实疾病三级预防和连续管理,着力提升公共卫生服务能力,推动医疗健康服务从以治疗为主向以健康为主转变。

二、架构创新

医共体改革要求原有的公共卫生工作不仅在理念上要有改变,而且在组织架构上也要适应医共体的特点。对此,医院医共体设置了公共卫生管理中心,负责医共体内相关医疗机构建设、公共卫生事务管理及指导等,落实医共体内公共卫生任务。医共体内分管公共卫生工作的领导为首要负责人,公共卫生管理中心负责人、分院院长是公共卫生工作的主体责任人。医院统筹建立公共卫生质量管理体系,建立健全各项公共卫生管理制度,统一协调推进各分院履行公共卫生职责。各分院设公共健康部,具体落实公共卫生职责,并接受总院公共卫生管理中心统一管理。从健康管理与健康促进角度,着重做好辖区内居民健康档案管理、健康教育、预防接种管理、儿童保健管理、孕产妇保健管理、老年人保健管理、慢性病患者管理、严重精神障碍患者管理、肺结核管理、中医药保健管理、传染病的报告与处理、卫生计生监督协管以及免费提供避孕药具、健康素养培养行动等相关工作。同时,创新和深化医共体机制下的签约服务内涵建设,建立总院专家团队与中心签约团队的协作机制。

第三节　服务路径

一、服务内涵的延伸

临平五院医共体公共卫生服务除了立足浙江省基本公共卫生服务外,还增加了个性化服务内容,进一步延伸服务内涵。

1."签约服务包"的推出。这项服务以签约工作为抓手,优化签约服务,创新性提出"签约服务包"内容。2020年,临平分院提供了"高尿酸血症服务包",东湖分院提供了"慢阻肺服务包",南苑分院对残疾人提供了专项服务内容。同时，还提出了慢性病医防融合方案，以提高健康服务的质量，推动了分级诊疗工作的实施。

2.学生视力干预。临平五院自2016年开始，对辖区内部分小学低年级学生开展视力干预工作。2018年正式启动杭州市科普工作项目"医学科普惠民系列活动之视力素养提升工程"，由杭州市科学技术协会、杭州市医学会主办，临平五院承办。通过对学校硬件设备应用的科学指导、视力卫生知识宣传、定期视力检测以及与校医、家长签订"任务书"，以"医校家"三方协作的模式，针对重点年级学生开展视力素养提升主题活动，共同督促孩子养成良好的用眼习惯，改正学生日常不良的用眼习惯，达到预防近视的目的。该活动的开展为视力素养提升提供了实践依据。

二、服务方法与服务内容的创新

在"医防融合"创新理念指导下，公共卫生工作在建立全过程、全周期的健康服务中起到积极作用，在医共体内形成了疾病预防控制、老年与妇幼保健、健康教育与促进等公共卫生服务网络，建立了预防、医疗、慢病管理、康复为一体的服务链。医院以辖区的常见病、多发病和重大疾病防治为重点，紧抓"三级预防"，寓公共卫生服务于医疗服务之中，打破公共卫生和医疗服务分割、脱节的局面，逐步推进基本公共卫生与基本医疗服务实行整体打包服务；充分利用信息化建设，把慢性病数字化全周期AI管理系统运用到诊疗过程中，为患者提供一站式、精准化、慢病路径化管理，科学设计"诊前、诊中、诊后"应用标准。诊前对患者进行筛选分层、分类，且数据实时传送；诊中开展路径化诊疗干预"六个一"和诊间随访"5个即时"，并提供可视化连续干预趋势分析，为分级诊疗提供辅助决策；诊后通过智能随访和穿戴式设备，实现远程动态监控和随访跟踪、干预，并把健康促进和健康保护措施作为临床医疗服务的重要环节，推行医疗处方和健康处方"双处方"制度。

同时，通过数字化、智能化医共体项目，将全民健康信息平台、医共体平台、公共卫生管理系统等紧密融合，完善迭代基层医疗卫生机构补偿机制信息系统、电子健康档案、HIS系统、签约服务、绩效考核等系统，提高项目考核工作的规范与效率。

在医共体的格局下，医共体总院对公共卫生起到了统筹引领作用，引导医共体成员单位面向基层、面向人群开展服务。总院内分泌科、神经内科、心内科和肿瘤科等专科医生到医共体分院开展日常排班医疗服务，并加入"签约服务"行列，成为家庭医生签约服务团队的一员，开展业务指导、入户随访、疑难杂症联合诊疗等精准下沉帮扶，为签约团队"排忧解难"。同时，在分院开设全—专科联合门诊、专科工作室、康复联合病房等，通过医务人员"服务多跑路"来实现"患者少跑路"。充分发挥专科引领公共卫生服务的作用，做实、做优基本公共卫生服务和家庭医生签约服务。2021年，医共体专科团队累计下沉专科医生2258人次、护理骨干人员239人次，开展线上、线下业务培训23期。

第四节　团队建设

经过多年坚持不懈的建设，总分院公共卫生队伍不断壮大，从2012年的74人，发展到如今的116人。公共卫生管理中心的成立，让总分院从事公共卫生工作的人员可以互相打通，随时调用，互相借鉴学习，部分服务项目从无到有，服务水平从低到高。

医共体与三个分院所在的街道深度合作，充分利用医院内部的公共卫生团队专业技能，联合社区组建并培训出了一批社区公共卫生网格员，参与全面宣传普及疫情防控、慢性病防治、国家免费基本公共卫生服务，并组织开展人员摸排和数据分析，尤其是处理突发意外事件的应急处变能力，为今后更好地服务社区群众打下了坚实基础。同时，团队建设出现了新面貌，形成了"指导"和"质控"两支骨干队伍。

一是指导团队。这个团队坚持"月指导、季考核、年总评"三个环节，针对基本公共卫生服务项目和家庭医生签约工作开展每月指导、每季考核和每年汇总点评。总院组织的专家组定期选取一家分院开展督查，针对前期存在的问题进行检查和回头看；每季度对所有分院开展慢性病、健康教育、计划免疫、老年人健康管理、中医药服务等基本卫生和家庭医师签约工作的检查，对检查中发现的问题予以通报并要求各分院立即整改，形成整改报告。四年间对三个分院开展指导工作累计57次，开展考核16次，累计整改问题890余个。

二是质控团队。这个团队以医共体质量控制小组为基础，由各分院选派1名公卫科成员担任质控小组成员，质控人员依据公共卫生管理中心制订的工作计划与任务表，及时抽查、监测、记录各分院基本公共卫生目标任务的完成进度与质量，并及时将质控情况真实、规范地汇总至医共体慢病质量控制反馈列表。最近三年间开展质控电话抽查7000余次，梳理相关问题500多个。

第五节　绩效评价

签约工作质效大幅提升。常住人口总签约人数从2016年的10254人增加到2022年的98829人，增长863.8%。其中，高血压患者签约数从2016年的4616人增加到2022年的20240人，增长338.5%；糖尿病患者签约数从2016年的1922人增加到2022年的6354人，增长230.6%。高血压规范管理率从2020年的62.5%，提升到2022年的80.9%。糖尿病规范管理率从2020年的60.2%，提升到2022年的76.4%。签约的高血压、糖尿病患者在签约的基层医疗卫生机构（包括下辖一体化村卫生室、社区卫生服务站）门急诊就诊率达87.55%。高血压患者血压有效控制率为66.2%，糖尿病患者血糖有效控制率为59.3%。

2016年、2019年、2022年家庭医生签约服务情况一览表

项目	2016年	2019年	2022年
总签约人数（人）	10254	80256	98829
重点人群签约数（人）		58264	70460
糖尿病患者（人）	1922	5078	6354
高血压患者（人）	4616	15985	20240
两慢病就诊率（%）	/	/	87.55
65岁以上老年人（人）	6553	18997	20151

自医共体成立以来，医共体在全区基本公共卫生绩效考核中连续四年稳居第一。其中，临平分院在2021年度代表浙江省参加全国基本公共卫生项目绩效考核取得第一名，代表临平区参加杭州市基本公共卫生项目绩效考核取得第二名。

收获众多"硬核"荣誉。近三年来获得公共卫生工作集体荣誉的有：全国健康促进与教育优秀实践基地、浙江省无烟医院、浙江省健康促进医院、浙江省绿色单位、杭州市健康医院、杭州市十佳健康单位、杭州市优秀家庭医生团队（南苑分院新丰团队）等。作为区域百姓健康的"守门人"，公共卫生先进典型和事迹也层出不穷。2020年，东湖分院的陈丽香获浙江省"优秀家庭医生"称号；2022年，汪晓静获杭州市"优秀中心主任"称号，南苑分院的林国平获杭州市"优秀家庭医生"称号，东湖分院的邹有根获杭州市"优秀乡村医生"称号。

第六节　亮点与案例

一、"12345"，探索医共体框架下公共卫生"五院新模式"

按照医共体建设"强化基本公卫服务能力"总体要求，结合卫生健康行政部门提出的"两员一中心一团队"工作机制，探索"一中心两团队三联合四机制五举措"新模式。"一个中心"，即组建公共卫生管理中心，建立工作机制，融合下沉至分院办公，分条线履行职责；"两个团队"，即专业公卫指导团队和医共体质控团队，后者由总院成立综合服务中心，挑选优秀人才按条线组建质控小组，开展具体的工作。"三个联合"，即开展联合培训、联合指导和联合考核，建立"一标准""一队伍""一通报"的三级督导考核新机制。"四项机制"，即任务清单制、同步部署制、信息通报制、考核连带制，构成每月"一会议、一列表、一简报、一通报"的工作任务链。"五项举措"，即梳理问题、指导培训、文化融入、落实整改、模块发展。同时，形成"资源整合、网格管理、团队指导、协同服务、效益共享"的工作融入机制，打造"牵头管理、差异发展、整体推进"的发展模式，营造"互相学习、共同促进、一起进步"的学习氛围。

二、"医校家"三方协作，启动视力健康工程

建设中小学生视力健康守护平台，试点开展视力健康工程，依托社会、家庭、学校、医院的支持，全力推进中小学生视力健康促进行动。自2016年起，对辖区三所小学低年级学生开展了视力干预工作，通过对学校硬件设备应用的科学指导、视力卫生知识宣传、每季度定期视力检测校医、家长签

订"任务书",以"医校家"三方协作的模式,针对重点年级学生开展视力素养提升主题活动,共同督促孩子养成良好的用眼习惯,改正学生日常不良的用眼习惯,达到预防近视的目的。2018年,医院进一步加强与学校的合作,自制《爱眼护眼手册》。截至2022年,已累计发放资料3万余册,开展视力卫生讲堂26场,视力趣味活动5场,对所有学生开展视力检测28轮。经过六年多的综合干预,监测小学低年级学生用眼卫生知识知晓率已达89.95%,用眼卫生行为改变明显,监测学生近视增长速度呈减缓的趋势,父母对儿童视力保健的认识明显提升。

三、"点餐式"健康促进行动

以多元化宣教方式提高健康教育的有效性,打造群众身边的健康课堂,汇聚专业力量逐步扩大"健康促进讲师团"队伍。2014年启动居民健康素养提高工程,印制"你点我讲"健康促进讲课菜单,开启健康菜单"点餐"模式,分中医和西医两个模块,涵盖科学生活方式、中医养生、慢性病防治、传染病防治、万名初中生青春期健康教育、老年斑的防治、近视的防治、围绝经期保健等内容,发放至社区、学校、企事业单位,可通过"点餐"形式自行选取需要讲课的时间、地点及讲课的内容和专家,疫情期间还推出"健康云课堂"。2021年,累计开展健康讲座达130场,受益7701人;组织健康宣传活动25场,受益5550人;发放宣传资料52152份,辖区居民健康素养水平从2015年的20.1%提升到2021年的39%。

第十二章

阳光五院

第一节　概述

医院文化是医院作为一个特殊的社会组织，在一定的民族文化传统中，逐步形成的具有本医院特色的基本信念、价值观念、道德规范、规章制度、生活方式、人文环境以及与此相适应的思维方式和行为方式的总和。换句话说，医院文化就是指一个医院长期形成的，为广大职工认同和遵循的传统习俗和风气。

医院文化的核心是价值观。医院形象是社会公众和医院员工对医院的整体感觉、印象和认知的综合反映。它通常具有内在形象、外在形象，实态形象、虚态形象，内部形象、外部形象之分。按照社会公众的评价，还有正面形象和负面形象之分。具体来说，医院形象的内容主要包括医疗专业形象、医疗管理者形象、医务人员形象、医疗服务形象、医患关系形象、医院外表形象等。

医院文化的基本功能集中体现在五个方面：一是使医院及其职工具有明确的价值取向；二是可以增加组织的凝聚力；三是对医院职工具有约束作用；四是对职工具有激励作用；五是让社会公众对医院认知、评价有一个亲和度和信任度标准。

医院文化的关键在于"建设"。先进的医院文化不是自然产生的，必须经过有意识地设计和创建才能在医院内部逐步确立正确的价值观念、良好的行为规范和饱满的精神状态并为广大职工认同和实践。医院文化建设的主体是全体职工。必须动员和组织全体员工积极参与文化建设各项工作，充分发挥广大职工的积极性和创造性。

临平五院在建院70年的历程中，逐步形成了既带有共性，又有自我个性的创新性医院文化体系。尤其是2012年11月医院成功创建二级乙等中西医结合医院之后，医院的每一名管理者和员工都对未来充满着期望。医院借此提出"阳光五院"的口号，寓意医院的前途充满阳光，员工的形象阳光健康，社会公众的认同和谐美满。

第二节　理念与架构

"阳光五院"不只是一句口号，而是临平五院在医院建设与发展中逐步形成"量"的积累过程中提炼而成的医院文化创新理念。这一创新理念的形成缘于2007年时任院长范连兴提出的"打造老百姓身边的医院"这一目标，以及持续多年围绕这一目标的建设过程。其中有几代医院管理者的贡献，有新老员工的努力，更有社会公众的认同。

"阳光五院"作为医院文化建设的创新理念，随着不断的探索实践形成了全新的建设架构。"阳光五院"文化体系建设的核心是"一条主线，两个落脚点"。"一条主线"是指"打造老百姓身边的医院"。这条主线始终不变，这是医院文化的精髓，是引领医院发展、凝聚职工意志的"原动力"，更是一切医疗服务开展的标准。在此基础上，医院确立了院训、愿景、管理理念和服务理念。"两个落脚点"是指把患者的需求作为医院提供医疗服务的落脚点，把员工的满意度作为医院文化输出的落脚点。与患者构建健康共同体，与职工构建命运共同体，吸纳更多的患者和职工参与到医疗服务和健康促进中来，不断丰富医院文化内涵。

"阳光五院"理念在探索和实践过程中形成了系列"建设行为"。一是梳理形成医院文化建设中需要强化的文化内涵。如培养员工主动担当的精神，规范员工礼仪行为，提出服务情景原则，细化员工在技术和服务行为中的实施守则等。二是重新设计和组织实施全新的"医院形象"建设。"医院形象"建设涉及内在、外在、实态、虚态、内部、外部等方面，并且逐渐形成"医院形象"建设体系。三是将文化建设新理念的实践纳入绩效考核。如将服务投诉、执行力、各类通报、奖励等指标列为科室每月绩效考核的评价指标。四是编印医院文化软实力手册，成为职工的行为指南。五是开展"暖医""暖护"评选活动，连续举办"我身边的榜样"微宣讲赛，使员工学有榜样。六是邀请其他行业代表与医院联合开展文化建设活动，如"书画名家走进医院""摄影家协会走进医院"等。

在"阳光五院"理念的践行过程中还引入了一个非常重要的载体，即在国家卫生健康委自2014年始开展的连续两轮（共6年）改善医疗服务行动中，在全国基层医院中率先将"医患友好"理念纳入"阳光五院"建设。自2015年启动的"医患友好度建设"行动，不仅极大地丰富了"阳光五院"理论的内涵，更借助于"医患友好度建设"行动，使"阳光五院"创建了一套完整的评价体系。临平五院还成为全国基层医院"医患友好度建设"示范基地，既为全国各地的医院提供了医院文化建设的创新性成果，也为"阳光五院"理念的进一步探索与践行开拓了全新的视野。

第三节 品牌与亮点

医院品牌是具有经济价值、传播特征、价值取向、知识产权属性的无形资产，具有显著的从外观标志到内涵理念的差异化表达，即辨识度。医院品牌是由名称、名词、口号、特征、象征、形象设计或它们的组合所构成的。医院品牌是需要"设计""建设"（培育）"营销"的。

医院品质是医院品牌的形成基础。没有过硬的质量、优秀的质量、稳定的质量，医院就不会有百姓口口相传的品牌。要让品质上升为品牌，就需要设计、营销、传播、积累、提升，如此循环往复。品质越优秀，品牌就越响亮。品质为品牌打基础，品牌为品质提优晋档。两者相辅相成，互为因果，是互动、辩证、荣辱与共的。

"阳光五院"作为临平五院文化建设的创新理念已经历了15年的探索和实践。"阳光五院"的品牌设计体现了"四个要素"：一是构思新颖；二是能表现医院服务特色；三是简单明显；四是符合社会文化。"阳光五院"的品牌设计核心是"三个围绕"：一是围绕"打造老百姓身边的医院"；二是围绕"医患友好度建设"；三是围绕区域民众的健康服务需求。"阳光五院"的品牌设计价值是"六个体现"：一是体现了品牌中有文化，有情感内涵；二是体现了品牌中有完整的识别系统；三是体现了品牌中有医患互动的体验和感受；四是体现了品牌中有员工的认同和归属感；五是体现了品牌中有鲜明的网络应用；六是体现了品牌中有民众和媒体的支持和互动。

"阳光五院"的品牌建设因为有了全体员工、社会公众和媒体的协力践行，所以形成了良好的口碑，并取得了系列"亮点"。一是"阳光五院"的品牌特征已形成完整的系统；二是"阳光五院"的品牌建设已形成全程架构；三是"阳光五院"的品牌培育已形成规范程序；四是"阳光五院"的品质建设已形成持续提升态势；五是"阳光五院"的品牌传播已形成员工、民众、媒体共同协力氛围。

第四节 "强化行动"

医院文化是医院的灵魂。文化建设与发展相互作用、相互影响、相互渗透。文化作为一种柔性的生产力，越来越受到医院的重视。医院文化体系建设既是促进医院高质量发展的系统工程，更是认识和传递优秀医院文化"基因"的精细化工程。医院文化体系所表达的优秀文化"基因"既支持着医院的基本构造和功能运行，储存着医院各类技术、团队、学科、服务和社会需求等综合信息，而且还具有特定的遗传效应。

临平五院在进入"十四五"时期后，策划并组织了《进一步强化医院文化体系建设主题活动》（以下简称"强化行动"）。"强化行动"明确临平五院经过70年"量的积累"，已经形成了具有中西医结合特色的医院文化体系，并且在区域民众中也形成了"老百姓身边的医院"的文化认同。由于医院文化体系建设应体现"整合""连绵""积累""存在"四个重要特征，所以，"强化行动"的目标是立足于建立与"十四五"和高质量发展相匹配的医院文化体系。"强化行动"立足于"看得见""摸得着""易于行"，采用"整体谋划、分块实施"的策略。

核心内容包括四大板块。一是70年"量的积累"板块。围绕70年的历程，开展"融贯中西""守正创新""医患友好""致力同心""开拓扬帆"五个主题的探索，形成医院文化建设"优秀元素"；二是新时期"质的提升"板块。围绕"医院""文化""体系""建设"四个关键词，开展"70年文化基因追溯""新时期文化理念指导""优秀文化'基因'展示""新时期文化理念转化""新时期文化新元素培育"五个主题的实践；三是深度融合"三年行动"板块。围绕《医共体创建"医患友好、深度融合"新模式三年行动（2020—2022）》实施进度，开展对新模式"理念创新""目标创新""方法创新""文化创新"四个主题的研讨总结；四是"医患友好"理念融入板块，围绕《"医患友好"理念融入县域医共体建设行动策略与运行路径探索研究》，开展"理论阐述""回顾评估""元素培育""核心创新""推介模式"五个主题的评价和推广。

　　"影响力"是用一种别人乐于接受的方式，改变他人的思想和行为的能力。影响力又可理解为战略影响、印象管理、善于表现的能力、目标的说服力以及合作促进影响力等。临平五院在强化医院文化体系建设工程中，也重点关注提升影响力。一是提升社会影响力。在"党建＋文化"的双重建设引领下，医院的文化传播力不断增强。二是提升员工影响力。医院每一位员工都代表着一个文化符号。行政文职人员是制定文化和精神文化的传播者，临床人员是安全文化、质量文化的践行者。三是提升品牌影响力。医院通过报刊、媒体、医院宣传阵地、各类报告、诊间电脑桌面等进行品牌传播。区域内的民众则通过自身接受健康服务的亲身体验进行评价性传播。

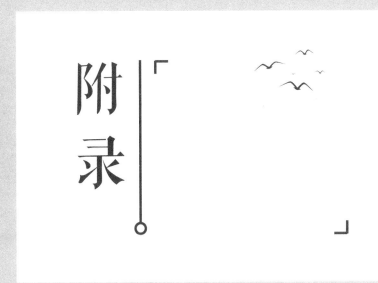

附录

一、三级垂直管理体制探索课题报告

三级垂直医疗卫生服务管理模式研究
课题报告

完成单位：杭州市余杭区第五人民医院

摘要： 杭州市余杭区第五人民医院在实践中创立了"三级垂直医疗卫生服务网"，即由区属医院—社区卫生服务中心（乡镇卫生院）—社区卫生服务站（村卫生室）紧密结合，并进行垂直管理的社区三级医疗卫生服务网络体系。不仅体现"同质、均等、一体化"的卫生服务功能，也为城市基层公立医院改革提供了可借鉴的经验，同时形成了社区卫生服务管理新模式。本课题对这一模式的基本框架、基本做法及其所产生的绩效进行了回顾性调研，对该模式运行以来明确总院走"大专科小综合"发展之路，四个中心走以"六位一体"为主要内容的社区卫生服务发展之路，目标一致，优势互补，服务融通，确保区域内卫生资源得到充分有效的利用，近五年来做到的"五个基本到位"，即医院管理体系基本到位，人才队伍建设基本到位，医院建设规模基本到位，医疗设备配置基本到位，社区卫生、公共卫生服务体系基本到位等情况作了总结。同时，通过公共卫生、基本医疗、队伍建设、居民评价等方面对模式产生的绩效进行了评价，并对如何进一步完善和推广这一模式提出对策建议。

自从社区卫生服务在我国兴起以来，杭州市余杭区第五人民医院在实践中对社区卫生服务管理模式进行了多年的积极探索，所创立的"三级垂直医疗卫生服务网"，不仅使区域内常住人口和暂住人口享有了"同质、均等、一体化"的卫生服务，也为城市基层公立医院改革提供了可借鉴的经验，同时形成了三级社区卫生服务垂直管理新模式。本课题对这一模式的基本框架、基本做法及其所产生的绩效进行调研、评价，并对如何进一步完善和推广这一模式提出对策建议。

现将本项研究成果报告如下。

1. 立项背景与研究目的

（1）社区卫生服务是趋势，且渐渐迈入成熟轨道。然而，仍存在人员、技术、设备等资源不足，以及双向转诊、绩效考核等诸多难点，导致区域人群享有"均等化服务"目标受到一定阻碍。

（2）杭州市余杭区第五人民医院在近10年来针对现存的诸多难点进行了有益的探索，所创立的"三级垂直社区卫生服务网管理模式"，不仅使区域内常住人口和暂住人口享有了"同质、均等、一体化"的卫生服务，也为城市基层公立医院改革提供了可借鉴的经验。

本项目对这一模式的基本框架、基本做法进行调研，对所产生的绩效进行分析评价，从而探索出一种适合我国县（区）区域范围更便捷、更高效、更科学的社区卫生服务新模式。

2. 主要技术路线及研究方法

本项目研究采用回顾性调查和前瞻性预测的方法。具体包括文献复习、文档整理、专业性回顾、不同人群的问卷调查、专家论证、趋势分析等。

回顾性调查策略：

（1）区域情况：辖区地理、人群、需求等。

（2）网络情况：三级垂直网络建设的演变过程。

（3）服务情况：分阶段回顾区域服务量与质的演变和拓展。

（4）专业资源应用：以社区为主的服务内涵拓展。

（5）公共卫生服务：含公共卫生服务项目、内容、方法、人群等。

（6）制度建设：以社区卫生服务为主的制度建设，如公共卫生、基本医疗、人才培养、双向转诊、检查互认及绩效测评等。

（7）需求：以目前水平为基础，预测需求（如流动人群、老弱妇幼等特殊人群等）。

（8）发展趋势：以新医改的目标及区域人群的需求为基础，征询意愿。

前瞻性预测策略：

通过各项调查数据的统计学处理，进行绩效评估与分析，并提出相应的对策建议。

3. 模式运行及绩效的回顾

3.1 模式的基本构成

3.1.1 基本模式

杭州市余杭区第五人民医院是一所集医疗、教学、科研、预防保健为一体的综合性医院，下属城区东南西北4个社区卫生服务中心和18个社区卫生服务站，是"余杭区惠民医院""余杭区临平口腔专科医院"、浙江省全科医学教育社区培训基地，服务人群以城区三个街道及经济开发区为主，辐射周边乡镇及海宁市、桐乡市部分地区。现有卫技人员350余人，分属于总院、各社区卫生服务中心及遍布区域内的各社区卫生服务站。

2001年，原临平中心卫生院升格为区第五人民医院，在社区卫生服务网络中处于"总院"的地位，下设4个社区卫生服务中心，18个社区卫生服务站。明确总院走"大专科小综合"发展之路，4个中心走以"六位一体"为主要内容的社区卫生服务发展之路，目标一致，优势互补，服务融通，确保区域内卫生资源得到充分有效的利用，在近五年内做到了"五个基本到位"，即医院管理体系基本到位，人才队伍建设基本到位，医院建设规模基本到位，医疗设备配置基本到位，社区卫生、公共卫生服务体系基本到位，从而形成了一个由区属医院—社区卫生服务中心（乡镇卫生院）—社区卫生服务站（村卫生室）紧密结合，并进行垂直管理的社区三级医疗卫生服务网络体系。

3.1.2 基本管理机制

3.1.2.1 功能定位

总院定位：总院按照"二级乙等医院"标准建设，坚持走"大专科小综合"发展之路，实施"推进全面提高，发展专科特色"战略，即"平台要平，特色要特"，强化内、外、妇、儿等基础科室，突出口腔、中医、骨伤科等专科特色建设。

社区卫生服务中心定位：4个社区卫生服务中心实行功能转型，走以基本公共卫生和基本医疗为主的社区卫生服务发展之路。根据功能定位和网络布局的特点，医院对内部管理体制作了重大调整，确保管理责任落实。在行政上，总院、各社区卫生服务中心实行人、财、物的统一管理；在业务上，设有公共卫生科和社区卫生服务指导中心，对各中心实行"三统一"管理机制，即"工作统一部署，任务统一落实，人员统一调配"。各社区卫生服务中心作为医院下属的一个医疗卫生机构，配备领导班子，具体承担社区卫生服务中心应承担的服务及管理工作，对总院负责。

3.1.2.2 人才队伍建设

按照医院和各社区卫生服务中心的不同功能定位，合理配置人力资源，加强队伍建设。总院着力打造一支学历高、素质好、技术硬的医疗卫生技术队伍，无论是临床还是医技科室，均有高学历高职称医务人员作为业务技术骨干，统筹医疗业务工作。队伍的构建主要是通过内引外联、自身培养、院校招用等形式，实现年龄上的老、中、青搭配，职称上的高、中、初搭配。同时，将大力培养专科特色人才作为强化队伍建设的一个重要组成部分，确立了"院有专科、科有特色、人有专长"的加强专科特色建设的思路，注重学科带头人的培养。

所属各社区卫生服务中心及社区卫生服务站队伍的建设则按照"六位一体"服务模式配置医务人员，服务中心及服务站的医护人员全部进行全科岗位的规范化培训。新招录的医学院校毕业生在进入中心工作之前，必须在总院各科室轮转半年至一年时间，经考核合格后方可进入中心或服务站工作。与此同时，总院专家、医生定期或不定期到各中心或服务站进行坐诊或开展医疗服务咨询工作，中心和服务站的医务人员则轮流到总院进行业务培训，以提高社区医务人员的服务技术水平。

3.1.2.3 基础设施

医院按不同的服务功能配套基础设施建设，总院按医院的功能建有门诊楼、住院楼、急诊楼和公共卫生服务楼；各社区卫生服务中心按规范化要求设医疗康复区、预防保健区和行政区；社区卫生服务站用房面积大部分达80平方米以上，按示范规范化要求进行设施的配套。医疗设备也是按不同的服务功能进行相应的配置。

3.1.2.4 服务方式

服务方式的转变是医院服务功能社区化的必要条件和重要表现特征。医院以诚信服务架起医患之间沟通与信任的桥梁，以规范服务营造患者放心就医的环境，以人性化服务体现医患之间情感的相通，以特色服务树起医院专科特色的品牌，从而把医疗质量提起来，医疗费用降下来，群众口碑好起来，成为以"服务人性化、诊疗规范化、费用合理化"为目标的老百姓身边的医院。总院还开通了省、市、区医保和农医保结算系统，各社区卫生服务中心和服务站开通区医保和农医保结算系统，以方便城乡社区居民就医。

3.1.2.5 分配机制

全院建立以统一管理、分级核算、绩效考评为原则，以业务数量、质量考核为主要依据的奖惩分配办法，坚持"效率优先，兼顾公平"，奖金与医疗业务收入脱钩。奖金分配实行工作任务、数量、质量、服务、成本、行风和职业道德六挂钩，建立重人才、重技术、重服务、重实绩、重岗位、重贡献的分配机制，向临床一线医护人员倾斜，向基层社区医务人员倾斜。

近年来，对分配机制作了进一步改革，实施"基础分""基本分""数质量分"相结合的总体分配原则，在奖金分配体现效率优先的前题下，充分考虑技术含量、技术要素、技术岗位、风险责任、行风和职业道德等多种要素相结合的考评分配原则。

3.2 模式的运行情况

3.2.1 三级垂直网建设

3.2.1.1 三级垂直网建设的指导思想与基本原则

（1）指导思想

依据国家、省、市和余杭区卫生行政部门的相关要求，确立"坚持为人民服务的方向，满足人民群众日益增长的医疗保健需求为目的，建立健全与当地区域经济社会发展水平相适应的社区卫生服务运行机制，完善以社区卫生服务为基础的新型医疗卫生服务体系，促进基本公共卫生和基本医疗服务的公平性和可及性，提高居民享有公共卫生服务和基本医疗服务的水平，保障居民群众身体健康"的指导思想，充分利用和整合当地卫生资源，实施资源共享、优势互补，创新性地建立社区卫生服务三级垂直网运行模式。

（2）基本原则

坚持政府主导，坚持区域卫生规划，立足于调整现有卫生资源，健全社区卫生服务网络，坚持因地制宜，城乡统筹，均衡发展，稳步推进。

3.2.1.2 三级垂直网的形成与建设

余杭区第五人民医院的前身是余杭区临平镇中心卫生院。1998年，临平镇东西南北4个卫生院合并到中心卫生院，定名为城东分院、城南分院、城西分院和城北分院，这是以后转型为社区卫生服务中心，并成为"三级垂直网"中的第二层网络（中间网络）的基础。三级垂直网建设历程基本可分为两个阶段，第一阶段为1998—2004年，这一阶段主要是初创和组织体系、功能的逐步完善；第二阶段为2005年至今，这一阶段为巩固和提高。

2001年，杭州市余杭区编制委员会下文，将原余杭区临平镇中心卫生院上升并定格为区级医院，即余杭区第五人民医院（以下简称"余杭五院"），医院适时提出了"三大战略"，即"科技兴院、人才立院"战略、"提高人员素质"战略和"发展专科、全面提高"战略，为建立三级垂直网打下坚实的"龙头"基础。

2005年，4个分院转型成为社区卫生服务中心，余杭五院在转变服务理念的基础上，加强了各中心的内涵建设，进一步改善内部环境，着重推进责任医生进社区工作。这一年还开始了将村卫生室转为社区卫生服务站，即"撤室建站"工作，48名乡村医生有27人被纳入服务站工作。余杭五院先后投入中心和服务站建设资金500万元左右，各村提供服务用房总面积550平方米。至此，社区卫生服务"三级垂直网"构架基本形成，已基本实现步行15分钟到达医疗卫生点的要求。

3.2.2 模式运行状况及分析

三级垂直网体系在77平方千米区域范围内合理布局，一些基本的健康问题在社区内都能得到有效解决，并且能得到余杭五院（总院）强有力的技术支撑。完善的网络体系使广大城乡居民得到卫生服务的可及性大大增强。

（1）医疗资源充分利用。由于"三级垂直网络体系"是内部结构，实施的是人、财、物的统一管理，所以在医疗资源的利用上，可以按照不同的服务功能加以合理配置，明确总院、社区卫生服务中心和服务站所承担的工作职责，并且在职责范围内做好各方面工作。同时在网络内建有共同的信息平台，实行资源共享，总院所有医疗设备均向所属中心和服务站开放，各中心、服务站诊治病人若需要利用总院的医疗设备检查时，开好单子就地付费后即可直接进入总院检查，无需再挂号开单。在资源的配置中，各社区卫生服务中心和服务站不设住院病房，因为有完整的双向转诊制度，在社区卫生服务中心或服务站就诊的病人如需住院即可送总院住院。目前，医院实施双向转诊的形式主要有两种：一是总院、省、市定点医院—社区康复的双向转诊；省邵逸夫医院作为省全科医学教育临床培训基地，与作为省全科医学教育社区培训基地的余杭五院有着密切的业务联系，医院诊治病人如有技术难题可以请求上级医院专家会诊或手术，也可以经过联系后直接转至邵逸夫医院住院或手术，待病情稳定后再转回余杭五院或社区卫生服务中心进行康复治疗。二是社区卫生服务中心或服务站—总院—社区康复的双向转诊，在社区难以解决或需住院的病人由社区医生联系总院直接转入总院治疗，待问题解决后回社区进行康复治疗。

"三级垂直网"体系内的双向转诊均建立制度、明确流程、实施登记。2009年，书面转诊住院病人83人次，电话及口头转诊103人次；转诊各类检查费用531189元，近4000人次。

（2）社区卫生服务功能有效体现。各社区卫生服务中心经过多年的建设与发展，"六位一体"功能已得到有效体现，内涵不断深化。目前已有1个省级、3个杭州市级规范化社区卫生服务中心，18个社区卫生服务站全部达到区级示范规范化要求。区域内的城乡社区都建有较为完整的家庭或个人健康档案，尤其是通过两年一度的农民健康体检，使得农民体检建档率达90%以上。同时在区域内进行了疾病筛查，建立了社区疾病谱，以社区诊断报告、责任医生进社区等形式对不同人群进行健康教育和健康促进。社区责任医生对高血压、糖尿病患者实施慢性病跟踪随访、传染性疾病和精神病人进行督导管理以及残疾人的康复治疗等。建有由9名国家二级心理咨询师组成的心理卫生队伍，开展社区心理卫生干预。2009年，各社区卫生服务中心和服务站发放健康教育资料50000余份，随访率达96%。从而基本实现了"小病在社区，大病进医院"的要求，而医疗费用始终维持较低水平。

（3）公共卫生任务全面落实。2005年，各分院转型为社区卫生服务中心，实行"六位一体"功能建设与管理，总户籍人口由2005年的129000人逐年增加到2009年的149195人，流动人口由2005年的大约50000人增加到2009年的100000人左右，约占服务人群的40%。同时，医院所在地临平为区行政中心，服务点多、面积广、任务重、要求高。面对复杂的公共卫生服务结构需求，"三级垂直网络"充分显示了优势，实行人员统一、管理统一、工作统一的"三统一"机制，取得明显效果。在人员方面，实行各中心设驻点公共卫生组，如遇需求改变时可以做到上下联动、合理安排，有效地克服了通常发生的"低需求时人员过剩，高需求时无力应对"的弊端；在管理上，总院实行条线管理责任到人，工作上下统一，报表统一汇总上报；在工作上，实行例会制度，各中心防保人员每月定期到总院开会，按工作要求，结合实际统一落实，使公共卫生各项工作更加规范。

医院按照"三统一"工作机制，组建了一支由35名专兼职公共卫生人员组成的队伍，建立并完善公共卫生突发事件的各种应急处置预案，由公共卫生科统筹公共卫生工作，落实疾病预防控制、卫生监督管理、妇幼保健等各项工作任务。多年来，总院及所属社区卫生服务中心的公共卫生工作始终走在区内前列，连续多年被评为余杭区公共卫生先进单位，有的公共卫生项目被评为杭州市级先进项目。

"三级垂直网"管理体系及其"三统一"运行的优势，还突出反映在公共卫生突发事件的应对及时性及处置有效性上。一旦发生公共卫生突发事件，总院可以在最短时间内统一调配到位，对工作统一指挥，对信息做到上下贯通，从总院到社区卫生服务中心，一直到卫生服务站，可以在最短时间内做到"三级同步运转"，应急能力强。

（4）中医中药得到广泛应用。余杭五院十分注重中医中药进社区，在社区卫生服务中发挥作用。总院不仅在队伍的建设上注重老、中、青结合，而且还十分重视名中医的培养，不仅中医科以中医中药为主，还安排中医师到其他科室会诊查房，带动和鼓励其他科室应用中西医结合的方法为患者服务；各中心均配有中医骨干力量，力求利用多项中医药技术为患者服务。近5年来，中药饮片的使用量一直位于区内前列，有的社区卫生服务中心中药饮片的使用量甚至超过一些区级医院。

（5）两个效益体现明显。自"三级垂直网"管理体系形成后，通过管理的不断加强，机制的不断创新，制度的不断落实，使两个效益不断提升，服务人次每年都以两位数以上增长,始终排在区内各医院首位,2009年,全院服务人次达90万人次,业务效益排在区内第二位。"三级垂直网"服务模式得到了社会各界的广泛认可,形象与口碑也越来越好,社会综合满意度测评始终在95%以上。

3.2.3 主要绩效显示

公共卫生绩效:见表1—表3。

表1 计划免疫、疫苗接种情况

接种年份	一类疫苗接种 (人次)	接种率(%)	二类疫苗接种 (人次)	接种率(%)
2005	54113	98.45	8960	76.05
2006	48469	98.60	9421	79.05
2007	55267	98.91	16264	82.35
2008	85132	99.01	23104	85.42
2009	65853	99.24	36272	89.48

表2 卫生监督、办理健康证情况

年份	从业人员办理健康证人数(人)	办证率(%)
2005	8544	
2006	9461	
2007	8317	
2008	11521	
2009	13400	

表3 妇幼保健、孕产妇与儿童管理情况

年份	孕产妇 管理数 (人)	管理率 (%)	0—2岁儿 童系管数 (人)	系管率 (%)	0—6岁儿 童系管数 (人)	系管率 (%)
2005	865	95.25	2240	96.76	4492	97.39
2006	660	95.37	2294	97.40	4665	99.33
2007	630	96.90	2073	98.20	4571	97.40
2008	679	99.00	1962	98.50	4832	98.60
2009	868	96.77	2198	98.70	5219	98.60

3.2.4基本医疗、资源配置与利用

（1）转诊、住院业务的增长，见图1。

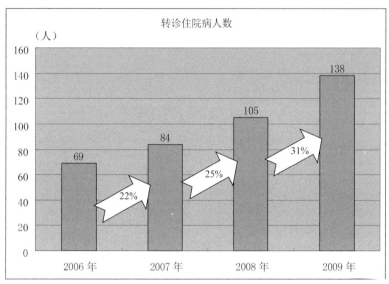

图1

（2）门诊转诊检查业务的增长，见图2。

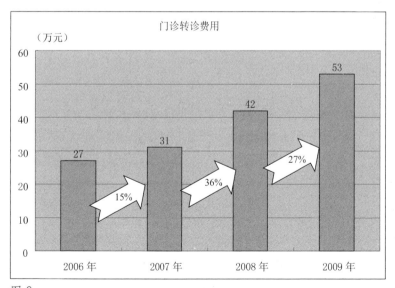

图2

（3）社区卫生服务中心与服务站诊疗人次增长，见图3。

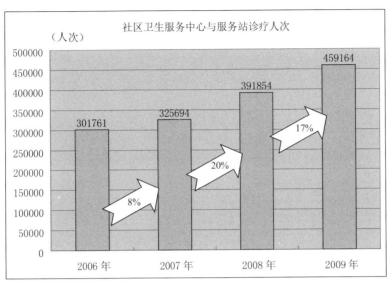

图 3

（4）总院专家与高年资医务人员下中心指导、坐诊人次，见图4。

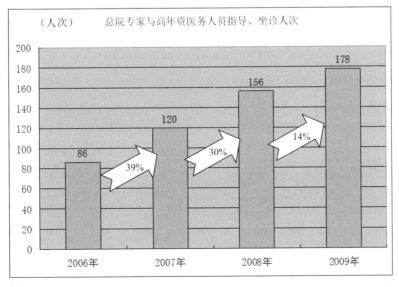

图 4

（5）社区卫生服务中心与服务站医疗安全水平提高，医疗纠纷下降，见图5。

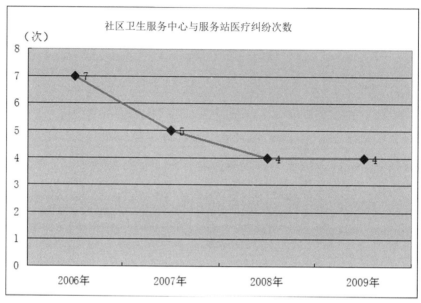

图 5

（6）2007—2009年中医药服务增量情况，见图6—图8。

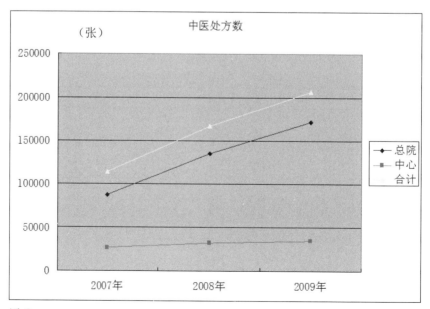

图 6

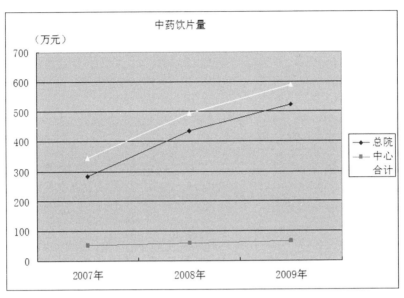

图 7

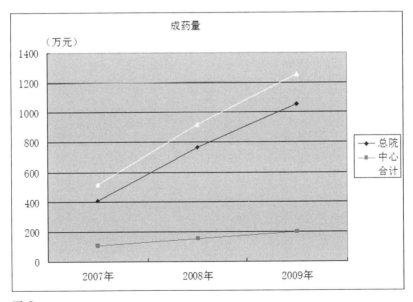

图 8

（7）社区卫生服务中心特色专科得到发展，见表4。

表4 社区卫生服务中心专科特色发展情况

项目		2006年	2007年	2008年	2009年
城南针灸疳积科	人次	18600	20000	22000	26000
	增长率（%）	—	7.5	10	18
	业务收入（万元）	38.5	44	54	68
	增长率（%）	—	11	22	26
城南中医科	人次	15600	18000	21000	25000
	增长率（%）	—	11.5	17	19
	业务收入（万元）	78	85	102	125
	增长率（%）	—	9	20	23
城东口腔科	人次	7600	8900	9860	11200
	增长率（%）	—	17	11	11
	业务收入（万元）	25.5	35	41	48
	增长率（%）	—	14	17	17

（8）业务收入增长情况，见表5。

表5 2005—2009年业务收入情况（单位：万元，增长率：%）

部门	2005	增长率	2006	增长率	2007	增长率	2008	增长率	2009	增长率
总院	3510.86	22.16	4152.41	18.27	5098.00	22.77	6298.31	23.54	8531.21	35.45
分院	1779.62	22.19	1919.96	7.89	2283.65	18.94	3118.52	36.56	4218.00	35.26
合计	5290.48	22.19	6072.37	14.78	7381.65	21.56	9416.83	27.57	12749.21	35.39

3.2.5 社区居民认可程度调查

对社区居民开展调查，发出调查表2020份，有效回收2001份。

（1）调查居民对"三级垂直"系统所属社区卫生服务中心、服务站哪些服务满意,结果见表6。

表6　居民对"三级垂直"系统服务满意度的选择（多项选择）

满意内容	选择频数（人次）	选择比例（%）
服务温馨	1184	58.67
诊疗规范	1075	53.27
费用合理	996	49.36

（2）有24.13%居民认为社区卫生服务机构的转诊非常方便,68.53%认为比较方便,只有8.42%认为不方便。

（3）有52.68%和38.31%的居民认为他们所在的地区（临平）能够做到和基本能够做到"小病在社区,大病进医院"。

（4）调查居民对区域公共卫生服务哪些方面满意,结果见表7。

表7　居民对区域公共卫生服务的满意情况（多项选择）

满意内容	选择频数（人次）	选择比例（%）
预防接种	1105	54.76
卫生监督	768	38.06
慢性病管理	859	42.57
妇幼保健	461	22.84
健康教育	558	27.65
其他	22	1.09

（5）社区居民对"三级垂直"系统中医药服务表示"非常满意"和"基本满意"分别为29.19%和66.65%。"不满意"为3.57%。

（6）调查居民对"三级垂直"系统哪些基本医疗服务满意,结果见表8。

表8　居民对区域基本医疗服务满意情况（多项选择）

满意内容	选择频数（人次）	选择比例（%）
西医诊疗	711	35.23
中医中药	881	43.66
全科医生	1153	57.14

续表

满意内容	选择频数（人次）	选择比例（%）
心理咨询	513	25.42
特色专科	705	34.94
其他	9	0.45

（7）调查居民对社区卫生服务有哪些期望需求，结果见表9。

表9　居民对社区卫生服务的期望需求（多项选择）

期望需求	选择频数（人次）	选择比例（%）
建立家庭病床	707	35.03
个人或家庭保健医生	986	48.86
特需病人家庭护理	890	44.10
高龄、特需病人上门服务	1021	50.59
其他	21	1.04

3.2.6 卫生人员对模式的评价

对卫生人员开展调查，发出调查表420份，有效回收410份。

（1）卫生人员对"三级垂直"模式中"五个基本到位"的认可，见表10。

表10　卫生人员对"三级垂直"模式中"五个基本到位"的认可程度（多项选择）

五个基本到位	选择频数（人次）	选择比例（%）
医院管理体系	315	76.27
人才队伍建设	282	68.28
医院建设规模	167	40.44
医院设备配置	194	46.97
社区卫生公共卫生服务体系	283	68.52

（2）调查卫生人员对"三级垂直"模式所实行的"三统一"管理机制的认可程度，认为三项都落实的占61.02%。（注："三统一"指的是工作统一

部署、任务统一落实、人员统一调配）

（3）调查卫生人员对"三级垂直"模式中人才队伍建设"三大策略"的评价，认为三项策略都有效的占65.38%。（注："三大策略"指的是内引外联、自身培养、院校招用）

（4）大部分卫生人员认为"三级垂直"模式在业务建设上完全做到（19.61%）或基本做到（59.32%）"院有专科、科有特色、人有专长"。

（5）大部分卫生人员认为"三级垂直"管理体系在服务上完全做到（29.54%）或基本做到（65.38%）"服务人性化、诊疗规范化、费用合理化"。

（6）对于"双向转诊"，56.42%的卫生人员认为"有制度，并实行得很好"。

（7）调查卫生人员对"三级垂直医疗卫生服务管理模式绩效"的评价，结果见表11。

表11 对"三级垂直"模式绩效的评价（多项选择）

绩效评价内容	选择频数（人次）	选择比例（%）
医疗资源得到充分利用	169	40.92
社区卫生服务得到有效体现	206	49.88
公共卫生得到全面落实	149	36.08
中医中药得到广泛应用	147	35.59
两个效益体现明显	22	5.33
以上各项均明显	170	41.16

（8）卫生人员对自己在"三级垂直"模式中发挥作用的评价，34.62%认为"能充分发挥自己的才能"，57.63%认为"能较好地发挥自己的才能"。

（9）卫生人员对"三级垂直"模式管理中哪些需要进一步加强的认识，见表12。

表12 卫生人员认为"三级垂直"管理需要加强的方面（多项选择）

需要加强的方面	选择频数（人次）	选择比例（%）
加强考核监督	223	54.00
加强总院对分院的指导	229	55.45

续表

需要加强的方面	选择频数（人次）	选择比例（%）
加强人才队伍的流动	189	45.76
加强基础设施建设	258	62.47

（10）调查卫生人员对于"三级垂直"管理模式认为哪些方面还需要进一步提升，见表13。

表13　"三级垂直"模式需要进一步提升的方面（多项选择）

需要提升的方面	选择频度（人次）	选择比例（%）
诚信服务	149	36.08
规范服务	285	69.01
人性化服务	193	46.73
特色服务	289	69.98

4. 对模式的基本评价

4.1 探索区域卫生发展体制创新，使区域卫生与社区建设相适应

"三级垂直"管理模式在社区卫生的管理体制和运行机制上具有创新意义，其目标更利于社区卫生服务"六位一体"功能的实现，促进城乡社区卫生服务的发展，促进政府职能的转变，有利于居民的健康，有利于卫生资源的合理配置，有利于有效解决因城市建设发展中人口流动、新区建设等诸多因素导致的服务需求增大的问题。从而避免了行业内各行其是、区域内服务水平不一的状况，同时从发展机制上既保证了各社区服务管理的同质化，又避免了其盲目发展为医院的不合理动机，与新医改目标相一致，是《区域卫生规划》的良好体现。

4.2 确立区域内"全科"服务理念，使辖区内的群众充分享有均等化的卫生服务

"三级垂直"管理模式，使得区域性医院的工作重点集中于社区卫生服务，在基本医疗、公共卫生等"六位一体"服务中发挥"龙头"作用，并且在服务重点、人员培养、专科设置等方面向"全科医学"倾斜，从而使居民在辖区内可以根据需求享受到不同机构、不同等级的便捷服务，避免了基层卫生机构普遍存在的基本医疗处于低水平重复、公共卫生服务水平不一以及应急处置缺技术、时效差等问题。目前各地社区卫生服务发展较慢的一个重要原因，就是缺乏一个人、财、物相统一的龙头单位的组织与引领。"三级垂直"管理模式值得城区以及新开发区等区域性医院借鉴。

4.3 优化区域内人力资源配置，使卫生服务能力与需求一致

该模式在社区卫生服务技术队伍素质的提高方面，也显示出独特优势，那就是让全科医生在区医院、社区卫生服务中心和卫生服务站三级机构中反复"摸爬滚打"，经过这样的数年磨练，全科医生既积累了最基层的社区卫生工作经验，又具备了带教新加入的年轻医生的能力。同时，三级机构中的全科医生资源又可以根据需要统一调配任用，既强化了队伍的整体素质，又提高了新员工培训质量，从而较好地化解了基层卫生机构缺专家、缺骨干的困境。

4.4 盘活区域内卫生资源，使资源利用最大化

在"三级垂直"网络系统内，内部资源可以方便地实施调配，对技术或设备有需求的机构和部门及时补充增量。外部资源的增量（引进人才、技术、设备等），也完全根据系统内各机构、各部门（科室）的实际需求而补充，因而做到了"科学增量"。该模式在此所显示的优点就是充分盘活区域内卫生资源，使资源利用最大化，从而既避免投入浪费和资源搁置现象，又不至于发生投入盲目、需求不对应的情况。

4.5 规范的绩效考核，使各项服务以较高水平规范运行

由于在"三级垂直"管理系统内实施一整套绩效考核措施，考核目标清晰，考核组织严格，使各项服务能在较高水平基础上规范运行，在满足居民服务需求的同时，由于卫生人员积极性得以发挥，调动了队伍潜能，使得服务质量不断提高（如中医中药服务），服务内容不断拓展（如增加专科特色），从而避免了社区卫生服务机构容易出现的供需不对应、忽视健康促进、工作消极等现象。

5. 对策与建议

5.1 完善各项管理制度

"三级垂直"管理模式是在实践中摸索出来的经验和做法，在很大程度

上属于"摸着石头过河"。因此，在充分肯定其创新意义和绩效的同时，也应正视其理论与制度跟进相对滞后的问题。凡一种新型的管理模式要确立和推广时，制度的完备是必不可少的重要环节。因此，在对"三级垂直"管理模式进行理论性探讨的同时，应不失时机地做好制度化设计和完善，从组织、人事、内部运行、分配机制、机构建设、业务建设等方面形成一套完整的制度，使这一模式得以规范、科学地运行，同时在运行过程中不断总结经验，不断地进行制度化完善，从而获得更大的效应，特别是可以避免实施基本药物制度、药品实行零差以及实施收支两条线后发生"大锅饭"的回潮。

5.2 组织推广"三级垂直"管理模式

综观当前我国社区卫生服务事业发展的情况，各地根据国务院发展社区卫生服务的意见和社区卫生服务建设标准，积极探讨和实践社区卫生服务的网络建设和管理模式建设，构建城市基层和农村卫生服务新体系，在不同程度上完善了我国卫生服务体制，为做好人民群众健康的"守门人"、解决人民群众看病难和看病贵等问题起到了很大的作用。这些经验、方法和模式值得总结和推广。（详情可参见附件：综述《我国现阶段社区卫生服务网络建设和管理模式的实践与探索》）

通过对新医改方案提出的"完善以基层医疗卫生服务网络为基础的医疗服务体系的公共卫生服务功能"，以及"整合城市卫生资源，充分利用城市现有一、二级医院及国有企事业单位所属医疗机构和社会力量举办的医疗机构等资源，发展和完善社区卫生服务网络"等目标的分析，目前尚缺少一种以城市基层综合性医院为核心，对区域内社区卫生机构进行整合与垂直管理，从而促进区域社区卫生发展的管理模式，因此，进一步挖掘和发现社区卫生服务网络建设新方法和管理新模式，将是十分有意义的工作。

"三级垂直"管理模式正是这样一种新模式，并且已具有实践基础，从其组织架构、管理方式、运行机制等方面分析，在我国城镇区域具有可复制的条件。建议通过一定的途径，如新闻报道、论文发表、专题研讨、讲座等进行推广，在更多的区域内得以实践，并不断取得经验，不断成熟完善。

5.3 按照辖区人口、经济状况等编制区域发展规划，找出缺陷，提出措施

社区卫生服务基层，是社区卫生服务发展的基础，是城乡公共卫生体系和基本医疗服务的网底。建立社区卫生服务网络，必须按照《区域卫生规划》

的要求，充分利用现有资源，避免资源浪费。"三级垂直"管理模式的推广在于建立以政府主导、引导和投入为主的社区卫生服务网络建设机制，在实践中通过整合现有的卫生资源来实现社区卫生服务资源的优化配置和科学利用。因此，建议各地以政府牵头，按照当地人口、经济发展状况等编制区域卫生发展规划，根据本地实际情况，找出社区卫生发展的薄弱环节和障碍因素，因地制宜地、具有针对性地提出本地区社区卫生服务网络建设和管理模式。

6. 小结

杭州市余杭区第五人民医院所创立的"三级垂直社区卫生服务网管理模式"，不仅使区域内常住人口和暂住人口享有了"同质、均等、一体化"的卫生服务，也为城市基层公立医院改革提供了可借鉴的经验。本项目研究的目的是对这一模式的基本框架、基本做法进行调研，对所产生的绩效进行分析评价，从而探索出一种适合我国县（区）区域范围更便捷、更高效、更科学的社区卫生服务新模式。

本项目研究采用的技术路线和研究方法是回顾性调查和前瞻性预测。具体包括文献复习、文档整理、专业性回顾、不同人群的问卷调查、专家论证、趋势分析等。

本项目研究从功能定位、人才队伍建设、基础设施、服务方式、分配机制等方面对该模式架构作了阐述。该模式的运行情况表明，医疗资源充分利用、社区卫生服务功能有效体现、公共卫生任务全面落实、中医中药得到广泛应用、两个效益体现明显。

对该模式的基本评价有5点：一是该模式探索了区域公共卫生发展的体制创新，使区域公共卫生与社区建设相适应。二是确立了区域内"全科"服务理念，使辖区内的群众充分享有均等化的卫生服务。三是优化了区域内人力资源配置，使卫生服务能力与需求一致。四是盘活了区域内卫生资源，使资源利用最大化。五是规范的绩效考核，使各项卫生服务较高水平地规范运行。

对如何进一步完善和推广这一模式提出对策建议：完善各项管理制度；组织推广"三级垂直管理模式"；按照辖区人口、经济状况等编制区域发展规划，找出缺陷，提出措施。

参考文献

[1]李林贵,杨金侠,郭清,等.关于我国城市社区卫生服务管理模式的探讨[J].中国卫生经济,2006,25(11):49-51.

[2]朱庆艳.中小城市社区卫生服务建设及管理模式的实践与思考[J].中国初级卫生保健,2008,22(7):28-30.

[3]沈有高,林华彬.城镇社区卫生服务管理模式的探讨[J].现代医院,2009,9(3):4-7.

[4]李承继.吉林市农村三级社区卫生服务网络建设的现状与做法[J].中国初级卫生保健,2008,22(12):27-28.

[5]昆山市卫生局.强化政府职能优化资源配置努力构建农村社区卫生服务网络[J].江苏卫生事业管理,2005,16(5):1-2.

[6]吴宏.农村社区卫生服务网络建设的指导思想与基本原则[J].中国农村卫生事业管理,2006,26(6):9-10.

[7]李立强,王丽芬,朱绯.现阶段社区卫生服务中心的管理模式探讨[J].实用全科医学,2007,5(11):1004-1005.

[8]张丛新,彭荣春.社区卫生服务中心管理模式探讨[J].实用全科医学,6(2):184-185.

[9]崔凤琴.浅析综合医院发展社区卫生服务网络布局[J].中国医院,2007,11(5):61-62.

[10]倪荣.基于集团化模式的社区卫生服务机构管理机制探索[J].卫生经济研究,2010,(3):20-21.

（稿件完成于2010年）

二、《健康报》通讯报道

18 年运行 铸成"医共体生态圈"

——杭州市余杭区第五人民医院"区域医共体"建设侧记

通讯员 赵玲　瞿楷校　本报记者　李水根

摘要："余杭五院作为全国首个基层医院'医患友好度'建设示范医院，已将'医患友好度'理念渗入到直辖管理的4个社区卫生服务中心、18个社区卫生服务站，使'老百姓身边有温度的医院'的影响力辐射到全区域。"9月上旬，《健康报》"医患友好度"建设工作组专家调研该院区域影响力后，给出一致意见。专家还特别推崇该院经过18年建设形成的"医共体生态圈"。

18 年前的一个举动，与今朝的决策相印证

"2001年，余杭区政府的一个文件使一项决策付诸行动——原临平中心卫生院升格为余杭区第五人民医院。从此，余杭五院以'总院'的身份，直辖4个社区卫生服务中心、18个社区卫生服务站。"余杭五院首任院长范连兴告诉记者："这种以'总院'辖'分院'形式的区域性机构不用说在当时是'前所未有'，就是在现在仍属'超前'且'合时宜'的啦！"

"新医改10年取得了显著成果。但怎样把已取得的成果集中体现于为区域老百姓的健康服务，这是个重大的课题。最好的办法就是着力推进区域医共体建设。"杭州特扬·健康信息研究院俞志新研究员对当下县域医共体建设进行过专题调研。他认为，余杭五院创建以来所走的道路与2017年由浙江省委、省政府提出的县域医共体建设的决策具有相互印证的极高价值。

记者采访获悉，早在2010年，余杭五院曾经完成了《三级垂直医疗卫生服务管理模式研究》的课题。从科技管理部门资料中看到，当时余杭五院的区域服务人口为25万，其中暂住人口10余万。医院追求的目标是体现"同质、均等、一体化"。专家们通过实地调研、文档查阅、社区走访等确认这家以"总院"带"分院"的区域医共体已做到"五个基本到位"，即医院管理体系基本到位，人才队伍建设基本到位，医院建设规模基本到位，医疗设备配置基本到位，社区卫生、公共卫生服务体系基本到位。

"专家们对这项于8年前完成的课题给出了很高的评价。"俞志新研究员是当时参加项目鉴定的专家之一。他告诉记者：专家们一致认为余杭五院的做法为城市基层公立医院改革创立了新经验。专家给出了"五项基本评价"。一是探索区域卫生发展体制创新，使区域卫生与社区建设相适应；二是确立区域内"全科"服务理念，使辖区内人群充分享有均等化的卫生服务；三是优化区域内人力资源配置，使卫生服务能力与需求一致；四是盘活区域内卫生资源，使资源利用最大化；五是规范的绩效考核，使各项服务较高水平地规范运行。

18年的始终坚守，赢得社会的良好口碑

"门诊量的变化蕴含着老百姓的信任度。"采访中，记者从余杭五院所属的4个分院中采集到一组数据可以佐证。开发区社区卫生服务中心2017年度的诊疗总人次33.76万人次，与2016年度相比增幅达10.64%；2018年1—6月与上年同期相比较，诊疗总人次增幅为46.36%，门诊人次增幅为41.04%，急诊人次振幅为750.87%。4个中心的诊疗总人次2017年度与2016年度相比较，平均增幅为8.41%，门诊人次平均增幅为6.19%。2018年1—6月与2017年同期相比较，诊疗总人次平均增幅为25.65%，门诊人次平均增幅为23.27%，急诊人次平均增幅为303.44%。一位专家评说：总诊疗人次的持续增长表明选择就近诊疗成为社区居民的首选。与此同时，急诊人次的大幅度增长表明同质化服务使社区卫生服务机构的急诊能力提升，老百姓在患急症时选择就近治疗成为可能。

"医患友好度建设使'老百姓身边的医院'更有温度。"2015年12月5日，余杭五院作为《全国基层医院医患友好度建设试点》通过评估后，又于

2017年11月17日通过《全国基层医院医患友好度建设示范基地》项目验收。由于在"试点"与"示范"建设中，医院实行"总院""分院"一盘棋，使医患友好理念在区域服务人群中全覆盖，一个个影响服务质量的"症结"被剖析曝光，一件件影响患者情绪和感受的"关键小事"被梳理改善。

"虽然老人躺在家里的床上，但也能享受到住院般的服务，我们也方便多了。"家住临平藕花洲大街的朱先生对南苑社区卫生服务中心年仅27岁的年轻医生罗程甚为感激。朱先生的母亲已90高龄，因摔倒后致伤卧床不起，罗程在家访中发现后便为其申请了家庭病床。

"如果不是杜医师及时发现，也不知道会发生什么后果！"一位80多岁老太太的子女对签约医生杜卫国一再表示感谢。事情原委是这样的，有一次杜卫国在整理病人体检数据时，发现这位老人的血糖偏高，便立即上门为其复查，结果发现空腹血糖居然比正常值高出4倍多。老人不知道这病的危险性，坚持不肯上医院。杜卫国一面苦口婆心地劝说，一面联系总院，为其安排入院及时治疗，避免了病情的恶化。

采访中，社区居民对签约医生、公共卫生医生和妇保、儿保医生好评的故事不胜枚举。

18年的不懈探索，初步形成了"家"的"生态圈"

"营造'家的环境'，实现'生态'合作。这是区域医共体内各医疗服务机构共同的追求。"余杭五院院长王泽军作为区域医共体"总院"的院长，在区域医共体健康营运过程中逐步形成并践行这一认识。

"'家的环境'，就得有'家'的规矩。"余杭五院党委书记张来作为区域医共体管理办公室的分管领导，向记者讲述了一整套"家规"。如"总院"与3个"分院"只有一个法人，3个"分院"的执行主任、副主任由总院统一选拔任用，各指定一名副主任作为基本医疗、公共卫生、行政后勤等条线的"总牵头人"。总院分条线成立10个工作小组，统筹推进医共体各项工作任务。逐步健全例会制度，建立监督指导工作机制，力促医共体管理水平的不断提升。

"实现'生态'合作，就得让资源在区域内'动'起来。"如人员统一招聘，统一使用。对医共体内的人员岗位设置和使用考核等实行统筹机制，并且在医共体内柔性流动。在医共体内对影像、心电、医学检验、消毒供应等各个医疗辅助系统实行共享。调配专家到分院设立工作室，开展慢性病多学科专家门诊等。

"医共体是一个共同体，就得以健康为中心。"一是强化基本公共卫生服务。如根据辖区地域广泛的特点，明确总院与分院的责任区块，形成无死角的服务网络，并根据考核结果进行绩效分配。二是强化分级诊疗。如实行医保政策引导，完善相应流程，提升基层首诊率；推出签约对象住院信息提示系统，与家庭医生的信息对接；引导患者配药进社区，方便慢性病患者。三是强化签约服务。如实行签约服务目标责任制，标化服务人员配备，规范上门服务行为。四是强化重点人群服务。如提高老年人体检服务标准和实行慢性病"长处方"服务。

"资金和信息是发展的保障，就得统筹运作。"一是财务统筹管理。如总院对分院实行收支预算管理，制订各类目标年末考核。根据分院特色编制绩效方案，总院组建绩效管理团队对分院营运实绩进行分析评价。二是统筹信息共享。如打通信息瓶颈，完全实行互联互通。引进和开发"医田园"App、医链空中课堂等工程，实现全程连续闭环的诊疗健康服务。

"居民的获得感变化如何？就得通过体验得以量化。"如设置病友服务中心、员工服务中心，分别牵头制订系统的满意度评价网络，开展门诊、住院、科室、后勤等满意度调查。开发客户关怀系统，让患者和社区居民在体验的基础上进行实时评价。2018年1—6月的在线评价满意率达97.75%，比去年同期提高了4.92个百分点。

18年的坚实基础，为"余杭模式"的形成创立先机

"18年的探索和积累，使区域医共体建设的理性认识、实践路径、创新方法以及绩效评价内涵形成了具有'链式'效应的成果库。这就是对全国城市区域医共体建设具有引领和分享价值的'余杭模式'的雏形。"一位对余杭五院区域医共体建设有着多年追踪观察，并参加过相关课题验收的专家如是说。

采访中，无论是管理人员、技术人员，还是后勤人员，也不分院长和社区医生，大家对区域医共体建设的价值体现给出的表述虽然不同，但价值趋

向却相当一致，即一是百姓取得实惠，二是医生有积极性，三是建设标准要提高。

"余杭五院区域医共体建设的18年历程是一个由浅入深、由个体到群体的演变过程，期间对价值观认识也是一个逐步升华的变化过程。"王泽军说，"18年的建设能取得一系列成效，一是有政府的主导，各部门的协同保障。二是有全体员工齐心协力的探索与实践。三是有社区和居民的支持与配合。"

"对照国家和浙江省对医共体建设的新部署和践行要求，余杭五院当在现有基础上再努力，再探索。"据王泽军介绍，余杭五院的区域医共体已开始对区域服务路径进行研究和实施。如刚获得浙江省科技成果证书的《社区中医药路径探讨》的研究在国内率先提出了中医药服务新"路径"的基本架构，其核心是"10个重点"。与此同时，提出了新"路径"实施的"6项方法"。王泽军告诉记者："这样的探索与研究正在持续深化之中。"

（稿件发表于2018年9月19日）

三、医患友好度建设评价标准2.0版

全国基层医院（医共体）医患友好度评价指标体系（2.0版）

编制说明：

本评价指标体系是在《全国基层医院医患友好度评价体系（1.0）版》基础上进行优化升级而成，主要框架内容分为维度、指标、指标要求（评价达标成效）、评价方法（赋分）。共设置12个维度，140项指标，赋分共计400分。本指标体系适用于县区级基层医院（医共体）。

序号	维度	指标	指标要求（评价达标成效）	评价方法（赋分）	分值
1	就医流程	网上问诊导医系统（线上）	线上可查询到详细内容	现场查看 要点：体验网上预约挂号，询问医务人员、患者知晓度。 评分标准：网上无预约服务，不得分；部分科室提供预约服务，知晓度低，得1分；全面开放预约，部分可分时预约，知晓度高，得2分；全部按要求，得3分。	3
2		智能导诊系统（线上）	线上提供智能导诊服务	现场查看 要点：查医院提供的智能导诊服务。 评分标准：未提供导诊服务，不得分；提供10个以下身体部位的导诊，得1分；提供10个以上身体部位的导诊，得2分。	2
3		医疗信息（医生、物价、药品）查询系统（线上、线下）	线上线下可查询到详细内容	现场查看 要点：模拟体验。 评分标准：未提供服务，不得分；提供服务，无查询指引，得1分；信息全，有明确的查询指引，得2分。	2

序号	维度	指标	指标要求（评价达标成效）	评价方法（赋分）	分值
4	患者安全	医院标识系统（线下）	在医院门诊和住院入口均有平面地图、门诊区域提供纸质地图完善的院内指示系统，完善的科室分布图	现场查看 要点：查看院内各类标识。 评分标准：无标识，不得分；有标识，指示不清，得1分；有分级指示，符合实际，得2分。	2
5		医院科室分布指引系统（线上）	线上有详细的指引信息	现场查看 要点：查看线上地图指引。 评分标准：无线上指引，不得分；有线上标识，指示不清，得1分；有线上标识，符合实际，得2分。	2
6		诊疗程序指导系统（线上、线下）	线上（短信）、线下（导引单）等主动提供就诊指引信息	现场查看 要点：查导引说明。 评分标准：未提供，不得分；线下部分提供指导说明，得1分；线上提供指导说明，得2分；移动设备提供指导说明，得3分。	3
7		入院指引系统（线上、线下）	线下可查询入院指示，有入院指引提醒	现场查看 要点：查看窗口标识，线上提供入院指引。 评分标准：窗口无标识，无其他途径提供入院指引，不得分；窗口有标识，但线上无指引提醒，得1分；线上可查询到部分指引，得2分。	2
8		导医人员配备（线下）	根据实际需要配备导医人员	现场查看 要点：查看导医、服务台设置。 评分标准：无导医、服务台设置，不得分；部分岗位符合要求，得1分；岗位设置、人员配置符合要求，得2分。	2
9		导医人员专业程度（线下）	达到优秀水平	现场询问 要点：考核导医人员岗位职责，查专业培训台账。 评分标准：无培训，不得分；有培训，基本掌握，应变能力欠缺，得1分；有较强的应变能力，得2分。	2

续表

序号	维度	指标	指标要求（评价达标成效）	评价方法（赋分）	分值
10	医务社工	导医人员服务态度（线下）	达到优秀水平	现场体验 要点：查培训台账，模拟患者。 评分标准：无培训，未提供主动服务，不得分；有培训，有一定专业知识，得1分；1米内提供主动服务，得2分。	2
11		预约挂号系统（微信、电话、省平台、诊间、导医服务台、医点通、自助挂号机、中心及服务站）（线上、线下）	来院的健康需求者可查询或预约挂号	现场查看 要点：体验预约挂号，询问医务人员、患者知晓度。 评分标准：无预约服务，不得分；部分科室提供预约服务，知晓度低，得1分；全面开放预约，部分可分时预约，知晓度高，得2分；全部按要求，得3分。	3
12		分时预约/就诊系统（线上）	线上可查询到详细内容	实地查看，问询相关人员 要点：查分时预约制度，现场询问工作人员及病人。 评分标准：有分时预约/就诊制度，未开展分时预约服务，不得分；部分科室开展分时预约，得1分；有分时就诊信息提醒，得2分；线上可查询队列号，得3分。	3
13		住院排队系统（线上）	线上可查询到详细内容	实地查看 要点：查看住院排队工作流程。 评分标准：未能查询到住院排队信息，不得分；线下能查询到住院排队信息，得1分；有统一的电话查询平台，主动提供排队信息，得2分；通过移动设备可查询到排队信息，得3分。	3
14		住院流程指导系统（线上、线下）	线上、线下可查询到详细内容	实地体验，问询相关人员 要点：查住院流程。 评分标准：未能查询到住院流程，不得分；线下能查询到住院流程，得1分；线上能查询到住院流程，得2分。	2

序号	维度	指标	指标要求（评价达标成效）	评价方法（赋分）	分值
15	就医流程	双向转诊（线上）	社区卫生服务中心或中心责任医生将需要住院的病人直接通过医院信息管理系统转诊到病人需要的病区；辖区内的住院患者转回社区	实地查看 要点：查看双向转诊平台。 评分标准：无相应的转诊平台，不得分；有线上转诊平台，功能限于院内，得1分；医共体内实现线上转诊，得3分；与上级医院建立线上转诊平台，得5分。	5
16		自动分诊系统（线上）	根据挂号科室自动分诊到对应科室	现场查看 要点：查看与功能一致的分诊设施，如软件、分诊叫号设施等。 评分标准：未开展，不得分；设施不全影响实际效果，得1分；部分科室开展，得2分；全部按要求，并有持续改进措施，得3分。	3
17		检查结果在线查询系统（线上）	线上可查询到超声、心电、放射、体检、内镜、检验等详细内容	体验查询平台 要点：线上可查询到。 评分标准：线上未提供查询信息，不得分；线上可查询，得2分；移动设备可查询，得3分。	3
18		自助打印系统（线上）	自助打印检验单、检查单，或在导医、社会志愿者帮助下完成结果打印；医共体内供患者自助查询检验结果并打印报告	体验打印平台 要点：能自助打印，且医共体内提供检验结果自助打印平台。 评分标准：无检验报告自助打印功能，不得分；能自助打印但只部分覆盖，得1分；能自助打印且医共体内检验报告自助打印服务全覆盖，得2分。	2
19		平均候诊时间（线下）	少于30分钟	现场问询患者 要点：查2个科室的候诊时间。 评分标准：平均候诊时间大于30分钟，不得分；部分时段平均候诊时间超30分钟，无应对举措，得1分；根据诊疗动态有效分流患者，得2分；平均候诊时间在30分钟内，得3分。	3

续表

序号	维度	指标	指标要求 （评价达标成效）	评价方法 （赋分）	分值
20	就医流程	检查预约与付费流程中涉及部门数量（线下）	2个以内	现场查看 要点：查预约、支付流程，问询患者为其提供的服务。 评分标准：多于2个部门，不得分；按要求涉及2个以内部门，得3分。	3
21		取药付费过程中涉及部门数量（线下）	2个以内	现场查看 要点：查取药付费流程。 评分标准：大于2个部门，不得分；涉及2个以内部门，得3分。	3
22		入院手续办理时间（线下）	少于15分钟	现场问询患者 要点：查2个病人入院手续办理时间。 评分标准：平均办理时间大于15分钟，不得分；部分时段办理时间超15分钟，无应对举措，得1分；有动态排班机制，得2分；平均办理时间在15分钟内，得3分。	3
23		手术排队系统（线上）	线上可查询到手术排队情况	查看信息系统 要点：查医院提供的手术排队方式。 评分标准：手术未排队，随意安排，不得分；线下进行手术排队，得1分；院内HIS可查询手术排队，得2分。	2
24		双向转诊（线下）	出院病人转诊社区并开展康复指导和上门访视	实地查看，问询相关人员 要点：查看转诊台账，查知晓率。 评分标准：未开展下转工作，不得分；转诊到社区，社区未提供相应服务，得1分；部分开展康复指导和上门访视，得2分；全部按要求，得3分。	3
25	健康管理	健康小屋（线下）	医院门诊大厅提供血压、身高、体重自助测量	现场查看 要点：在门诊大厅设有健康小屋。 评分标准：未设施，不得分；设施不全或部分功能损坏，得1分；全部按要求，得2分。	2

序号	维度	指标	指标要求 （评价达标成效）	评价方法 （赋分）	分值
26		慢病联合门诊、专家进社区（线下）	医院下派专家长期为社区卫生服务中心及服务站提供专家团队指导。	现场查看，电话抽查 要点：查专人负责慢病管理，专家排班。 评分标准：未开展工作，不得分；开展工作，电话抽查3名患者部分满意，得1分；电话抽查3名慢病患者均满意，得2分；有专家定期到社区服务中心坐诊，方便群众就医，得3分。	3
27		社区健康教育服务（线下）	由医院及下属各社区卫生服务中心和服务长期为社区居民提供"菜单式"健康教育讲座服务，提高居民、患者健康知识知晓率、行为形成率	现场查看 要点：查看计划、台账。 评分标准：无计划，不得分；有计划未实施或部分实施，得1分；按计划实施，社区有较好反响，得3分。	3
28	健康管理	医养护一体化服务试点（线上、线下）	根据杭州市及临平区医养护一体化工作试点要求，医院参与为居家养老的社区老人提供医疗、护理上门和远程医疗护理监护服务等	现场查看 要点：查看台账，电话抽查。 评分标准：无工作方案，不得分；有方案未实施，得1分；开展居家养老服务，提供上门服务，得2分；开展远程医疗护理监护服务，得3分。	3
29		疾病防治指南（线上）	线上可查询到比较完善的各类常见疾病的预防治疗指南	查医院网站、微信等平台 要点：医院网站或微信等平台可查到常见疾病的预防治疗指南。 评分标准：无指南，不得分；部分功能实现，得1分；全部按要求，并实时更新，得3分。	3
30		处方药手册（线上）	线上有比较完善的医院所有处方药品的使用说明	查信息平台 要点：查处方药手册。 评分标准：无处方药手册，不得分；有纸质处方药手册，得1分；有至少1个线上平台可查询，得2分；有2个及以上线上平台可查询到处方药信息，得3分。	3

续表

序号	维度	指标	指标要求 （评价达标成效）	评价方法 （赋分）	分值
31	健康管理	慢性疾病自我管理在线指导系统（线上）	线上可根据常见几类慢性疾病的诊断向患者推送或由患者通过查询到此类慢性疾病的自我管理指导意见	查医院网站、微信等平台 要点：在线可查到常见慢性疾病自我管理的指导信息。 评分标准：无，不得分；部分功能实现，得2分；全部按要求，并实时更新，得3分。	3
32		日常疾病自我管理提醒（线上）	掌上医院可根据日常疾病的诊断向患者推送或由患者通过查询到此类疾病的自我管理提醒	查医院网站、微信等平台 要点：在线可查到日常疾病自我管理的提醒信息。 评分标准：无，不得分；部分功能实现，得2分；全部按要求，并实时更新，得3分。	3
33		健康指南（线上）	线上提供各类健康养生、疾病预防和当下可能流行疾病的信息并提出指导意见	查医院网站、微信等平台 要点：在线可查到健康信息。 评分标准：无，不得分；部分功能，得2分；全部按要求，并实时更新，得3分。	3
34		孕期追踪（线上）	线上可通过与健康档案系统的对接实现对孕妇追踪管理功能	现场查看，询问建档孕妇 要点：查看台账，电话抽查建档人员。 评分标准：无制度，不得分；有制度未实施，得1分；通过健康档案系统对孕妇进行追踪管理，得2分；移动设备对孕妇进行追踪管理，得3分。	3
35		健康追踪（学生、农民、从业、企退、企事业单位、公务员、就业人员、自由职业人员体检的追踪管理）（线上）	线上可通过与健康体检系统的对接实现对所有来院健康体检人员（学生、农民、从业、企退、企事业单位、公务员、就业人员、自由职业人员体检）的健康追踪管理功能	现场查看，询问医务人员及追踪对象 要点：查阅健康追踪管理资料，抽查追踪对象满意度。 评分标准：未开展健康追踪管理工作，不得分；开展健康追踪管理工作，未信息化，得2分；对健康追踪对象信息化分类管理，得3分。	3

序号	维度	指标	指标要求（评价达标成效）	评价方法（赋分）	分值
36		开展专科专病沙龙活动（线下）	通过举办糖尿病人，开展高血压病人、专题讲座等方式活动。	实地查看 要点：查看台账资料，调查社会群众知晓度。 评分标准：未开展，不得分；活动已经开展，但无计划不定期，影响实际效果，得1分；定期开展，有制度有计划有台账，群众有较好反响，得3分。	3
37		城乡居民健康档案管理（线上、线下）	居民健康互动平台，医生提供在线咨询、留言反馈服务，形成医患互动服务	实地查看，问询相关人员 要点：查看台账资料，调查社会群众满意度。 评分标准：未开展，不得分；开展，但工作不持续，得1分；持续开展，效果明显，得3分。	3
38	健康管理	儿童健康管理服务（线上、线下）	儿童健康管理率、儿童系统管理率、高危儿童及营养性疾病儿童健康管理率等考核指标达到国家基本公共卫生服务规范的要求	实地查看，问询相关人员 要点：查看台账资料。 评分标准：未开展，不得分；已开展，管理存在缺陷，得1分；达到部门要求，并能主动服务，得2分。	2
39		老年人健康管理（线上、线下）	老年人健康管理率、健康体检表完整率等考核指标达到国家基本公共卫生服务规范的要求	实地查看，问询相关人员 要点：查看台账资料。 评分标准：未开展，不得分；已开展，管理存在缺陷，得1分；达到部门要求，并能主动服务，得2分。	2
40		高血压患者健康管理服务（线上、线下）	高血压患者发现率、管理率、规范管理率、血压控制率等考核指标达到国家基本公共卫生服务规范的要求	实地查看，问询相关人员 要点：查看台账资料。 评分标准：未开展，不得分；已开展，管理存在缺陷，得1分；达到部门要求，并能主动服务，得2分。	2

续表

序号	维度	指标	指标要求（评价达标成效）	评价方法（赋分）	分值
41	健康管理	糖尿病患者健康管理服务（线上、线下）	糖尿病患者发现率、管理率、规范管理率、血糖控制率等考核指标达到国家基本公共卫生服务规范的要求	实地查看，问询相关人员 要点：查看台账资料。 评分标准：未开展，不得分；已开展，管理存在缺陷，得1分；达到部门要求，并能主动服务，得2分。	2
42		重性精神疾病患者管理服务（线上、线下）	重性精神疾病患者管理率、规范管理率、稳定率、治疗率等考核指标达到国家基本公共卫生服务规范的要求	实地查看，问询相关人员 要点：查看台账资料。 评分标准：未开展，不得分；已开展，管理存在缺陷，得1分；达到部门要求，并能主动服务，得2分。	2
43		电子药品说明书（线上）	掌上医院能查询医院所有药品的电子说明书	现场查看 要点：查看药品说明书。 评分标准：无，不得分；有至少1个查询途径，得1分；获取便捷，有2个及以上的获取途径，得2分；药品说明书与医院药品目录相符，满足患者需求，得3分。	3
44		代煎药、送药服务（线下）	建立中药煎药室，开展有偿代煎中药、送药	实地查看，问询相关人员 要点：查有需求的人员。 评分标准：未提供，不得分；服务不主动，得1分；按要求主动提供服务，得2分。	2
45		开设中药泡脚、中药膳饮等服务（线下）	根据病人需求，开展内容丰富的中医药适宜项目	实地查看，问询相关人员 要点：查中医适宜技术项目。 评分标准：未开展，不得分；开展10项及以下，得1分；开展10项以上，且每年新增，得2分。	2
46		开设中医护理门诊（线下）	开展耳穴、艾灸等中医护理项目	实地查看 要点：查中医护理门诊。 评分标准：未开展，不得分；开展，每周门诊开诊1次，得1分；开展，每周门诊开诊2次及以上，得2~3分。	3

序号	维度	指标	指标要求（评价达标成效）	评价方法（赋分）	分值
47	健康管理	名中医诊疗服务（线上、线下）	开设中医馆，名中医定期坐诊	实地查看 要点：现场查看医疗区域设置，专家排班。 评分标准：未设置专门区域，定期排班，不得分；区域已设置，但专家安排不充足，得1分；区域环境设置良好，专家知名度高，排班稳定，群众反映效果好，得2分；线上线下均有名中医服务，得3分。	3
48		中医体质辨识（线上、线下）	为就诊人员、体检人员提供体质辨识测试服务	实地查看，问询相关人员 要点：体验功能。 评分标准：未开展，不得分；开展，但工作不持续，得1分；持续开展，效果明显，得3分。	3
49		营造中医药文化氛围（线下）	有浓厚的中医文化氛围	实地查看 要点：体验氛围。 评分标准：没有中医药氛围，不得分；体现中草药元素的院徽院标，得1分；建筑装修有中草药元素，得2分；中医药氛围浓厚，得3分。	3
50		中医药适宜技术介绍、应用和推广（线上、线下）	根据病人需求，开展内容丰富的中医药适宜项目	实地查看 要点：查中医适宜技术项目。 评分标准：未进行介绍、应用与推广，不得分；有应用但介绍不详细，未进行推广，得1分；内容丰富，群众关注度高，得2分。	2
51		社区中医药健康管理（线上、线下）	发挥社区卫生服务中心中医药服务特色，积极推进中医药进社区工作，开展老年人中医体质辨识、0-3岁儿童中医药管理等服务	实地查看，问询相关人员 要点：查社区中医药工作情况。 评分标准：未在社区开展，不得分；已开展，但知晓度低，得1分；内容丰富，群众关注度高，得2分。	2
52		中医健康促进（线上、线下）	线上可以查询到详细信息，成立宣讲师资队伍，根据需求提供"菜单式"中医药知识讲座，通过4家社区卫生服务中心开展专家坐诊等服务。	实地查看，问询相关人员 要点：查健康促进工作开展情况。 评分标准：未在社区开展，不得分；已开展，但不定期，得1分；内容丰富，效果明显，群众支持率高，得3分。	3

续表

序号	维度	指标	指标要求（评价达标成效）	评价方法（赋分）	分值
53	健康管理	网站（线上）	医院医生提供在线咨询、留言反馈服务，形成医患互动服务	查看网站 要点：查官方网站服务功能。 评分标准：无相应服务功能，不得分；有模块但未开展，得1分；线上互动，得2分；移动设备实时互动，得3分。	3
54		微信（线上）	向社会广泛宣传并获取关注、增加粉丝，形成医患互动服务，实现在线充值、付费、查账单、查体检报告、住院费用查看、预约挂号服务等	查看微信 要点：运行正常，有专人维护，功能多样。 评分标准：未开设，不得分；开设，未实时更新，得1分；实时更新，得2分；互动良好，功能多，有持续相当的点击量、转发量，得3分。	3
55		免费Wi-Fi（线上）	医院内所有区域均可搜寻到医院提供的免费Wi-Fi	现场体验 要点：现场模拟登陆。 评分标准：院区内无免费Wi-Fi功能，不得分；院内局部区域内提供，得1分；全覆盖，得2分；公开登录密码，得3分。	3
56		在线支付系统（线上）	根据门诊和住院病人需要提供手机等在线支付	现场查看 要点：模拟体验。 评分标准：未提供服务，不得分；有提供服务，工作人员未告知，得1分；工作人员主动告知服务举措，得3分。	3
57		诊室内记账（线上）	根据门诊和住院病人需要提供诊室内记账功能。	现场查看 要点：模拟体验。 评分标准：未提供，不得分；部分实现，得2分；住院、门诊均能根据需要实现，得3分。	3
58		诊间结算（线上）	门诊诊间完成结算	现场查看 要点：模拟体验。 评分标准：未提供服务，不得分；医务人员、患者部分知晓，未提供服务，得1分；医务人员、患者知晓，能主动提供服务，得2分；诊间结算率30%以上，得3分。	3

序号	维度	指标	指标要求（评价达标成效）	评价方法（赋分）	分值
59	健康管理	住院病人床边结算服务（线下）	住院病人床边完成结算	现场查看 要点：模拟体验。 评分标准：未提供服务，不得分；医务人员、患者部分知晓，未提供服务，得1分；医务人员、患者知晓，能主动提供服务，得2分。	2
60	患者安全	患者生命安全保障措施（线下）	有防火、防水、防电、防毒、防爆警示和措施	现场查看 要点：查看生命安全保障措施。 评分标准：无生命安全保障措施，不得分；有生命安全保障措施但未达部门标准，得1分；有生命安全保障措施符合部门安全标准，得3分。	3
61		患者财产安全保障措施（线下）	有防偷、防盗、防抢安全警示，安装监控装置	现场查看 要点：查看财产安全保障措施。 评分标准：无财产安全保障措施，不得分；有财产安全保障措施但未达部门标准，得1分；有财产安全保障措施并符合部门安全标准，得2分。	2
62		患者生活安全保障措施（线下）	有防滑、防跌、防坠床、防坠楼等警示和措施，有电梯安全警示	现场查看 要点：查看生活安全保障措施。 评分标准：无生活安全保障措施，不得分；有生活安全保障措施但未达部门标准。得1分；有生活安全保障措施并符合部门安全标准，得2分。	2
63		支付安全系统（线上）	有确保手机支付的安全系统	现场查看、询问信息科人员 要点：按规范设置安全系统。 评分标准：未按规范实施，不得分；按规范实施，得2分。	2
64		一室一医一患诊查制度（线下）	实地检查，有完善的制度并实行一室一医一患一诊查	现场查看 要点：查一室一医一患诊查制度。 评分标准：未建立一室一医一患诊查制度，不得分；有制度，个别科室实行一室一医一患诊查，得1分；大部分诊室实行一室一医一患诊查，得2分；全部按要求，得3分。	3

续表

序号	维度	指标	指标要求（评价达标成效）	评价方法（赋分）	分值
65	患者安全	住院、门诊患者就医信息保护（线上、线下）	叫号系统、床头、各诊间等有患者隐私保护措施。	现场查看 要点：查叫号系统、床头、各诊间的隐私保护措施。 评分标准：病人信息未有保护措施，不得分；病人床头、护士站等区域有保护住院病人隐私的措施，得1分；除经管医务人员外均不能获取隐私，得2分；询问医务人员有较强的隐私保护意识，得3分。	3
66		门诊诊室、治疗室、多人病房设置私密性保护设施（线下）	门诊诊室、治疗室、多人病房设置私密性保护措施	现场查看 要点：查私密性保护设施。 评分标准：门诊诊室、治疗室及多人病房无私密性保护设施，不得分；少部分区域有私密性保护设施，得1分；大部分区域有私密性保护设施，得2分；全部按要求，得3分。	3
67		放射检查时提供防护设备（线下）	放射检查时提供防护设备	现场查看 要点：查放射防护设备配备。 评分标准：无防护设备，不得分；有部分防护设备，得1分；防护设备齐全，得2分；检查前主动指导病人、家属穿戴防护设备，得3分。	3
68	医患沟通	医患友好工作宣传（线上、线下）	在各类媒体上广泛宣传医患友好理念，编制促进医患友好关系文集，扩大影响	实地查看，问询员工 要点：查看台账，宣传报道等。 评分标准：无相关报道，不得分；有相关报道，但影响不大，得1分；在自媒体、县区级媒体有宣传，得2分；在不同层面的媒体均有宣传、发声，得3分。	3
69		术前沟通（线下）	按照规定做好术前必要的医患沟通。	实地查看，询问医务人员、患者 要点：询问医务人员、患者，查看病历。 评分标准：不知晓，未实施，不得分；术前沟通，有记录，患者不知晓，得1分；有效术前沟通，患方知晓沟通事项，得2分。	2
70		手术进展动态显示信息系统（线上）	线下动态显示手术进展，线上可查询到手术动态进展情况	现场查看 要点：有可获取手术进展的途径。 评分标准：无获取途径，不得分；等待手术医生告知，得1分；等候区通过电子屏等途径获取信息，得2分；移动设备可获取信息，得3分。	3

序号	维度	指标	指标要求（评价达标成效）	评价方法（赋分）	分值
71		医务人员服务态度（线下）	达到优秀水平	现场查看，问询病人 要点：模拟患者。 评分标准：推诿服务需求或态度生硬，不得分；态度一般，得1分；态度较好，主动提供帮助，得3分。	3
72		在院病人的人性化服务（线下）	对住院病人送长寿面、中秋、春节到床头慰问等，对门诊患者春节送糖果、小礼品等	查阅资料，询问医务人员 要点：有具体举措，询问医务人员。 评分标准：医务人员不知晓，不得分；医务人员知晓，并落实，得2分；服务举措持续有创新，得3分。	3
73	医患沟通	临床医患沟通服务规范（线下）	有临床标准化服务用语和培训、考核制度	现场查看，询问医务人员 要点：查培训、考核制度，询问服务人员。 评分标准：未建立培训、考核制度，不得分；有制度无培训记录，得1分；制度齐全，有相关培训记录，部分人员知晓，得2分；医务人员均知晓，按服务规范开展工作，并持续改进，得3分。	3
74		医技医患沟通服务规范（线下）	有医技标准化服务用语和培训、考核制度	现场查看，询问医务人员 要点：查培训、考核制度，询问医务人员。 评分标准：未建立培训、考核制度，不得分；有制度无培训记录，得1分；制度齐全，有相关培训记录，部分人员知晓，得2分；医务人员均知晓，按服务规范开展工作，并持续改进，得4分。	4
75		护理医患沟通服务规范（线下）	有护理标准化服务用语和培训、考核制度	现场查看、询问医务人员 要点：查培训、考核制度，询问医务人员。 评分标准：未建立培训、考核制度，不得分；有制度无培训记录，得1分；制度齐全，有相关培训记录，部分人员知晓，得2分；医务人员均知晓，按服务规范开展工作，并持续改进，得4分。	4
76		行政后勤医患沟通服务规范（线下）	有后勤标准化服务用语和培训、考核制度	现场查看，询问医务人员 要点：查培训、考核制度，询问医务人员。 评分标准：未建立培训、考核制度，不得分；有制度无培训记录，得1分；制度齐全，有相关培训记录，部分人员知晓，得2分；医务人员均知晓，按服务规范开展工作，并持续改进，得4分。	4

续表

序号	维度	指标	指标要求（评价达标成效）	评价方法（赋分）	分值
77	医患沟通	门诊患者满意度评价系统（线上、线下）	有完善的门诊患者满意度调查方法和分析报告，每月医院网站掌上医院公示	现场查看 要点：查网上功能、资料。 评分标准：未开展满意度评价，不得分；开展线下满意度评价，得1分；开展线上满意度评价，得2分；对满意度评价获取的信息有整改措施，得3分。	3
78		住院患者满意度评价系统（线上、线下）	有完善的住院患者满意度调查方法和分析报告，每月医院网站掌上医院公示	现场查看 要点：查网上功能、资料。 评分标准：未开展满意度评价，不得分；开展线下满意度评价，得1分；开展线上满意度评价，得2分；对满意度评价获取的信息有整改措施，得3分。	3
79		医疗纠纷解决途径与流程（线下）	在医院门诊和住院大厅的显著位置公开医疗纠纷解决途径与流程	现场查看 要点：查制度、流程，询问接待人员。 评分标准：无制度，不得分；有制度，流程公开，得1分；按流程接待，对存在的问题有持续改进，得2分。	2
80		患者投诉流程公开（线下）	成立一站式诉求中心，在医院门诊和住院大厅显著位置公开患者投诉流程	现场查看 要点：模拟患者投诉。 评分标准：未公开，不得分；信息公开，得1分；投诉顺畅，接待人员按流程处理，得2分；对存在的问题，有持续改进，得3分。	3
81		用药提醒（线上）	线上可根据患者服用药品名称提醒患者可能的常用剂量和副反应	现场查看 要点：模拟患者。 评分标准：未提供，不得分；窗口提醒，得1分；有至少1个线上平台可查询，得2分；2个及以上线上平台可查询到处方药信息，得3分。	3
82		复诊提醒（线上）	线上可根据患者病情发出复诊短信或电话提醒	现场测试 要点：模拟患者。 评分标准：未提供，不得分；提供，部分有，知晓度低，得1分；部分有，知晓度高，得2分；全部按要求，得3分。	3

序号	维度	指标	指标要求（评价达标成效）	评价方法（赋分）	分值
83		分人群体验与改进（线下）	发挥医院内外各类人群的作用，为医院找问题、想方法、定对策	现场查看，询问医务人员 要点：查台账资料。 评分标准：未开展此类活动，不得分；有此类活动，但未进行相应整改，得1分；有此类活动，有整改，但涉及的面较窄，部分人员知晓，得2分；涉及各类人群，有记录、有整改，得3分。	3
84		出院病人五回访（线上）	实施出院病人医生电话复诊回访、上门回访、社区责任医生上门回访、特殊病人选择性上门回访、电话满意度抽查回访	现场查看，电话抽查出院病人 要点：查制度，出院病人满意率。 评分标准：无回访制度，不得分；有制度未实行，得1分；开展回访，电话抽查50%出院病人，回访不及时，得2分；全部按要求，得3分。	3
85	医患沟通	在线医生（线上）	线上有在线医生与来访人员进行实时互动交流	现场查看 要点：模拟体验。 评分标准：未提供，不得分；有提供，未互动，得1分；有互动，未实时，得2分；实时互动，得3分。	3
86		出院指导系统（线上）	线上能查询到出院患者的出院指导意见	现场查看 要点：查看出院指导系统。 评分标准：无，不得分；有至少1个查询途径，得1分；获取便捷，有2个及以上的获取途径，得2分；指导信息满足出院患者需求，得3分。	3
87		出院随访系统（线上）	医院信息管理系统有医生可用的出院病人随访系统	现场查看、电话抽查 要点：查台账，询问医务人员流程，抽查3位患者。 评分标准：无，不得分；有制度，得1分；部分开展随访工作，得2分；随访工作按要求落实，得3分。	3
88		出院护理指导系统（线上）	线上有护理人员可使用的出院护理指导系统	现场查看 要点：查出院护理指导系统。评分标准：未提供，不得分；信息量少，未及时更新，得1分；信息全，与医院出院病人相符，得2分。	2

续表

序号	维度	指标	指标要求（评价达标成效）	评价方法（赋分）	分值
89	医患沟通	远程护理监控系统（线上）	线上有护理人员可使用的远程护理监控系统	现场查看 要点：查在用的远程护理监控系统。评分标准：无设施，不得分；有设施，未开展，得1分；偶尔开展，得2分；按需开展，得3分。	3
90		植入器材相关信息查询（线上）	线上可查询植入器材信息和注意事项	现场查看，问询相关人员 要点：患者可查询到医院提供的植入器材信息。 评分标准：无信息或注意事项，不得分；医务人员提供资料并告知，得1分；线上可查询到信息或注意事项，得2分；线上主动向患者推送信息或注意事项，得3分。	3
91		预防接种提醒（线上）	医院可通过上级或本级预防接种系统发送短信或电话提醒	现场查看 要点：查看工作流程、资料。 评分标准：未开展，不得分；有工作流程，部分医务人员不知晓，得1分；接种前能收到提醒信息，得2分；线上可查询接种信息，得3分。	3
92		药品、医疗服务价格公示	医院门诊大厅提供可查询医院药品和各类医疗服务价格的设施，现场有显示器公示药品和医疗服务价格	现场查看 要点：查看公示医疗服务价格的设施。 评分标准：未公示，不得分；已公示，但不规范，得1分；按规范公示，现场提供查询设备，满足需求，得3分。	3
93		患者满意度评价系统	医院设置建议箱，科室每月进行患者满意度调查，并不断持续改进，医院每季进行类似第三方的满意度调查，结果公示，不断持续改进。医院网站微信平台设置建议箱，每天专人收集，微信实时评价	现场查看 要点：上网进行满意度调查。 评分标准：满意度调查低于70%，不得分；满意度调查在70%-90%，无持续改进，得1分；满意度调查高于90%，有持续改进，得2-3分；满意度调查大于95%，并持续改进，得5分。	5

序号	维度	指标	指标要求（评价达标成效）	评价方法（赋分）	分值
94	医患沟通	医务人员服务能力	注重医务人员服务能力的培养，执行首问负责制 入院前的岗前培训 医务人员服务技能培训 服务剧本制定及培训 服务KIP制定及考核	现场查看 要点：上网查询资料、体验服务。 评分标准：未开展服务能力的培训，不得分；执行首问负责制，进行岗前服务能力培训，得1分；进行全员服务技能培训，得2分；进行全员服务技能培训，服务KIP制订及考核，得3分。	3
95		自助服务平台（线上）	24小时自助预约、挂号和查询服务，含微信、微博、网站、自助机。	现场查看 要点：搜索官网、微信、微博等线上平台，查看自助机运行状态。 评分标准：无各种线上平台，无24小时服务的自助机，不得分；有1-2种线上平台，不齐全，得1分；有3种线上平吉，得2分；线上平台齐全且功能发挥良好，得3分。	3
96		与上级医院开展紧密合作型工作（线下）	医院至少与一家以上上级医院开展合作，并有上级医院专家坐诊，与一家上级医院开展紧密合作，有专家长期驻院指导。	实地查看 要点：查协议，查合作成效。 评分标准：无协议，未开展合作工作，不得分；有协议，得1分；有长驻专家指导，得2分；有合作实效，得3分。	3
97		舒适化医疗服务（线下）	根据病人需求，开展内容丰富的舒适化医疗项目。	实地查看 要点：查开展项目。 评分标准：未开展，不得分；开展10个项目以下，得1分；开展10-20个项目，得2分；开展项目20个以上，得3分。	3
98		患者接送服务设施（线下）	在特殊病人及患方病情允许下，医院提供接送服务。	现场查看 要点：查设施配备，模拟患者。 评分标准：无设施，无服务制度，不得分；设施配备齐全，未能提供主动服务，得1分；主动提供服务，得2分。	2

续表

序号	维度	指标	指标要求（评价达标成效）	评价方法（赋分）	分值
99		轮椅、推车服务设施	医院提供轮椅、推车服务	查看实地，问询相关人员 要点：查设施配备。 评分标准：无设施，无服务制度，不得分；设施配备齐全，未能提供主动服务，得1分；主动提供服务，得2分。	2
100		饮用水设备（线下）	实地检查，比较完善的饮用水设备	现场查看 要点：查饮用水设施。 评分标准：无为病人提供饮水设施，不得分；有1-2处饮水设施，得1分；各诊疗区域均有饮水设施，得2分；提供应季茶水服务，得3分。	3
101	医患沟通	满足特殊人群需求的设施（轮椅、盲道、手语服务等）（线下）	满足特殊人群需求的设施和服务（轮椅、盲道、手语、残疾人专用厕所等服务）	现场查看 要点：有满足特殊人群需求的设施和服务。 评分标准：无设施，不得分；设施不全或损坏，得1分；设施齐全，功能完好，有提供手语服务的协议（或人员），得2分。	2
102		分楼层设置挂号、缴费窗口（线下）	根据门诊楼层分布合理设置挂号缴费窗口，减少患者家属来回跑动	现场查看 要点：是否方便病人。 评分标准：无，不得分；少部分区域开设，得1分；大部分区域开设，得2分；全部按要求，得3分。	3
103		专业诊室与医技检查室合理分布（线下）	专业诊室与医技检查科室距离较合理，病人方便	现场查看 要点：布局是否方便病人。 评分标准：不合理，不得分；部分区域不合理，得1分；符合诊疗要求，得2分。	2
104		就诊区环境卫生（线下）	有物业保洁公司人员长期保持就诊区环境卫生并有专人检查监督	现场查看 要点：查院区环境。 评分标准：环境脏乱，不得分；查出3处以上有暴露垃圾、积尘污水，得1分；查1处以上3处以下有暴露垃圾、积尘污水，得2分；全部达到标准，并有定期检查、反馈、整改记录，得3分。	3

序号	维度	指标	指标要求（评价达标成效）	评价方法（赋分）	分值
105	医患沟通	危险物品、放射源案例警示标志（线下）	实地检查，完善的危险物品、放射源案例警示标志	现场查看 要点：查院内危险物品、放射源标志。 评分标准：无警示标志，不得分；警示标志不全，得1分；警示标志齐全，得2分。	2
106		停车场（线下）	有适当的停车场地并有停车场让位于患者的制度	现场体验 要点：查制度，查工作状态。 评分标准：无相应制度，不得分；有制度，未落实，得1分；切实让车位于患者，得2分。	2
107		Apps（线上）	为医务人员提供在线在院病人管理服务	实地查看 要点：查相关软件。 评分标准：无软件，不得分；有软件，未开展，得1分；偶尔开展，得2分；按需开展，得3分。	3
108		电子病历系统（线上）	限本院医务人员权限内使用，符合卫计委标准的结构化电子病历系统	现场查看 要点：查电子病历系统。 评分标准：未实行电子病历，不得分；电子病历系统符合标准，得3分。	3
109		病历流转系统医生版（线上）	医生版和医院HIS系统可查询到病历流转情况	现场查看 要点：查医院提供的病历流转途径。 评分标准：未应用电子化病历系统，不得分；HIS系统可查询病历，得1分；有2种以上方式可查询病历，得2分；移动设备进行病程记录，得3分。	3
110		临床医技沟通会制度（线下）	每月由医务科牵头举行一次临床科主任与医技科主任信息沟通会，双方及时沟通存在的问题并提出解决办法	实地查看，问询员工 要点：查看台账，查知晓率及工作成效。 评分标准：无制度，不得分；有制度，未开展，得1分；开展，无实效，未能有效解决问题，得2分；全部按要求，得3分。	3
111		中医诊疗学习辅助系统（线上）	通过望、闻、问、切，判断个人体质，"因人制宜"制定养生、预防、治疗方案	实地查看 要点：查相关软件。 评分标准：无软件，不得分；有软件，未开展，得1分；偶尔开展，得2分；按需开展，得3分。	3

续表

序号	维度	指标	指标要求（评价达标成效）	评价方法（赋分）	分值
112	医患沟通	员工关爱制度（线下）	实施对医院员工关爱的"十个一"工程，有员工满意度调查制度和方案，及时总结问题并解决	实地查看，问询员工 要点：查看台账，职工满意度调查。 评分标准：无员工关爱制度，不得分；有制度，有举措，得1分；定期开展员工满意度调查，针对问题改进，得2~3分；问询职工，具有较强的凝聚力，得5分。	5
113		传染病及突发公共卫生事件报告和处理服务（线上、线下）	传染病疫情报告率、疫情报告及时率、突发公共卫生事件相关信息及时报告率等考核指标达到国家基本公共卫生服务规范的要求	实地查看，问询相关人员 要点：查看台账资料。 评分标准：未开展，不得分；已开展，管理存在缺陷，得1分；达到部门要求，并能主动服务，得2分。	2
114	疫情防控	院感管理	严格落实标准预防，正确选择和佩戴口罩，正确进行手卫生。加强诊疗环境的清洁消毒处置，做好环境通风管理，落实分区管理要求，合理划分清洁区、潜在污染区和污染区，区别医务人员通道和患者通道	现场察看 要点：查是否符合要求。 评分标准：全部不符合，不得分；环境管理不符合要求，得1分；没有正确戴口罩和洗手，得2分；评分标准：符合要求，得3分。	3
115		检测管理	对发热门诊患者、门急诊中高度怀疑感染患者、入院患者、陪护人员以及医疗机构工作人员等，按照"应检尽检、愿检尽检"的原则，开展相关检测，及时发现院内感染的风险	现场查看 评分标准："应检尽检、愿检尽检"，不得分；符合要求，得3分。	3

序号	维度	指标	指标要求 （评价达标成效）	评价方法 （赋分）	分值
116	疫情防控	发热管理	压实发热门诊的"前哨"责任，严格落实首诊负责制。发热门诊的所有医务人员均应当熟练掌握并落实疫情防控和诊疗方案，加强个人防护，规范开展检验样本采集、运送、保存和检测	现场查看 评分标准：未做到发热门诊要求，不得分；符合要求，得3分。	3
117		隔离管理	对疑似或确诊患者，医务人员应按照有关规定迅速报告和隔离，及时转入定点医院进一步诊断治疗，不得擅自允许患者自行转院或离院	现场查看 评分标准：违反报告隔离制度，不得分；符合要求，得3分。	3
118		社区防控	依据上级防治机构提供的规范、准确的信息，科学开展社区防控宣传教育工作，及时向辖区居民宣传疫情防控核心知识，科学指导辖区居民认识和预防疾病，引导居民树立正确的防控观念，规范防控行为，提高自我防范意识和个人防护能力，出现症状及时就诊等	现场查看 评分标准：未开展，不得分；开展社区防控宣传教育工作，但宣传不到位，得2分；符合要求，得5分。	5

续表

序号	维度	指标	指标要求（评价达标成效）	评价方法（赋分）	分值
119		合理医疗	做到合理检查、合理用药、合理治疗，严格控制医疗费用的不合理增长	现场查看抽查案例，询问患者。评分标准：未做到"三项合理"，不得分；符合要求，得3分。	3
120		医疗服务行为管理	加强用药管理、耗材管理、检验检查管理	现场查看相关制度落实情况。评分标准：未做到，不得分；符合要求，得3分。	3
121		医疗质量监管	加强对医疗技术事前事中事后、医院感染预防与控制、实验室安全等重点技术、重点环节、重点领域的质量安全监管	现场查看相关制度落实情况。评分标准：未做到，不得分；符合要求，得3分。	3
122	清廉服务	落实两项制度	落实处方点评制度，建立药品、耗材的跟踪监控和超常使用预警制度	现场查看要点：查看相关制度，并察看相关记录。评分标准：未落实相关制度，不得分；符合要求，得3分。	3
123		清廉文化进医院、进科室	运用现代网络传播技术，拓展清廉文化阵地，弘扬积极向上的正能量	现场查看要点：查看相关制度和文本，查看开展建设活动的档案，并查看新媒体运用。评分标准：没有开展相关内容，不得分；符合要求，得3分。	3
124		"清廉科室""清廉团队"建设	有包括"清廉科室""清廉团队"建设规划、方法、活动要求等内容的《清廉科室、清廉团队建设标准》，有表彰及典型事例	现场查看要点：查看相关《标准》和文本，查看开展建设活动的档案。评分标准：没有开展相关活动，不得分；开展相关活动，得3分。	3

序号	维度	指标	指标要求 （评价达标成效）	评价方法 （赋分）	分值
125		廉情分析制度	及时做好对苗头性、倾向性问题的梳理、处置。编制《清廉服务手册》	现场查看 要点：查看相关制度，查看《清廉服务手册》，查看相关案例处理记录等文本。 评分标准：未编制《清廉服务手册》，不得分；编制《清廉服务手册》，得3分。	3
126		医务社工专兼职队伍（团队）	医共体分院有若干支兼职医务社工队伍（团队）；医共体总院有社工人员的办公地点和必要的工作设施；每年有不少于4次的医务社工培训活动	现场查看 评分标准：未做到，不得分；符合要求，得3分。	3
127	清廉服务	领导重视医务社工工作	党政一把手亲自过问社工工作开展情况，总分院每次班子会议或办公会议均有医务社工议题	现场查看 要点：调研、座谈了解，询问相关人员，查看资料。 评分标准：未做到或有缺陷，不得分；符合要求，得3分。	3
128		社工管理	医共体总院设立医务社工部负责制订年度规划，并落实社工管理和考核	现场查看 要点：调研、座谈了解，询问相关人员，查看资料。 评分标准：未做到或有缺陷，不得分；符合要求，得3分。	3
129		开展院内社工服务	了解患者情况，能发现患者存在的问题；能与医院服务团队很好合作，医生、护士和社工之间能有良好的配合；能沟通医院以外各种社会资源的联系；倾听患者对医院工作的意见；参与有关医疗制度的制订和服务措施的改善	现场查看 要点：调研、座谈了解，询问相关人员，查看资料。 评分标准：未做到或有缺陷，不得分；符合要求，得3分。	3

续表

序号	维度	指标	指标要求（评价达标成效）	评价方法（赋分）	分值
130		开展患者家庭社工服务	关注患者家庭对患者的影响，设法排除对患者医疗康复不利的因素	现场查看 要点：调研、座谈了解，询问相关人员。 评分标准：未做到或有缺陷，不得分；符合要求，得3分。	3
131	清廉服务	开展社区健康社工服务	参与健康教育，参与心理辅导，参与公共卫生、疫情防控、慢病管理、签约服务等 总院每年开展的患者支持项目5项（如帮助患者及家属有效预防、缓解和解决因疾病导致的情绪、心理和社会问题）。 每个分院开展的患者支持项目不少于3项（如对老年群体、慢病群体提供全方位服务；借助签约服务帮助患者和家属排解心中的苦闷，预防可发生的并发症等）。	现场查看 要点：调研、座谈了解，随机询问医务人员和患者，查看资料 评分标准：未做到或有缺陷，不得分；符合要求，得3分。	3
132	文化体系	高质量外显文化系列	展示在外部的各种具有医院文化性质的有形物体和行为，包括标志、指引、礼仪、服饰、文本及员工线上线下的行为举止等	现场查看 评分标准：未开展或不符合，不得分；外显文化系列齐全，基本符合文化特点，得3分。	3

序号	维度	指标	指标要求 （评价达标成效）	评价方法 （赋分）	分值
133	文化体系	高质量制度文化系列	医院具有文化特色的各种规章制度、道德规范、行为准则以及各类诊疗服务环节的文化内涵等	现场查看 要点：现场进行调研，查看落实情况。 评分标准：未开展或不符合，不得分；制度文化系列齐全，基本符合医院文化建设要求，得3分。	3
134		高质量精神文化系列	是医院的灵魂和支柱，决定着医院文化的性质和方向，包括院训、院歌、员工行为规范、品牌用语等体现医疗服务的价值观及员工主体行为、目标意识的文化内容。	现场查看 要点：现场进行调研，查看落实情况。 评分标准：未开展或不符合，不得分；制度文化系列齐全，基本符合医院文化建设要求，得3分。	3
135		医院高质量优秀文化基因培育	对已显示医院特色的文化元素进行"基因"强化理性培育。组织医院优秀文化基因的宣传、培训以及各种形式丰富多彩的相关活动	现场查看 要点：主题研讨，系统挖掘，素材梳理。 评分标准：未开展或不符合，不得分；整理形成已显示"临平五院"特色的文化"基因"，并进行宣传、培训及组织各种活动，得5分。	5
136		医院高质量优秀文化基因展示	在院区醒目位置对医院核心文化进行展示，各宣传平台均体现医院核心文化要素，包括其他医院特征物品上均要有所体现。通过全方位展示和活动，加深职工印象，根植文化基因，加速文化认同，走向群体共融	现场查看 要点：现场进行调研，询问相关人员。 评分标准：未开展或不符合，不得分；能够全方位展示，得3分。	3

续表

序号	维度	指标	指标要求（评价达标成效）	评价方法（赋分）	分值
137	服务感受	举办"阳光病友节"，高质量提升区域民众服务感受	面向区域群众，体现医院特色（中西医结合、康复、心理卫生等），融入医患友好优秀元素，并与社区及区域人群互动	现场查看 要点：在"阳光病友节"现场查看形式、内容与效果，并现场询问居民、病友及家属的服务感受。 评分标准：共5分，根据感受程度适当赋分。	5
138		举办"阳光健康日"系列活动，高质量提升区域民众服务感受	组织开展"阳光健康日"系列活动，如"治未病日""亚健康日""心理健康日""除陋习日"等，根据医院特色和实际，每年可按节气、月或季节进行。地点可在院内、社区，具有一定声势	现场查看 要点：在"阳光病友节"现场查看形式、内容与效果，并现场询问居民的服务感受。 评分标准：共3分，根据感受程度适当赋分。	3
139		社区家庭医生签约服务微信区域平台，高质量提升区域民众服务感受	家庭医生签约团队将各项服务项目发布在微信群，整合连接为一个区域平台，从而将原来签约服务的单方面服务提升为医患之间的互动	现场查看 要点：现场演示，查看平台运行及维护情况，并通过平台即时联系签约对象，了解感受。 评分标准：共3分，根据平台运作效果适当赋分。	3

序号	维度	指标	指标要求（评价达标成效）	评价方法（赋分）	分值
140		社区家庭医生签约团队服务功能的高质量提升	签约团队服务功能的提升主要体现在三个方面：（1）如何将签约服务成为疫情防控的"哨点"；（2）如何通过签约服务消除公共卫生服务的"盲点"；（3）如何将签约服务形成健康需求的"支点"。	现场查看 要点：现场调研、走访签约团队医生和签约对象，了解签约团队的工作，了解签约对象的感受，据此对签约团队的服务功能及其提升进行综合性评价。 评分标准：共3分，根据评判情况适当赋分。	3
总计	维度：8	指标：140			400

四、医共体20年探索实践形成的12项优秀元素

余杭区第五人民医院医共体20年探索实践形成的12项优秀元素

摘要：20年前，根据当时余杭区政府建立区第五人民医院的决策，余杭区第五人民医院（以下简称"余杭五院"）创立了"三级垂直医疗卫生服务网"，以区—街道—社区"三级垂直管理"的形式，开始了"区域医共体"的探索，其建设理念、形式、架构及做法，与现在政府所推行的县域医共体模式高度契合。"区域医共体"范式的提出和逐步完善，是医疗卫生服务的供方在政府支持下，对健康需求旺盛的城市发展新区医疗卫生服务高质量、同质化的探索性响应。由于区域发展的不平衡，经济发展较快的区域，首先暴露出传统的与行政管理相嵌套的逐级服务模式的制度性缺陷，提出了"区域医共体"的实践探索命题，为政府随着经济社会的发展，全面推进"县域医共体"建设作出了有益探索尝试。余杭五院坚持走"大专科小综合"之路，实施"区域性布局资源、谋求差异化发展、创新健康服务模式"的战略，推动各分院实行功能转型，坚持对全院包括社区卫生服务中心、服务站，实行人、财、物统一管理，对各社区卫生服务中心实行"三统一"管理机制，即"工作统一部署，任务统一落实，人员统一调配"。2011年，余杭五院对10年的探索实践进行了回顾性研究，完成了《三级垂直医疗卫生服务管理模式研究》的课题，将区域实践探索转化为具有普遍意义的科研成果。

余杭五院"区域医共体"建设可以分为三个阶段。第一阶段为2001年—2011年，主要是初创和组织体系、功能、制度的逐步完善；第二阶段为2011年—2017年，主要是制度的完善、巩固和提高，人事、财务与绩效、医疗与医保、信息与设备、公共卫生等进一步统一，总院和3家分院（社区卫生服务中心）全部完成异地新建和硬件改造，所属23个社区卫生服务站完成迁

建或重新装修。第三阶段为2018年至今，主要按照上级医共体建设的新精神、新要求，继续深化、落实、创新。余杭五院的"区域医共体"探索实践，不仅使区域内常住人口和暂住人口享有了"同质、均等、一体化"的卫生服务，也为城市基层公立医院改革提供了可借鉴的经验。

优秀元素 1

冠名：目标明确，服务一体

释义：20年前，余杭五院的区域服务人口为25万，其中暂住人口10余万。实行"三级垂直医疗卫生服务管理模式"，医院所追求的服务理念以及所要达到的目的非常明确，就是要让辖区老百姓享受到"同质、均等、一体化"的卫生健康服务。总院和4家（当时有4家，后撤并为3家）社区卫生服务中心走以"六位一体"为主要内容的社区卫生服务发展之路，目标一致，优势互补，服务融通，确保区域内卫生资源得到充分有效的利用。

点评：20年前进行这一模式尝试的时候，医院管理者就有了方向明确的追求，那就是让区域内的城乡居民都能够享受到同质、均等、一体化服务，这正好印证了现在政府所推行的医共体建设所追求的服务。正因为有了这一方向明确的追求，这一体制多年来一直受到老百姓的称道和认可。

基本做法

因为区域内的网络体系是内部结构，实施的是人、财、物的统一管理，所以在医疗资源的利用上，可以按照不同的服务功能加以合理配置，重新定义总院、社区卫生服务中心和服务站所承担的工作职责，并且在职责范围内做好各方面的工作。

在院内建有共同的信息平台，实行资源共享，总院所有医疗设备均向所属中心和服务站开放，各中心、服务站诊治病人时需要用总院的医疗设备进行检查，开好单子就地付费后直接进入总院检查，无段再挂号开单。

在资源的配置中，各社区卫生服务中心不设住院病房，在社区就诊的病人如需住院即送总院病房住院，有完整的双向转诊制度。医院实施双向转诊的形式主要有两种。一是总院—省市级医院—社区康复的双向转诊，医院诊治病人如有技术难题可以请求上级专家会诊或手术，也可以经过联系后直接转至省市级医院住院或手术，待病情稳定后再转回医院或社区卫生服务中心进行康复治疗。二是社区卫生服务中心或服务站—总院—社区康复的双向转诊，在社区难以解决或需住院的病人由社区医生联系总院，直接转入总院治疗，待问题解决后回社区进行康复治疗。

余杭五院按照"三统一"工作机制，建立了一支由35名专兼职公共卫生人员组成的队伍，建立并完善公共卫生突发事件的各种应急处置预案，由公共卫生科统筹全院公共卫生工作，落实疾病预防控制、卫生监督管理、妇幼保健等各项工作任务。

优秀元素 2

冠名：五个到位，夯实基础

释义：20年来，余杭五院医共体以"总院"带"分院"的的工作机制做到"五个基本到位"，即医院管理体系基本到位，人才队伍建设基本到位，医院建设规模基本到位，医疗设备配置基本到位，社区卫生、公共卫生服务体系基本到位。

点评：医共体中总院与分院之间不是简单的组合，更不是硬性的"拉郎配"，而是体现在一个"带"字，即总院要带好分院。那么总院应如何带分院呢？余杭五院医共体的"五个基本到位"对县域医共体建设具有很好的指导作用。

基本做法

管理体系建设：总院按照等级医院标准建设，坚持走"大专科小综合"发展之路，"平台要平，特色要特"。根据功能定位和网络布局的特点，余杭五院对内部管理体制作了重大调整，确保管理责任落实。医院领导班子对总院、各社区卫生服务中心实行人、财、物的统一管理。

人才队伍建设：按照医院和各社区卫生服务中心的不同功能定位，合理配置人力资源，加强队伍建设。总院着力打造一支学历高、素质好、技术硬的医疗卫生技术队伍，无论是临床还是医技科室，均有高学历、高职称医务人员作为业务技术骨干，统筹医疗业务工作。所属各社区卫生服务中心及社区卫生服务站队伍的建设则按照"六位一体"服务模式配置医务人员，服务中心及服务站的医护人员全部进行全科岗位的规范化培训。

基础设施建设：医院按不同的服务功能配套基础设施建设，总院按医院的功能建有门诊楼、住院楼、急诊楼和公共卫生服务楼；各社区卫生服务中心按规范化要求设医疗康复区、预防保健区和行政区；社区卫生服务站用房面积大部分达80平方米以上，按示范社区卫生服务站标准进行设施配套。

医疗设备配置：按不同的服务功能进行相应的配置，总院配有螺旋CT、CR、全自动生化分析仪、彩色B超、腹腔镜、电子胃镜、肠镜等县区级医院必备的医疗仪器设备。各社区卫生服务中心和服务站也同样配备较为先进的与其功能相适应的多种仪器设备。

公共卫生服务："三级垂直网络"充分显示了优势，实行人员、管理、工作的"三统一"的机制，取得明显效果。遇需求改变时做到上下联动合理安排，有效地克服了"低需求时人员过剩，高需求时无力应对"的弊端。在管理上，总院实行条线管理责任到人，工作上下统一，报表统一汇总上报。在工作上，实行例会制度，每月各中心防保人员定期到总院开会，按工作要求，结合实际统一落实，使公共卫生各项工作更加规范。一旦发生公共卫生突发事件，总院可以在最短时段内统一调配到位，对工作统一指挥，对信息做到上下贯通，从总院到社区卫生服务中心，一直到卫生服务站，可以在最短时间内做到"三级同步运转"，应急能力强。

优秀元素3

冠名：四个强化，维护健康

释义：余杭五院医共体在建设中注重四个强化，一是强化基本公共卫生服务，如根据辖区地域广泛的特点，明确总院与分院的责任区块，形成无死角的服务网络，并根据考核结果进行绩效分配。二是强化分级诊疗，如实行医保政策引导，完善相应流程，提升基层首诊率；推出签约对象住院信息提示系统，与家庭医生的信息对接；引导患者配药进社区，方便慢性病患者。三是强化签约服务，如实行签约服务目标责任制，标化服务人员配备，规范上门服务行为。四是强化重点人群服务，如提高老年人体检服务标准和实行慢性病"长处方"服务。

点评："医共体是一个共同体，就得以健康为中心。"余杭五院医共体对此十分明确。有了"以健康为中心"的理念,才会突破传统服务模式的窠臼,在服务理念与服务方式上不断创新。"四个强化"就是这方面的具体体现。

基本做法

创新公卫管理精准化,当好基层"守门人",为健康余杭建设添砖加瓦。通过强化培训,建立健全公共卫生管理新理念,公共卫生管理中心牵头,以座谈会、邀请专家指导等形式对分院公共健康部工作人员进行系统培训。

建立余杭五院医共体公卫质控团队,通过联合专业公共卫生指导团队,定期学习新的公卫质控知识,持续改进。公共卫生管理中心下设条线专管员,按条线做好整个医共体内培训指导、督导检查、信息监测等工作,同时落实"四项机制",即任务清单制、同步部署制、信息通报制、模块发展制,每月"一会议、一列表、一简报"。每月召开医共体公共卫生例会,交流工作情况及存在的问题等;每月按任务书下发重点工作列表,实现任务清单化。创新模块化发展,在充分调研和座谈前提下,由3个分院各自牵头1-2项公共卫生工作,实行试点,做到"牵头管理,差异发展,整体推进"。通过完善监督,建立健全检查督导考核机制。日常工作每月报告,突发重大工作实行日报,每月编发工作简报,对总分院公共卫生数据进行排名、分析和整改。

组织分院的全科医生团队,开展家庭医生签约工作专项培训。通过细化分工,建立健全内部运行机制。制订统一的绩效考核评估方案,考核成绩与绩效挂钩,其中将家庭医生签约考核成绩直接作为日常绩效的质量系数。

优秀元素 4

冠名:五个统一,统筹运作

释义:余杭五院以工作统一部署、人员统一调配、财务统一管理、资源统一配置、绩效统一考核的"五统一"工作模式,有效推进县域医共体建设工作,促进总分院同质化管理,不断为辖区居民提供优质、温暖的医疗服务,受到老百姓的称道和认可。

点评:余杭五院医共体建设中的一个特点,就是注重运用现代管理理论与方法,提升医共体的管理水平。"统筹运作"就是具体的体现,用余杭五院医共体管理者的话来说,就是"人、财、物是发展的保障,就得统筹运作。"

可谓说到了点子上。

基本做法

医院创新管理模式一体化,破旧立新"一盘棋",抓好队伍建设,通过"一办七中心一科"、三大部门对分院一管到底。创新人力资源统筹化,融合融通"一张网",统筹分院3名兼职人事管理员,每周固定日在总院办公,参加科室周会和每季度的人事工作例会,用活人力资源政策,规范岗位职责设置,建立能进能出、能上能下的内部柔性流动用人机制。

创新财务管理科学化,算好管好"一本账",财务绩效管理中心组建绩效组、账务组、收费组、内控组、综合运用组,统一负责总院及下属3个分院的财政预算、财务管理、成本管理、价格管理、资产管理、审计监督、内部控制等工作,各分院只设立出纳员。

成立医共体绩效管理委员会,建立了以工作数量、工作质量、运营管控、满意度及区卫健局年终考核相结合的考核办法,制订医共体统一的绩效考核评估方案。

创新医疗服务同质化,夯实基层"安全垒",搭建医共体下的质量与安全三级架构,医疗质量管理中心牵头,医务、护理、院感、质管等业务部门对分院及服务站进行定期督查、统一考核,实现总分院质量与安全同质化。对总分院的生产安全管理实现同规划、同部署、同检查、同落实、同考核。

推进医技科室一体化管理。创新后勤管理标准化,打通数据"高速路",总分院信息系统、硬件设备按照统一规划、统一部署、统一采购、统一调试、统一安装、统一维护进行管理。建立采购科,除基建项目、药品、设备以外,对总分院的物资、耗材、器械等实行统一采购、统一合同、统一管理。采购科制订合同管理办法、钉钉会签工作制度,进一步规范采购行为。

优秀元素5

冠名:注重结果,深化评价

释义:10年前,余杭五院进行了《三级垂直医疗卫生服务管理模式研究》的课题研究。健康报社组织专家组,对余杭五院医共体运行情况进行了全方位的调研和论证,给予了"五项基本评价"。一是探索区域卫生发展体制创新，使区域卫生与社区建设相适应；二是确立区域内"全科"服务理念，使辖区内人群充分享有均等化的卫生服务；三是优化区域内人力资源配置，使卫生服务能力与需求一致；四是盘活区域内卫生资源，使资源利用最大化；五是规范的绩效考核，使各项服务高效规范地运行。

点评：纵观当前县域医共体建设，"貌合神离"的现象还是很普遍，原因就在于建设者们仅停留在上级要求上，不注意这项涉及理念、体制与服务方式重塑的改革应逐步深化。"五项评价"对推动县域医共体向纵深发展提供了重要经验。

基本做法

标准的制定是在对问题调查梳理的基础上，从纵向的院前院中院后到横向的七个维度（导医系统、硬件环境、虚拟环境、就医流程、医患构通、支付系统、个人疾病和健康管理），结合医院实际运行水平，制订了113项既可操作又须推进的具体量化指标，这不仅是医患友好度建设的蓝图，也是对医院发展、服务改进前景的合理展望。

医院从试点阶段的评价标准1.0版本发展到示范阶段的2.0版本，反映了医院医患友好度建设目标的实现，内涵的深化。有了评价体系标准，精心设计推进方法、适时推出核心举措成为"试点"和"示范"建设能否取得成效的关键。正是在"试点建设"和"示范建设"中实施了6种推进方法和12项核心举措，使得医院医患友好度三年建设得以持续深化，不断创新，得到社会、患者和员工的多方满意。

医患友好度的推出，正是互联网技术在医疗领域广泛应用的产物。借助"互联网＋智慧医疗"，构筑高效、便捷医疗服务网成为医患友好度建设的一个非常重要的互动平台。它让医院实现了流程再造，也使医院内部信息高效互通，更为医患之间架起了一座信任和友好的桥梁。医患友好的根本是医患互动，友好相处，在医患友好度建设的各个运行环节中，必须坚持全员培训、全体参与。

优秀元素 6

冠名：勤于探索，勇于实践

释义：近年来余杭五院与时俱进，开展并完成了《基层医院医患友好度评价体系的研究》《医患友好度建设研究成果的推广路径设计》《医疗服务"最多跑一次"的行动策略与运行路径》等科研课题项目的研究。

点评：余杭五院医共体建设的路程不仅有实践的探索，更有理性的研究，所开展的一系列科研项目研究，显示出可贵的探索精神，而这种探索精神恰恰是医共体建设中所需要的。

基本做法

余杭五院在开展各项工作中一直以区委、区政府、区卫健局的中心工作为指引，以医共体建设、医患友好度建设为特色，以不断打造"患者眼中温馨、员工心中温暖、老百姓身边有温度的医院"为目标，共融医院文化内涵，做优医共体服务品牌。

关心员工的工作和生活，关注员工的成长，引导和促进员工爱岗敬业，立足本职，奋进成才。丰富员工的文化生活，让员工拥有"和谐""奋斗""进取"的职业环境。

加大关爱患者的力度和维度，以问题为导向，在医疗服务过程中善于发现问题和缺陷问题，并主动予以解决。深化"互联网+"建设，持续推进"最多跑一次"，创新服务举措常态化。进一步规范服务行为，让患者享有"温馨""透明""智慧"的服务环境。

优秀元素 7

冠名：医患友好，全国示范

释义：2015年1月，余杭五院积极引进医患友好创新理念，成为全国基层医院医患友好度建设试点。2015年12月5日，余杭五院作为《全国基层医院医患友好度建设试点》通过评估后，又于2017年11月17日通过《全国基层医院医患友好度建设示范基地》项目验收，成为全国第一家医患友好度示范单位。医院将医患友好理念在区域人群中实现全覆盖，让全体员工以自己的实际行为践行医患友好理念。由此，一个个影响服务质量的"症结"被解析消除，一件件影响患者情绪和感受的"关键小事"被梳理改善。医患友好度建设使"老百姓身边的医院"更有温度。

点评：医患友好度，为余杭五院的县域医共体建设注入了新的活力，形成了新的运行机制，线上线下与院前、院中、院后全链条服务，使总院和分院的服务更加有机融合，进一步增强了居民的就医体验和感受。

基本做法

从2015年起，余杭五院在区域医共体探索实践中，积极引入"医患友好"文化路径。结合国家卫计委改善医疗服务行动计划，开展"医患友好度"建设课题研究工作，以"患者友好"文化为切入点，全面审视医疗卫生服务流程的环节，努力实现服务创新、管理创新，全院范围的医患友好文化氛围浓厚，为患者多做一点，为员工多做一点，互信、互助、互暖，不断提升患者的获得感和员工的幸福感。

"医患友好度"设想的提出，是在互联网时代建设的平台，为优化医院就医流程、改善患者就医体验提供全新视角和工具。通过研发一套符合国情的新型医患友好评价体系，倡导医疗机构主动向患者提供就医信息及互联网工具，帮助患者管理好自己的健康，同时通过"互联网＋"搭建便捷高效的医患互动平台，回应患者的诉求等。将服务的触角延伸到院内院外与患者相关的每一个角落，倡导构建"以患者为中心，以互动为抓手，以友好为目标"的医院软实力，让医疗服务回归本质。

经过一年的试点、两年的示范建设，"医患友好度"课题研究工作取得了丰硕的成果，医患友好的美誉度、关注度、活跃度和忠诚度都得到了极大的提升，连年荣获由健康报组织评选并颁发的全国"改善医疗服务创新医院"和"改善医疗服务示范医院"的称号。示范建设项目经过专家严格的评估顺利通过。医患友好理念在总院的实践及其展示，推动了各分院医疗服务模式的改进和创新，整个医共体形成了医患友好良性"生态园"。

优秀元素8

冠名：中医服务，创新路径

释义：余杭五院医共体针对社区中医药服务缺乏"路径"建设这一状况，

从梳理社区中医药服务的现有"路径"着手，通过文献研究、社区问诊（居民调查）、专家咨询等方法，对现行的社区中医药服务"路径"进行了研究和梳理，分析了现有"路径"存在的问题，在此基础上设计出社区中医药服务"新路径"思路，并提出了编制社区中医药服务"路径图"的建议。

点评：中医药服务是医共体建设的重要服务内容。然而，目前社区中医药服务尚存在盲目和无序状态，怎样突破传统的社区中医药服务形式而有所创新，有所前进？余杭五院医共体进行的《社区中医药服务路径探讨》项目研究，不仅设计了新的社区中医药服务"路径图"，而且提出了社区中医药服务服务保障措施和方法，对推动县域医共体中医药服务能力的提升提供了指引性的"路径"。

基本做法

医院通过建立省市医院—区属医院—下属分院的三级中医药服务网，不仅使总院的中医药服务氛围逐渐浓厚，更是在分院实现了中医药服务高评价，提升了医院中医药服务在区域内的影响力。

医院门诊非药物中医技术治疗人次占比从2014年的7%上升至2019年的13.19%；病区非药物中医技术治疗人次占比从2014年的60%上升至2019年的85%；门诊中医治疗率、病区中医治疗率逐年提升，门诊中药饮片处方占比从2014年的13%上升至2019年的17%；病区出院患者应用中药饮片人次占比从2014年的31%上升至2019年的45.05%（浙江省卫健委浙卫发〔2020〕27号文件要求60%），中医护理适宜技术项目扩大到24项。中医单病种、中医临床路径从无到有，单病种数现增加至58个，设置中医临床路径31个，建设治未病科，开展中药处方点评工作、加强代煎中药质量控制等。

各分院均开设中医药服务专区（中医馆），设立名医工作室，建立中西医结合儿科分院，提升分院中医影响力。总院派驻各分院执行护士长，开展分院的中医护理适宜技术工作，总院对各分院的专科护士进行指导和培训。在3个分院开设"护理中医适宜技术门诊"，目前开展耳穴贴压、穴位贴敷、中药雾化、拔罐等6项中医护理适宜技术。所有社区卫生服务站均建立中医治疗区。

优秀元素 9

冠名：社区联动，互促互进

释义：余杭五院重新梳理了院前、院中、院后流程，特别强调院后服务，不仅对就诊患者，更对辖区内慢性病患者、健康人群等进行服务。借助形式各异的服务载体，增进互动，做好健康守门人，促进医院服务质量的提升。

点评：在医共体建设中，医院把与社区人群的互动作为融入医院管理、深化医疗服务的重要环节，既体现了医院的温暖文化，又深度挖掘了公立医院社会责任的内涵和服务形式，切实打造"老百姓身边有温度的医院"的品牌。

基本做法

医院成立病友服务中心，全面推行"全程非医疗技术服务"，打造集院前、院中、院后综合性一体化的全人群服务管理模式。对出院后患者，开展深耕社区五回访（经治医生电话回访、特殊病人科室回访、病友服务中心电话回访、职能科回访、社区责任医生回访），启用"点点医生"服务，通过扫医生专属二维码，与医生进行对话，增强医患互动。

对辖区内慢性病患者，由责任医生管理，90%以上慢病患者建立了健康档案，分等级开展上门随访、电话随访、诊间回访。为辖区内居民提供上级医院转诊服务。开设慢病俱乐部，定期进行慢病管理指导。

借助校医派驻载体，开展中小学生用眼卫生干预，运用"德尔菲法"构建小学生视力素养评价指标体系。

开展健康科普讲座、义诊进社区、企业、学校等活动。加强与社区的互动，组织"5.12护士节"等主题日文化展示专场，与社区居民共跳"中医养身经络操"，社区居民主动参与医院的联欢。与医共体周边社区建立"1+N健康同行幸福同心"党建联盟，让党建活动进入社区。

优秀元素 10

冠名：员工主体，归属感强

释义：在医共体和医患友好度建设过程中，员工友好作为重要内容，医院把爱传递给员工，再通过员工让服务对象感到温暖，服务对象又通过找问题、提建议的方式促进医院服务质量的提升，形成了"优质闭环"。医院以人性化管理让员工感到温暖，以信息化建设为支撑，以激励引导为手段，促进员工成长，使医共体中的所有员工的归属感与凝聚力越来越强。在医共体的环境下，无论是总院员工还是分院员工，就像一个大家庭，一个充满活力的团队，每个员工都为"我是五院人"而感到自豪和骄傲。

点评：在医共体这个大家庭里，员工有很强的归属感，因而也就有了对事业的热情和对工作的积极性，从乐于奉献，因此他们在签约服务、分级诊疗等工作中屡有佳绩，赢得了社区居民良好的口碑。

基本做法

医院以"员工友好文化"为着力点，实现员工满意度持续提升。通过人性化管理让员工感到温暖，提出"轻松过节不考试"理念，开设九大俱乐部，举办"从医初体验"夏令营活动等。

通过信息化平台建设，提高员工开发"医田园"App移动管理住院患者；开发中医辅助开方系统、后勤智慧化管理系统；推行移动查房、移动护理；引入护理输液监控系统、多参数生命体征检测仪、317护健康教育平台；为每个楼层示教室配备投影仪、笔记本；实行电子化交接班、危急值短信提醒等。

通过委员会制度、员工服务中心建设、院长午餐会等形式增强员工的主人翁意识，实现满意度评价工程网格化，建立职能科月度评价、医院满意度半年评价、科主任满意度年度评价、食堂满意度实时评价等评价制度，通过评价改进医院内部的服务质量与流程。

把"最多跑一次"理念引入服务员工的层面，将"让员工少跑一次"的理念落地。关注员工的成长和成功，为员工提供学习成长的工具提升员工职业技能，发挥员工特长优势，为员工的职业成长"添砖加瓦"。

优秀元素 11

冠名：健康生态，优良环境

释义：余杭五院在医共体建设中，全力营造医共体内员工的职业生态环境，要"实现'生态'合作，就得让资源在区域内'动'起来"。医共体内人员统一招聘，统一培训，统一使用，统一管理；对医共体内人员的岗位设置和职称聘评等实行统筹机制，并且充分发挥员工的特长，让尽可能多的员工到适合自己的岗位上去，在医共体内实行无障碍人员流动。

点评：医共体是一个"生态圈"。灵活的薪酬制，具有竞争性的岗位设置，柔性的人员流动，上下畅通的交流渠道，宽松的学习环境……这些元素为这个"生态圈"提供了肥沃的土壤、适宜的气候、丰富的营养，为每个员工的职业成长营造了良好的生态环境。

基本做法

人力资源管理中心制定全院岗位设置方案，统一岗位设置，淡化（目前尚不能完全取消）身份限制，编制全院岗位说明书，明确岗位职责、聘用条件和考核标准。以"当量值"考核、薪酬分配一体化实质性地突破了身份限制。

实行岗位动态管理，缺什么补什么，先竞聘后上岗。针对200多名编外人员（主要是护理、医技和药剂岗位）制定了《编外人员管理办法》，对护理人员按岗位分为一、二、三线管理。

各分院需要增加人员，由分院提出招聘计划，人力资源管理中心会同派驻分院的人事干部进行现场调研，对工作量和增员必要性确认，经人力资源委员会讨论决定，制订总分院年度招聘计划。在上级部门分类核定的基础上，总院（区属医院）和各分院（社区卫生服务中心）的编制总量由医共体统筹使用，在医共体内部实行"一视同仁"。

分院新招聘人员按照医院标准进行规培和入职培训后，对于专业服务岗位，只要符合执业要求，就可以在内部合理轮岗有序流动，不仅3家分院之间可以横向流动，总分院之间也可以纵向流动。截至2020年7月底，总院编制在分院岗位人员55人，分院编制在总院岗位人员49人，分院与分院之间岗位调动人员11人。

优秀元素 12

冠名：学习赋能，永葆活力

释义：余杭五院在20年医共体建设中，打造了"学习型医共体"，对员工采取各种形式抓学习、抓培训、抓技能提高、抓知识更新，建立了员工成长与能力提升的"营养库"，为医共体的人才队伍建设源源不断地输入"营养"。

点评：在医共体的建设中，余杭五院一直在学人之长，增加多方面的"营养"，从高层到中层，一直到每个员工，理念更新、技术提升、能力提高等方面的学习从未间断，这种"学习型的医共体之路"注定会越走越宽。

基本做法

由科教培训科牵头汇总和梳理各条线每年的培训计划，督导实施。医院每年开设医患友好大讲坛，不仅邀请业内的领导和专家进行授课，还邀请了公安、学校、保险公司、IT、知名节目主持人等行业外的成功人士来介绍他们的成长历程和感悟。

组织辩论赛、读书会，寻找员工间的差距，促进成长。组织员工进行管理工具的培训，让员工学会用工具来管理医疗质量、改进流程。

启用医学考试系统、移动端医链App、科教教学系统等，让员工拥有学习的平台。开办启航计划十分钟课堂，制订规培生回院学习制度、师带徒制度成立科研创新学习小组，开展教学小讲堂等，通过各种形式的学习、交流和带教，提升员工的专业技能。

五、《健康报》通讯报道

让"医患友好"与医共体建设深度融合
——浙江省杭州市"临平五院"医共体建设创立"升级模板"

通讯员赵玲　蔡丽芬　本报记者郑纯胜　特约记者李水根

《18年运行营造"医共体生态圈"》是《健康报》于2018年9月19日3版刊发的一篇深度报道，其中的创新认识与方法至今仍被各地借鉴引用。

自2020年开始，浙江省杭州市临平区中西医结合医院（以下简称"临平五院"）作为这篇报道所涉及的主体单位，又在全国率先提出了将"医患友好"理念与县域医共体建设"深度融合"的创新目标。

临平五院经过3年的探索与实践，已取得了理论与行为的新突破，并逐渐形成了适合新时期高质量发展的"升级模板"。

近日，由健康报医患友好研究中心主办的"让'医患友好'与医共体建设'深度融合'现场会"在临平五院召开，向各地推荐其成功做法。

"'升级模板'是怎样形成的？"针对记者的提问，临平五院医共体党委书记王泽军给出了"三步跨越"的回答。

第一步"棋先一着"：一场历时20年的以问题为导向的攻坚，终于在破解"三大难点"的同时，率先实现了"三个一"。

临平五院是一家区级基层医院，在2001年就以"三级垂直管理"的形式开始了"区域医共体"的探索，其建设理念、形式、架构等，与2018年政府推行县域医共体改革模式高度契合，率先实现了"三个一"（一家人、一盘棋、一本账）。临平五院为各地掀起的医共体改革提供了可复制的"初级模板"。

据王泽军介绍，"棋先一着"所取得的成效可以概括为"三个阶段"的分步推进和"12个优秀元素"的积累与形成。

2020年年初，临平五院对前20年的探索与积累做过一次全面的"复盘"

评价：前20年的改革可分为三个阶段。第一阶段是2001年至2010年，主要是"区域医共体"初创和组织体系、功能、制度的逐步建立。第二阶段是2011年至2017年，主要是制度的完善、巩固和提高，人事、财务绩效、医疗与医保、信息与设备、公共卫生进一步统一，同步总院和3个分院全部完成异地新建和硬件改造，所属26个社区卫生服务站完成迁建和重新装修。第三阶段是2018年至2020年，相关改革使区域内常住人口和暂住人口享有"同质、均等、一体化"的服务。

"12个优秀元素"则集中反映了攻坚克难取得的实际成效。临平五院副院长瞿楷校告诉记者，"12个优秀元素"集中体现了突破"三大难点"和实现"三个一"的实质内涵。

记者摘录了其中已被各地广泛引用的8个元素："同质、均等、一体化"3个目标；"管理运行、队伍建设、机构设置、设备配置、公共卫生"5项规划；"公共卫生、分级诊疗、签约服务、重点人群"4个强化；"工作、人员、财务、资源、绩效"5个统一；"导医系统、硬件环境、虚拟环境、就医流程、医患沟通、支付系统、个人疾病和健康管理"等指标构建起体验式的量化评价系统；"评价体系、评价路径、最多跑一次策略、员工职业成长"等多项探索研究，并通过成果验收；深耕"社区五回访"，落实社区互动；"家"的环境，"生态圈"的氛围，使员工和区域人群形成"共享健康生活"的友好和谐关系。

第二步"棋高一着"：一场以新时期需求为目标的"医患友好，深度融合行动"，终于在更高层面取得突破，同时使"一条心"成为可能。

王泽军告诉记者："深度融合的关键是深耕'医患友好'。临平五院在区域人群心目中形成的值得托付的好口碑，集中体现在'医患友好'方面。"通过三年"项目建设"形成了临平五院医共体新的品牌——老百姓身边有温度的"健康守门人"。临平五院倾全力抓住"三个关键点"和"四大行动"，着力提升这一品牌的价值。

据了解，临平五院医共体"三个关键点"包括三个方面：一是文化先行，为员工做好"心理激励"，编制了相关主题的学习文本；二是服务落地，编制了相关主题的行为文本，让患者享有更多的"温度"和"智慧"服务；三是评价搭桥，让医患沟通及时顺畅。

同时，临平五院医共体还强化"三个互融"，即医共体总院与分院间的互融，医患友好与医共体的互融，医共体与社会的互融。

"四大行动"包括四个方面：一是员工再动员，目的是让"深度融合"这一管理思想转变为员工的主观意愿和自觉行动；二是目标再确认，让项目建设的整体目标与主要内容细化、标化并分解，有利于精准实施和量化评价；三是行为再调整，目的是使临平五院医共体的"一家人、一条心、一本账、一盘棋"能真正意义上实现"理念、行为、方法、评价"的"三化"（细化、标化、量化），做到政策一致、管理一致、技术一致、服务一致、要求同步；四是服务再拓展，使医共体作为健康保障服务的供给侧结构性改革更好地顺应社会需求和满足患者要求。

"'八件大事'的落地为医共体'一条心'生态的形成奠定了基础。"王泽军表示，这"八件大事"包括：组织并形成了临平五院医共体《文化建设核心理念与现实价值》《20年实践优秀元素》《医患友好守则》《深度融合指引》《社区共建共识》《医患友好、深度融合新模式》《医患友好、深度融合建设形成的优秀元素培育办法》《医患友好、深度融合新模式建设成效发布》等文件。

临平五院经历了70年"量的积累"之后，瞄准了"十四五"发展新时期和公立医院高质量发展目标，进入"质的提升"新阶段。

王泽军表示，"质的提升"在明确"六个要素"（即"看得见""摸得着""可表述""易于行""能评价""可分享"）的同时，集中关注"三个层面"：一是"外显文化"，包括标志、指引、礼仪、服饰、文本和员工的行为举止等；二是"制度文化"，包括具有特色的规章制度、道德规范、行为准则以及各类诊疗服务环节的文化内涵等；三是"精神文化"，包括医院建设和医疗服务的价值观和员工主体行为的目标意识。

第三步"棋胜一着"：一场以高质量发展为追求的"价值实现与理性拓展"的创新探索，使"共享美好健康生活"迈上新高度。

王泽军表示，临平五院医共体建设已有21年历程，"一家人、一条心"文化已成为临平五院的一张名片。

自2020年开始，临平五院的医患友好度建设有了一个新目标：把创新的做法和经验在医共体内的机构中深度转化，从而形成"一家人、一条心、一起干"的全新理念。

临平五院院长杨子健告诉记者："高质量发展追求的是'质的提升'。我院将'质的提升'核心内容定位于进一步强化医院文化体系建设。"

杨子健表示，临平五院通过"量的积累"已形成了诸多优秀的文化元素，在"进一步强化文化体系建设"主题行动中立足对优秀文化元素的理性表达，主要包括两个方面：一是强化对优秀元素的表达，如70年文化"基因"追溯，新时期文化理念倡导，优秀文化"基因"展示等；二是强化对文化"基因"的培育。在近日举办的"医患友好"与医共体建设"深度融合"研讨会现场，健康报医患友好研究中心还特意对外发布了临平五院"深度融合"培育形成的新"10大元素"，包括内涵及理念、目标、指引、方法、模块、体系、网络、机制、生态和旗帜10个方面。

据杨子健介绍，"质的提升"突出了"医院、文化、体系、建设"4个关键词。在"质的提升"目标引领下，医院最大限度地调动员工为促进医院高质量发展提供持续高效服务的积极性，在"四个方面"取得了突破：一是理念创新突破。拥有基于提升服务品质的"四度"（强化深度、延伸广度、打造速度、传递温度）认识，寻求创立服务品牌的"四度"（美誉度、关注度、信任度、满意度）理念突破。二是目标创新突破。医院立足"两大目标"（医患友好和深度融合）的实践创新，寻求高质量发展的"四大目标"（医患友好、深度融合、社会评价、创新指数）综合创新突破。三是方法创新突破。医院立足"理念先行、效果至上"的实现突破，寻求"五个结合"（理念、目标、行为、方法、评价）的方法学突破。四是文化创新突破。医院立足打造"老百姓身边医院"的医院文化建设基础，寻求医共体文化建设核心理念和价值创新突破。

王泽军表示，作为全国基层医院医患友好度示范基地，临平五院将坚持从医患友好理念出发，"供给跟着需求变，服务跟着患者跑"，将医共体的"同质化"理念深度融合，不断丰富"百姓身边有温度的医院"人文精神，使"共享美好健康生活"迈上新高度。

（稿件发表于2022年12月29日）

六、"医患友好、深度融合"新模式项目三年行动计划文件

关于印发《余杭五院医共体创建"医患友好、深度融合"新模式项目三年行动计划（2020—2022）》等文件的通知

总院各科室、各分院：

县域医共体建设不仅是深化新医改工作的主要举措，同时也是国家着力打造的新型基层医疗服务模式。余杭五院医共体作为国内率先尝试基层医疗服务模式改革的"样板"，为了不断寻求突破和践行改革发展，推进交流传播和理论研究，现决定实施创建"医患友好、深度融合"新模式项目，特制订《余杭五院医共体创建"医患友好、深度融合"新模式项目三年行动计划（2020—2022）》《余杭五院医共体关于落实创建"医患友好、深度融合"新模式项目三年行动计划（2020—2022）的实施意见》《余杭五院医共体创建"医患友好、深度融合"新模式2020年工作重点与进度安排》3个文件，现予以印发。请认真组织学习，围绕文件要求统筹开展工作。

附件：

1.余杭五院医共体创建"医患友好、深度融合"新模式项目三年行动计划（2020—2022）

2.余杭五院医共体关于落实创建"医患友好、深度融合"新模式项目三年行动计划（2020—2022）的实施意见

3.余杭五院医共体创建"医患友好、深度融合"新模式2020年工作重点与进度安排

杭州市余杭区第五人民医院

2020年7月30日

附件1：

余杭五院医共体创建"医患友好、深度融合"新模式项目三年行动计划（2020—2022）

一、项目建设背景

1.医患友好度建设成果斐然。余杭五院于2015年1月开始，作为全国基层医院医患友好度建设试点医院，历经5年的建设与深化已成为全国基层医院医患友好度建设的示范医院。余杭五院主编的《基层医院医患友好度建设指南》由人民卫生出版社出版，成为全国首部医患友好度建设的专著。5年间，已完成一批相关研究项目，并多次在全国医疗系统分享传播成功经验。自2018年开始，医患友好度建设已成为医共体各分院的主要创新项目。

2.医共体建设持续探索20年。2018年9月19日，由国家卫健委主管的行业主流媒体《健康报》以整版的形式对余杭五院医共体的探索和实践进行了全方位报道，在浙江省以及全国范围引起了极大的关注。

3."老百姓身边的医院"成为百姓传颂的"品牌"。经过20年的打造和不断推进，使"老百姓身边的医院"这句口号融入了医患友好创新理念，成为老百姓口口相传的"品牌"。

二、项目总体目标

1.医共体的医患友好度建设力求"医院与员工、医院与患者、医院与社区、医院与媒体"的"四联动"。

2.医共体的"一家人、一盘棋"建设力求实现"政策、管理、技术、服务、需求"的"五融合"。

3.医共体的社会评价建设力求达到"社会美誉度、社会关注度、社会信任度、社会满意度"的"四提升"。

4.医共体的创新指数建设力求"理念、目标、方法、效果"的"四互动"。

三、项目主要内容

1.寻求理念创新突破。基于提升服务品质的"四度"（强化深度、延伸广度、打造速度、传递温度）认识，寻求创立服务"品牌"的"四度"（美誉度、关注度、信任度、满意度）理念突破。

2.寻求目标创新突破。立足"两大目标"（医患友好和深度融合）的实践创新，寻求高质量发展的"四大目标"（医患友好、深度融合、社会评价、创新指数）综合创新突破。

3.寻求方法创新突破。立足"理念先行、效果至上"的"理论与实践互促"实现突破，寻求"五个结合"（理念、目标、行为、方法、评价）的方法新突破。

4.寻求文化创新突破。立足"老百姓身边医院"的医院文化建设基础，寻求医共体文化建设核心理念和医共体文化建设实现价值创新突破。

四、项目主要方法

1.行业水平动向分析。借助文献和社会资讯进行水平动向分析，以求行业动向认识精准。

2.医共体基础认知分析。借助"回顾过去、认识当下、规划今后"的循序渐进方法进行分析，以求医共体基础水平认识精准。

3.高质量发展目标分析。借助政治、经济、社会以及行业发展目标进行分析，以求医共体高质量发展目标认识精准。

4.医共体行为与评价分析。借助"专家智慧"和"员工行动"的潜在能力进行分析，以求医共体行为与评价认识精准。

五、项目主要策略

1.把管理思想转变为员工的主动意愿。

2.把管理措施转变为员工的自觉行为。

3.把管理目标转变为医患的共同追求。

4.把管理成效转变为群众的分享红利。

六、项目工作步骤

（一）部署启动阶段（2020年5月至2020年7月）

1.基础调研。组织调研小组对项目背景、项目目标等进行全面梳理。

2.编制计划。组建编制小组，制订《三年行动计划》。

3.专家论证。组织专家对《三年行动计划》进行讨论论证。

4.设立专办。抽调相关人员成立专办。

（二）深化推进阶段（2020年8月至2021年12月）

1.项目认知与培训。在全体员工中开展"项目认知"讨论和培训活动。

2.主题认知与推进。围绕项目总体目标和主要内容设置若干主题活动并持续推进。

3.阶段评价与分享。结合"主题认识与推进"阶段的工作，对相关主题活动组织评价与分享。

（三）巩固提高阶段（2022年1月至2022年12月）

1."项目建设"工作制度化。结合深化推进阶段的实施运作，对"项目建设"进行全面梳理，形成医共体"项目建设"制度。

2."项目建设"成效评估。结合各项主题活动，对"项目建设"进行整体成效评估。

七、项目保障措施

1.成立"项目建设"领导小组。负责"项目建设"主题活动推动、协调、督导、考评等工作。

2.构建"项目建设"平台。制订任务清单，细化任务分解，确保各项工作落到实处。

3.加强"宣传发动"。充分调动员工的工作积极性，引导社区参与共建分享。

4.投入专项经费。通过预算或预算调整等方法保证必要的"项目建设"经费。

附件2：

余杭五院医共体关于落实创建"医患友好，深度融合"新模式项目三年行动计划（2020—2022）的实施意见

依照《余杭五院医共体创建"医患友好，深度融合"新模式项目三年行动计划（2020—2022）》的各项目标和行为要求，特制定《余杭五院医共体关于落实创建"医患友好，深度融合"新模式项目三年行动计划（2020—2022）的实施意见》。

一、目标设置

（一）整体目标

实现"医患友好""深度融合""健康守门人"的互融与深化。余杭五院在区域人群心目中形成的信任、托付、口碑集中体现在"医患友好""医共体体制"和"老百姓身边的医院"等方面，这就是品牌。通过3年"项目创建"所追求的目标就是通过互融和深化形成余杭五院医共体新的品牌——区域老百姓身边有温度的"健康守门人"。

（二）重点目标

抓住"三个关键点"，着力提升品牌的价值。为实现品牌涵盖的社会美誉度、社会关注度、社会信任度、社会满意度的"四结合"，将3年"项目建设"的重点目标确定为抓住"三个关键点"和"两个互融"。

1."三个关键点"。文化先行——为员工做好"心理激励"。服务落地——让患者就医享有"温度"和"智慧"。评价搭桥——让医患沟通及时顺畅。

2."两个互融"。医共体总院与分院之间的"互融"。医患友好与医共体的"互融"。

二、主体内容

（一）策划"四大行动"

1.员工再动员。目的是把"项目建设"这一管理思想转变为员工的主观意愿，把"项目建设"涉及的管理措施转变为员工的自觉行为。

（1）员工认知基础调查。编制若干调查问卷组织员工测评。

（2）员工认知基础培训。集中宣讲"项目建设"核心内容。

（3）员工认知主题研讨。设计若干主题组织多形式研讨。

（4）员工行为塑造。编制若干服务剧本和行为守则组织演示分享。

2.目标再确认。目的是把"项目建设"的整体目标和主要内容细化、标化并分解，有利于精准实施和量化评价。

（1）文化先行。编制相关主题的目标细化文本。

（2）服务落地。编制相关主题的目标细化文本。

（3）深度融合。编制医共体深度融合的目标细化文本。

（4）量化评价。编制相关主题的目标细化文本。

（注：以上4项可整合形成一个文本设计）

3.行为再调整。目的是使医共体"一家人、一本账、一盘棋"从真正意义上实现"理念、行为、方法、评价"的"三化"（细化、标化、量化）。

（1）政策一致。医共体实施的所有政策文本实现"一个标准"。

（2）管理一致。医共体实施的所有管理举措实现"一个标准"。

（3）技术一致。医共体实施的所有技术规范实现"一个标准"。

（4）服务一致。医共体实施的所有服务要求实现"一个标准"。

（5）需求同步。医共体实施的所有服务项目力求与需求实现"供需同步"。

4.服务再拓展。目的是使医共体作为健康保障服务的供给侧的改革更好地顺应需求和满足需求。

（1）需求调研。采用多形式、多渠道、多主题等方式对区域人群的健康保障需求展开调研，并形成相应专题资料库和需求变量图示。

（2）应对调研。借助"专家智慧""文化引导"及"政策指引"等方式从供给侧改革角度设计应对策略，并形成相应的实施办法和行为引导。

（3）反馈调研。借助"社区平台""社区共建"及"社会承诺"等方式对供给侧改革行为进行反馈调研，并形成相应的专题性评价和改善提高。

（二）做好"八件大事"

1.组织《医共体文化建设核心理念与实现价值》研讨，形成《余杭五院医共体文化建设核心理念和实现价值》。

2.组织《医共体20年实践形成若干优秀元素阐述》研讨，形成《余杭五院医共体20年实践优秀元素》。

3.组织《医共体医患友好守则》的研讨，形成《余杭五院医共体医患友好守则》。

4.组织《医共体深度融合》研讨，形成《余杭五院医共体深度融合指引》。

5.组织《医共体社区共建共识》研讨，形成《余杭五院医共体共建共识》。

6.组织《医共体医患友好，深度融合新模式建设任务分解与评价》研讨，形成《医共体"医患友好，深度融合"新模式建设任务分解与评价指引》。

7.组织《医共体"医患友好，深度融合"建设形成的优秀元素培育》研讨，形成《余杭五院医共体"医患友好，深度融合"建设形成的优秀元素培育指引》。

8.组织《医共体"医患友好，深度融合"新模式建设成效发布》研讨，形成《医共体"医患友好，深度融合"新模式建设成效发布》。

三、时间进度

依照《"项目建设"三年行动计划（2020—2022）》第六项工作步骤安排循序推进。

四、保障措施

依照《"项目建设"三年行动计划（2020—2022）》第七项保障措施相关原则落实，从"四大行动"和"八件大事"的整体有效推进考虑，应强化以下保障措施。

1.在"项目建设"领导小组下设"项目工作组""项目专家组"和"项目宣传组"，保证"项目建设"的管理、技术和传播能实现高质量发展的目标要求。

2.对"项目建设"实行"理论、行为、方法、进度、成效"整体督导和评鉴制度，保证"项目建设"的进度、质量和效果能实现高质量发展的水平要求。

3."项目建设"领导小组组建"医共体文化建设研修小组",保证"项目建设"所涉及的主体文本编撰能实现高质量发展的实体水平。

七、强化文化建设行动文件

关于下发临平区中西医结合医院进一步强化医院文化体系建设主题活动方案的通知

总院各职能科、各分院：

今年是医院建院70周年，为了能以创新和务实的积极姿态，引导员工"内化于心，外化于行"，为实现医院高质量发展的目标而全力奋斗，经医院党委研究决定在"十四五"期间启动"进一步强化医院文化体系建设主题行动"，特制订本方案。

一、活动目标

临平五院经过70年"量的积累"，已经形成了具有中西医结合医院特色的文化体系，并且在区域民众心中也形成了"老百姓身边医院"的文化认同。然而，"文化"尤其是"医院文化体系建设"，应体现"整合""连绵""积累""存在"4个重点特征。所以，"主题行动"的目标追求就是为了建立与"十四五"和高质量发展相匹配的"医院文化体系"。

二、组织领导

为确保"主题行动"的扎实推进，决定成立"主题活动"领导小组，领导小组成员如下：

组长：王泽军、杨子健

成员：操向瑛、汪晓静、沈方娥、瞿楷校、赵卫忠、李建荣、赵玲、翁芳明、朱月莉、各支部书记。

领导小组下设办公室，办公室设在党政办，负责统筹、协调和实施。

三、核心内容

围绕"十四五"和公立医院高质量发展的目标设置核心内容。公立医院高质量发展所追求的既是发展观念的转变，也是增长模式的转变、发展动力的转变和资源配置方式的转变，归根结底，是动彻筋骨的改变，也是医院必然要抵达的"下一站"。尤其重要的是，这些"转变"的实现均迫切需要进一步强化医院文化体系建设。立足于"看得见""摸得着""易于行"角度考虑，采用"整体策划，分块实施"策略。核心内容设置包括4个主要板块。

（一）70年"量的积累"板块

围绕70周年的历程，开展"融贯中西""守正创新""医患友好""致力同心"和"开拓扬帆"5个主题。（详细见附件1）

（二）新时期"质的提升"板块

围绕"医院""文化""体系""建设"这4个关键词，开展"70年文化'基因'追溯""新时期文化理念倡导""优秀文化'基因'展示""新时期文化理念转化""新时期文化培育"5个主题。（详细见附件2）

（三）深度融合"三年行动"板块

围绕《医共体创建"医患友好，深度融合"新模式项目三年行动计划（2020—2022）》实施进度，开展对新模式"理念创新""目标创新""方法创新""文化创新"4个主题研讨总结。（详细可见《医共体创建"医患友好，深度融合"新模式项目三年行动计划（2020—2022）》）

（四）医患友好"理念融入"板块

围绕《"医患友好"理念融入县域医共体建设行动策略与运行路径探索研究》（杭州市科技局2022年项目），开展"理论阐述""回顾评估""元素培育""核心创新""推介模式"5个主题研究。（详细可见"课题项目申请"中"研究内容"）

四、主要成果

"主题行动"所追求的实现效果是"四个字"，即"提"（实现从"量的积累"向"质的提升"）、"增"（在明确新时期高质量发展目标的前提下增强员工的自信心和执行力）、"强"（在70年经历基础上使医院管理、技术、团队、学科、文化等有综合性的增强）、"促"（促进医院与社会、医生与患者、线上与线下等全方位的发展）。"主题行动"的效果追求可细化为"八大系列"。

（一）理论阐述系列

1.主要内容。（1）"医患友好度"建设；（2）老百姓身边的医院；（3）医院文化体系建设；（4）医共体"深度融合"；（5）公立医院高质量发展目标与路径；（6）医院优秀文化"基因"；（7）医疗健康供给与服务水平相平衡；（8）医疗健康服务与公共卫生服务相结合。

2.主要方法。（1）回顾梳理；（2）员工座谈；（3）专家研讨；（4）文字表达。

（二）文化讲述系列

1.主要内容。（1）征集涉及文化建设的实例、实物；（2）展示涉及文化表达的要素、特征；（3）组织涉及文化内涵的讨论、培训；（4）分享涉及文化理念的经验、成果。

2.主要方法。（1）开设论坛；（2）开辟园地；（3）开放窗口；（4）开通渠道。

（三）服务指引系列

1.主要内容。（1）医患友好案例剖析；（2）医共体深度融合指引；（3）医患友好服务指引；（4）医患友好评价指引；（5）医患友好高度融合优秀元素培育指引；（6）医院高质量发展目标指引。

2.主要方法。（1）认知提升；（2）整合已有；（3）创新未有；（4）形成序列。

（四）管理改进系列

1.主要内容。（1）管理模式一体化；（2）人力资源统筹化；（3）绩效考核科学化；（4）医疗服务同质化；（5）公卫服务精准化；（6）后勤保障标准化。

2.主要方法。（1）"人"与"文"结合；（2）制度与评价结合；（3）供给与需求结合；（4）典型与群体结合。

（五）融合措施系列

1.主要内容。（1）政策、管理、技术、服务、需求的"五融合"；（2）医疗、预防、保健、康复、心身的"五融合"；（3）制度、规范、指引、工具、评价的"五融合"；（4）文化建设理论突破、元素培育、案例选择、宣传引导、推介分享的"五融合"。

2.主要方法。（1）"融合"项目清单制；（2）"融合"时间分段制；（3）"融合"评价公开制；（4）"融合"成果分享制。

（六）元素培育系列

1.主要内容。（1）优秀管理元素；（2）创新管理元素；（3）医患友好元素；（4）深度融合元素；（5）专科特色元素；（6）创新人才元素；（7）中西医结合元素;(8)家医服务元素;(9)社会评价元素;(10)良好品牌元素。

2.主要方法。(1)动态分析;(2)认知调研;(3)民意征集;(4)社会测评;(5)培训引导;(6)专家辅导;(7)分类推进;(8)分步发布。

(七)"基因"表达系列

1.主要内容。"医院文化体系建设"既是促进医院高质量发展的系统工程,更是认识和传递优秀"基因"的精细化工程。医院文化体系建设所表达的优秀文化"基因"既支持医院的基本构造和功能运行,储存着医院管理、技术、团队、学科、服务和社会需求等综合信息,而且还具有特定的"遗传效应"。临平五院70年所形成的医院文化"基因"包含成功的、强大的、优良的、独特的内涵,对新时期的高质量发展具有特定的"遗传效应"。临平五院的文化"基因"表达内容可以从多方面挖掘发现和筛选培育。

2.主要方法。(1)认知提升;(2)构建"基因库";(3)确定培育方向;(4)制订培育方法;(5)分段"移植";(6)分步"增强"。

(八)分享推进系列

1.主要内容。(1)四个主要板块(量的积累、质的提升、三年行动、理念融入);(2)七个主要系列(理论阐述、文化讲述、服务指引、管理改进、融合措施、元素培育、"基因"表达)。

2.主要方法。(1)分段评价效果;(2)分类筛选典型;(3)策划分享预案;(4)实施即时推进;(5)统筹多次传播。

附件:

1.临平区中西医结合医院(临平五院)建院70周年活动板块方案

2.临平区中西医结合医院(临平五院)进一步强化医院文化体系建设主题活动之新时期"质的提升"板块方案

中共杭州市临平区中西医结合医院

2022年6月30日

八、创建"医患友好，深度融合"新模式项目的10大优秀元素

杭州市临平区中西医结合医院医共体创建"医患友好，深度融合"新模式项目的10大优秀元素梳理

基础背景与基本依据

20年探索实践形成了12项优秀元素。早在2001年，余杭撤市设区，临平中心卫生院升格成为区级医院，"余杭区第五人民医院"正式挂牌，率先在辖区内实行县—乡—村"三级垂直网络"的管理模式，基本按照县域医共体要求运作20年，打造了一个具有特色的"医共体生态圈"。20年探索实践形成的12项优秀元素（目标明确，服务一体；五个到位，夯实基础；四个强化，维护健康；五个统一，统筹运作；注重结果，深化评价；勤于探索，勇于实践；医患友好，全国示范；中医服务，创新路径；社区联动，互促互进；员工主体，归属感强；健康生态，优良环境；学习赋能，永葆活力）于2019年发布后在全国各地广为传播与分享。

在12项优秀元素的基础上，确立新的起点、新的目标，采用新的探索方法，从而提炼成10项优秀元素。作为国内率先尝试基层医疗服务模式改革的"样板"，临平区中西医结合医院医共体（原余杭区第五人民医院医共体）自2020年起，为了不断寻求突破和践行改革发展，推进交流传播和理论研究，启动了为期三年的"医患友好，深度融合"新模式创建行动。经过近两年的不懈追求与探索，在12项优秀元素的基础，提炼成具有前瞻性与借鉴价值的10项优秀元素。

优秀元素 1

冠名：深度融合，一个新理念

释义

1.概念释义:医院创建"医患友好,深度融合"新模式,是"医患友好""深度融合""健康守门人"的互融与深化。

2.认知释义:医院在区域人群心目中形成的信任、托付、口碑,集中体现在"医患友好""医共体体制"和"老百姓身边的医院"三个方面,这就是品牌。三年"项目创建"所追求的目标就是通过互融和深化形成医共体新的品牌——老百姓身边有温度的"健康守门人"。

3.行为释义:使医共体"一家人、一本账、一盘棋"能从真正意义上实现"理念、行为、方法、评价"的"三化"(细化、标化、量化)。

4.目标释义:"两个互融"——总院与分院间的"互融",医患友好与医共体的"互融"。

基本做法

1.内容:主体内容为"四大行动",即员工再动员、目标再确认、行为再调整、服务再拓展。

2.方法:医共体"医患友好,深度融合"新模式项目具体分解为《临平区中西医结合医院医共体创建"医患友好,深度融合"新模式项目三年行动计划(2020—2022)》《临平区中西医结合医院医共体关于落实创建"医患友好,深度融合"新模式项目三年行动计划(2020—2022)的实施意见》、临平区中西医结合医院医共体创建"医患友好,深度融合"新模式年度工作重点与进度安排3个方面。

3.策略:"三个关键点":文化先行——为员工做好"心理激励";服务落地——让患者就医享有"温度"和"智慧";评价搭桥——让医患沟通及时顺畅。

4.追求:通过具体目标、主要内容、重要方法、先进策略,实现医共体员工思想理念一致、共同目标一致、意愿行为一致、获得红利一致。

【《健康报》"医患友好度"专家组成员李水根研究员点评】

县域医共体是新医改主张并实施的新型组织形态，对于农村区域的健康建设有着重要的现实意义与战略意义。在医共体初始阶段的目标是"一家人、一本账、一盘棋"，而随着"十四五"战略目标的确定和健康中国建设的实质性推进，理应有新的起点、新的目标和新的探索。

临平区中西医结合医院医共体的管理者并非先知先觉，而是从前20年的实践和积累中创造性地提出了"深度融合"这一新理念。新理念将"一家人、一本账、一盘棋"的初始状态跃升至"理念、行为、方法、评价"的相融。新理念不仅实施医共体的机构融合，而且倡导并实践了医共体与区域人群之间的认识、服务、姿态、体验等全面的友好相融。这一新理念的提出并实践无疑会对医共体高质量发展和区域健康建设提供一个全新的运行模式和实验样本。

优秀元素 2

冠名：医患友好，一个新目标

释义

1.概念释义：医患友好，就是将医患关系融入互联网时代，为优化医院就医流程、改善患者就医体验提供全新视角和工具；通过新型医患评价体系，倡导医疗机构主动向患者提供服务信息及互联网工具，帮助患者管理好自己的健康，同时搭建便捷高效的医患互动平台，重视患者的服务体验，回应患者的诉求，从院前、院中、院后服务全过程建立一种全新的医患和谐关系。

2.认知释义：从2015年1月起，临平区中西医结合医院以"医患友好度建设"为总抓手，进一步改善医疗服务环境，提升社会满意度，构建和谐医患关系。医共体正式运行后，总院的医患友好度建设更加深入、深化、深层次地融合进分院，总院与分院共同借助"医患友好度"这一创新理念，以医共体建设为载体，树立起医患友好与医共体建设深度融合的新目标。

3.行为释义：以改善患者就医感受为出发点，从硬件环境、虚拟环境、支付系统、隐私保护、导医系统、就诊流程、医患沟通、个人健康、疾病管理、职工友好10个维度入手，重塑院前、院中、院后医患互动全流程。

4.目标释义：优化组织架构，建立健全机制，应用数字技术，以问题为导向，以医患互信为目标，切实改善医疗服务水准，同步提升患者就医感受与员工获得感，实现"医患友好，深度融合"。

基本做法：

1.内容：形成工作合力，确立共同目标，抓好队伍建设，建立健全机制，深化文化内涵。

2.方法：成立了以书记、院长为组长，班子成员、职能科室负责人参与的"医患友好度建设"领导小组，下设专门办公室，并设9个工作小组，明确工作职责，全力提升医共体医患友好水平。

3.策略：确立"一家人、一条心、一起干，打造全省一流医共体"的建设策略，建立"一办七中心一科"框架，明确岗位职责，确定总分院各部门之间的映射关系，把垂直化管理与扁平化管理相结合，对分院一管到底。

4.追求：在医共体框架下，以"患者友好"文化为落脚点，通过重塑就医流程、深化服务举措、改善就医感受、打造健康服务等"正循环"，不断提升患者获得感；以"员工友好"文化为着力点，通过人性化管理让员工感到温暖，以信息化建设为支撑让员工高效率工作，以"主人翁"精神为指引让员工参与决策，以激励为手段让员工健康成长，有效提升员工幸福感。

【《健康报》"医患友好度"专家组成员李水根研究员点评】

临平区中西医结合医院的"医患友好度建设"不仅在国内医院系统开了先河，而且成为各地学习借鉴的样板。然而，自2020年开始，医院的"医患友好度建设"有了新目标，那就是把创新的做法和经验在医共体内的机构中深度转化，并不断地追求已有经验的最大贡献值。这一目标的内涵无疑是十分丰富的。从实施的内容和采取的方法、策略有理由让我们相信"医患友好""员工友好""区域友好"等系列追求不仅会实现，而且会随之更加深化，更显实效。

优秀元素 3

冠名：精准服务，一个新指引

释义

1.概念释义：国家在 2015 年至 2020 年，分两个阶段发布《改善医疗服务三年行动计划》，连续六年持续推进"进一步改善医疗服务行动"，改善人民群众看病就医体验，实现人民群众便捷就医、安全就医、有效就医、明白就医。

2.认知释义：随着经济社会的发展，人民群众医疗服务需求日益增长，希望享受更加安全、高效、便捷的医疗技术服务以及人文关怀服务，从而对医疗机构提出了温馨环境、暖心服务、真心沟通等方面的要求。

3.行为释义：医患关系是医院与患者在医疗过程中产生的特定医治关系，医疗服务的好坏体现了医院的"软实力"，改善服务要从小入手、从细入手，强化窗口挂号、医院环境、就诊环节、智慧医疗、服务举措、医患沟通等环节的流程再造，提升患者对各个环节的满意度。

4.目标释义：只有从精准服务入手，以精准服务为指引，才能不断提升患者的获得感。

基本做法

1.内容：围绕评价指标体系找短板，立足"六项做法"创新模式，着眼"五种评价方法"实现新突破，下沉 12 项核心举措实现新跨越。

2.方法：以"评价体系"为基础，动态更新；以"理念提升"为支撑，常态教育；以"互联网＋"为载体，与时俱进；以"满意度评价"为蓝本，持续改进；以"政策行为"为指向，共同参与；以"医共体管理"为手段，上下联动。

3.策略：分时段、有对照地建立分院特定人群满意度调查；开展"分院医患友好度观察员"的线上、线下体验观察与感受互动活动；通过总院病友服务中心进行专题的反馈评价；借助各类媒体和社会评价机构开展集纳评价；员工内部以闭环管理的方式开展互评与找问题。

4.追求：岗位职责明晰，服务形式多样、精细；满意度网格化管理；文化理念提升，医院—社区共行动，友好服务同质；统筹医疗资源，健全网络服务，医患友好与健康促进同步；改善社区形象；善用媒体的宣传功能，传播手段多样。

【《健康报》"医患友好度"专家组成员李水根研究员点评】

改善医疗服务是国家卫健委持续推进的一项重要举措，已经取得了显著的成效。临平区中西医结合医院在首轮"改善服务"的三年建设中受到了各方的好评，而且被国家卫健委通报表扬，成为各地学习借鉴的典范。正是基于这一经历形成的认识和已有经验提供的思路，医共体于2020年提出"精准服务"理念，即在优化常态性服务的前提下更好地实现"精准"和"精细"化服务，让区域人群从服务体验中真正感受到人文、智慧和精准。

医共体践行的"精准服务"既体现了健康服务的"全程"共性要求，也有不同人群、不同年龄的"个体"特殊需求，还有围绕区域整体需求的全新指引，让区域人群能依照指引有序享有服务，遵循指引及时接受服务，参照指引客观评价服务。

优秀元素 4

冠名：柔性管理，一套新方法

释义

1.概念释义：在深化医药卫生体制改革、全力推进县域医共体建设的大背景下，如何促进优质人力资源下沉，提升基层卫生人员综合素质，强化人才队伍建设，成为医共体面临的重大挑战。

2.认知释义：只有积极探索、大胆创新，形成人员队伍管理、人才队伍建设的新方法，才能推进医共体"偏平化、同质化、一体化"，形成真正"一家人"的关系。

3.行为释义：通过岗位设置、一岗多能、竞聘上岗，使全员岗位有序、平稳；通过职能合并、内部潜力挖掘、一人多岗制等举措，提高人力资源利用率；通过人员流通机制，促成人力资源下沉；通过人员队伍、人才队伍统一管理，同质化提升人员素养与能力；通过医共体内的薪酬改革，激发人员的内在动力。

4.目标释义：通过统筹人员配置，合理布局，建立人才储备库，打造一支高质量、最亲民的医疗服务团队。人才队伍建设具有长期性，只有不断实践、不断总结、不断完善，才能促进医共体不断发展。

基本做法

1.内容：规范岗位设置，考核一体化；创新招录方式，培训一体化；完善柔性流动，调配一体化；推进深度融合，管理一体化；梳理定编定岗，提效一体化。

2.方法：一是制定全院岗位设置方案，统一岗位设置；二是编制岗位说明书，明确岗位职责、聘用条件和考核标准；三是实行岗位动态管理，缺什么补什么、先竞聘后上岗；四是制订《编外人员管理办法》，对编外人员按岗位分层级管理；五是以"当量值"考核，薪酬分配一体化，突破身份限制；六是职能科定编定岗，根据岗位职责进行岗位工作量核算；七是富余人员医共体内消化，满足缺人科室的用人需求，提高人员利用率及工作效率。

3.策略："上往下派"——护理人员、信息化人员、医技人员等实行总院派驻制；"下由上管"——分院人员、内部流动人员、医技人员、财务绩效管理中心人员、导医人员统一工作排班和绩效管理，绩效考核及薪酬发放由总院相应科室负责。

4.追求：所有人员在医共体内"一视同仁"。对于专业服务岗位，只要符合执业要求，就可以在内部合理轮岗有序流动，不仅分院之间可以横向流动，总分院之间也可以纵向流动，从而实现医共体人员的柔性管理和柔性流动。

【《健康报》"医患友好度"专家组成员俞志新研究员点评】

队伍建设是医疗健康服务的基础之基础，这一点恐怕不会有疑义。然而医共体新体制下的队伍建设应遵循哪些规律，应如何创新，尚缺乏成功经验。临平区中西医结合医院医共体抓住了医共体体制"一家人、一本账、一盘棋"的特点，以"一体化"为引领，以"同质化"为目标，以"扁平化"为手段，以"柔性流动"为追求，在队伍建设上充分体现总院分院"一盘棋"，从而形成了一套医共体队伍建设"柔性管理"的新方法，实践证明行之有效。

优秀元素 5

冠名：技术同质，一个新模块

释义：

1.概念释义：县域医共体的推进，让整合型医疗卫生服务体系初步建成，技术提升已成为同质化发展的新模块。

2.认知释义：随着进一步深化医药卫生体制改革工作的推进，逐步形成"基层首诊、双向转诊、急慢分治、上下联动"的分级诊疗模式，实现以基层为重点，预防为主、中西医并重，推动医疗健康服务从以治疗为中心向以健康为中心转变。

因此，无论总院还是分院的发展，均要有学科支持、技术支撑，特别是总院对分院要在学科和专科建设、人才培养、科技创新、教学指导等方面大量投入。

3.行为释义：围绕技术同质之一高标准的目的，医共体总分院的管理、技术、服务等理应形成标准、技术、人员及服务等全方位的统一管理，做到上下同步，进一步落实扁平化管理，不断激发医共体同质化进步。

4.目标释义：技术同质的理念和相应模块的构建应立足"供给侧"为基点，供给跟着需求变，服务跟着患者跑，这样的技术同质既体现了医患友好的理念，又体现了"最多跑一次"改革精神，更体现了"以患者为中心"的人文观念。当然也体现了"老百姓身边有温度的医院"的品牌。

基本做法

1.内容：明确分院的定位与发展方向，服务举措融合推进，技能提升常态化，学科、专科统一布局。

2.方法：结合分院实际，完善分科。以名医、专家门诊为核心，全－专联合门诊为载体的医疗技术下沉、技术带教。总分院部分科室采取全面托管、紧密合作等不同形式，突出特色，提升水平。总院向分院派驻执行护士长，在分院打造不同的护理特色。

3.策略：以"一院一品"为特色，精准指导和帮扶，建立分院不同的核心医疗服务技术。制定医共体模块化培训实施方案，利用线上考试、面授、模考等多种方式提升分院全科医生的基本技能。

4.追求：将分院的特色学科纳入医共体重点学科进行培育与管理，全面提升分院的技术水平。

【《健康报》"医患友好度"专家组成员俞志新研究员点评】

医共体框架下如何提升技术，关系到医共体服务能力提升的水平和质量。通常的基本做法就是"大手牵小手"，即总院带分院。但是要牵好这手却并不容易，原因是总院和分院或多或少存在着一定的差距。临平区中西医结合医院医共体首先明确"一院一品"的技术提升策略，使得总院对分院的精准指导和帮扶"有的放矢"；同时从医患友好理念出发，"供给跟着需求变，服务跟着患者跑"，在此基础上将医共体的"同质化"理念深度融合，所形成的技术提升新模块不仅具有技术含量，而且包含了"医患和谐"的人文精神。

优秀元素6

冠名：建制提质，一个新体系

释义：

1.概念释义：促进医共体医疗卫生服务质量提升是医共体建设的中心任务之一。搭建医疗质量管理新架构，建立适用于医共体的新体系，能够促使医共体遵循同一质量管理制度体系，执行同一质量控制标准。

2.认知释义：建立质量管理体系，首先应将制度体系建立起来，同步在制度执行时确定有效监督，在"制度先行"和"有效督导"的共同作用下，确保制度执行有保障。

3.行为释义：由总院推进检查与考核工作，形成闭环管理，每次检查中发现的问题及时汇总、反馈、整改，促进医共体的医疗水平不断提升。

4.目标释义：总院对分院质量运行负责，通过质量管理、资源共享服务等，将医共体资源进行集中，提高资源利用率，促进医疗同质化管理，提升医共体整体医疗服务能力，让辖区内居民能享受到舒心的医疗服务。

基本做法

1.内容：医疗质量同质化，管理效能最大化，建立资源共享中心。

2.方法：搭建医共体下的质量与安全三级架构，医疗质量管理中心牵头，医务、护理、院感、质管等业务部门对分院及服务站进行定期督查、统一考核，实现总分院质量与安全同质化。

3.策略：制定《医共体成员单位质控检查评分标准考核实施办法》，对分院实施统一的评价和质控检查标准，开展分院及服务站医疗质量大检查，分院交叉检查，通过交叉检查互相学习，持续改进。

4.追求：通过统一部署工作目标、制订年度分院医疗目标责任书、对分院医疗条线工作进行督查分析、掌控分院运营状况、对存在问题及困难进行讨论与整改等措施，实现医共体资源共享与质量提升同步跟进。

【《健康报》"医患友好度"专家组成员俞志新研究员点评】

质量是一切服务工作的生命线，尤其是在健康中国建设的大背景下，传统的医疗卫生服务正在向健康服务转变。医共体的健康服务如何提升质量？这是一个全新的课题。由于医共体改革时间不长，各地在医共体建设中虽然都意识到质量管理的重要性，但尚未有系统的方法措施。临平区中西医结合医院医共体从建立体系入手，制度先行，监管跟上，可谓抓住了医共体质量管理的"牛鼻子"。这一体系的核心价值就在于医共体内遵循同一质量管理制度，执行同一质量控制标准，从而使医共体健康服务的同质化有了"体系"保证。

优秀元素 7

冠名：签约承诺，一张新网络

释义

1.概念释义：家庭医生签约服务是由社区卫生服务机构的医生、护士等人员组成的专业团队，以签订服务协议的形式为社区居民提供全生命周期的卫生与健康服务。

2.认知释义：实施家庭医生签约服务是现阶段保障居民健康的主要途径之一，是促进基层首诊和分级诊疗，逐步构建科学合理就医新秩序的重要措施。实施家庭医生签约服务，为群众提供长期签约式服务，能够减轻群众医疗费用负担，增强人民群众就医获得感。

3.行为释义：现阶段家庭医生签约服务还处于初级阶段，也面临着较多的问题，如城镇化和人口老龄化的加快，现有的医疗卫生服务难以真正满足人民对健康的需求，不同医共体间的就医环境和医疗资源不均等，所以，要加快家庭医生签约服务模式的发展。

4.目标释义：建立一个家庭医生签约服务的管理、考核、对外宣传、满意度评价与反馈体系，构建一张全面的"执行脉络图"，促进医疗卫生服务模式的转变，改善城乡居民健康状况，提升基层医疗卫生服务水平。

基本做法

1.内容："啃"清各类政策规范，"整"好运行机制，"行"好制度方案，"撒"好签约服务网，"挖"掘典型案例。

2.方法：在成立家庭医生签约领导小组和签约质控团队、构建签约综合服务中心的基础上，一是学习制度与规范；二是走访、座谈与督导；三是沟通、理解和消化；四是总分院之间交流、探讨、沟通、共享；五是挖掘先进典型事迹，营造氛围，做好引导。

3.策略：实行每月"一会议、一列表、一简报、一通报"的工作任务链；建立以"一标准""一队伍""一通报"为核心内容，"1+1+1"家庭医生签约督导考核机制；同步实施"三项机制"，即任务清单制、同步部署制、信息通报制。

4.追求：对家庭医生或签约团队一些好的做法进行总结、提炼，对优秀的签约医生进行宣传，逐步形成"资源整合、团队指导、网格管理"的机制，提高居民对医疗服务的满意率。

【《健康报》"医患友好度"专家组成员徐步云研究员点评】

签约承诺服务，是在完善医共体重构县以下服务体系的基础上，强化医疗机构、医务人员和社会、患者的熟人网络，相对于以往小区域安土重迁的熟人社会，签约承诺服务是一张权责明确、保障有力的新服务网络。签约团队的多专业成员组合，更贴近于医防保康护等综合性服务需求。虽然签约承诺服务的提出早于县域医共体建设，但其的实质性推进，还是借助医共体建设的大势。把签约承诺服务放到服务体系重构的大背景下，签约团队的责任心、荣誉感都会提升，签约承诺服务的产品化（有项目、有标准、可评价）思路才能落到实处。

优秀元素 8

冠名：社会共建，一个新机制

释义

1.概念释义：公立医院是推进医疗卫生事业改革和健康中国战略实施的坚强组织保障，也是党联系人民、服务群众的重要窗口，辖区内的各家单位、企业是社会组成的细胞，更是传播先进文化的重要阵地。医院主动做好与辖区内各单位的共建工作，能够更好地实现"优势互补、资源共享、相互促进、共同发展"的愿景。

2.认知释义：在当前社会转型、群众健康需求多元的大背景下，打破工作行业、单位的限制，通过共建新机制，能够提高医院在新形势下服务群众健康工作的能力和水平，把各项资源进行有效整合、优势互补，使医院工作迸发出新的活力。

3.行为释义：医院作为服务民生的重要窗口，承担着维护社会稳定的重要责任，以区域党建为引领，搭建起医疗卫生行业切实为群众服务、建立和谐医患关系的桥梁。

4.目标释义：通过共同组织学习教育、共同开展主题实践活动，加强与广大社区群众的沟通交流，加深医院与社区居民的感情，增进群众对医院的了解与理解，也可以及时了解民情民意和合理诉求，不断改进工作，帮助解决困难和问题。

基本做法

1.内容：医共体内服务水平大提升，医共体外交流共建大飞跃。

2.方法：一是持续推进医共体的"最多跑一次"工作；二是完善各分院一站式服务中心，建立"一窗受理、一站式服务、一章管理"服务模式；三是实施总分院导医深度融合管理，使导医具备"一岗多能"的能力；四是志愿者下沉分院开展服务；五是总院咨询预约电话健康百事通功能延伸至分院；六是全面推进"1+N健康同行幸福同心"医院党支部与社区党支部共建活动；七是结合时政，推进"我为群众办实事"系列活动。

3.策略：以"医患友好度建设"常态化推进服务质量不断提高，牵手辖区内社区创建"友好社区"，落实院内服务能力持续提升、社会与医院友好关系持续提升。

4.追求：制订标准化的共建计划，真情实感联系群众，邀请社区以第三方角度收集问题，帮助医院发现问题、补齐短板，把联盟建成群众反映问题的纽带、服务群众的重要窗口。

【《健康报》"医患友好度"专家组成员徐步云研究员点评】

包括医院在内的社会组织都有社会责任，有社会共建的任务。从等病人上门到积极参加社区共建，是医院工作的一大进步。临平区中西医结合医院较早就认识到社会共建的重要性，在实践上也比较自觉，有不少创新。医院发展有三大目标：一是生存目标，二是价值目标，三是社会目标。所谓社会目标，是本行业对社会应尽的责任，主要场景可以分为院内、院外。院内是指发生在医院内，不仅限于医疗过程的制度性服务，有别于一般的好人好事。院外的活动包括综合治理、安全消防、助老帮小、助残扶贫、垃圾分类等。

优秀元素9

冠名：人文相融，一个新生态

释义

1.概念释义：在医共体建设过程中，除了强调总分院的物理联合、化学反应、利益一致外，共同的文化建设不可或缺，甚至极其重要。这种文化包含了总分院之间的文化，也包含了医疗机构和服务对象、辖区居民的文化，优秀的文化建设能够在辖区内形成一个良好的生态圈。

2.认知释义：现在的医患信任度不足主要是思想认识不到位，医患沟通方式及方法比较简单，沟通主体缺位，沟通机制单一，甚至直接影响医共体的建设。因此，以文化建设为主体的人文精神的树立就显得格外重要。

3.行为释义：无论是管理人员、技术人员还是后勤人员，不分院长和普通员工，价值取向的表述要一致，利益和文化要融合，医务人员和患者要成为"家人"，医共体和区域老百姓要组成"家庭"。

4.目标释义：全力推进"圈内文化"建设，医共体形成统一的价值观，实现文化氛围协同，推动管理、医疗行为均质化，打造医共体人文文化、医患文化，提升患者的获得感、员工的幸福感。

基本做法

1.内容：临平区中西医结合医院在医共体建设中，积极通过"软硬兼施"，推动成员单位共同文化与人文精神的形成。

2.方法：以"医患友好度建设"为抓手，推进"评价体系一体化、理念提升一体化、数智构建一体化、满意评价一体化、政策指引一体化、管理模式一体化"的"六个一体化"建设，让文化生态闭环更有型。

3.策略：以"医患友好，深度融合"为蓝本，将总分院文化融会贯通；以"员工幸福感"建设为基石，关爱员工，关注员工的成长，引导和促进员工爱岗敬业，让员工参与医院管理的各个环节，立足岗位成长成才，为文化传承搭建平台。

4.追求：以杭州行政区划调整为契机，通过"办院宗旨相一致、医院愿景相一致、医院院训相一致、管理理念相一致、服务理念相一致"的五个"相一致"，实现医共体总分院文化理念的一致性。

【《健康报》"医患友好度"专家组成员徐步云研究员点评】

文化建设既能自然而然地潜行，又需要时不时大张旗鼓地吆喝，还要让群众和员工感受到。历时5年的"医患友好度建设"就是一次文化建设行动。"老百姓身边的医院"是一次站在百姓立场上的成功尝试。医院是为人直接服务的，所以医院所有的外部行为都需要设定两个版本，一是从执行者角度出发的执行手册，二是从感受者角度出发的引导解读手册。医院在建设初期就提出并努力践行的"一家人"理念已经成为成熟的医共体文化，是医患友好进一步深度融合的思想基础。

优秀元素 10

冠名：党建引领，一面新旗帜

释义

1.概念释义：医院党委认真把握新时代党的建设总要求，做实医院党的建设工作，抓实基层支部，增强党员意识，团结和带领全体党员与全院职工通力协作，建设老百姓身边有温度的医院。

2.认知释义：新时代下，医院要努力向着群众满意的医院发展，只有发挥好党建引领作用，为医院发展树立一面旗帜，才能真正发挥党建促发展、促业务、促服务的作用。

3.行为释义：加强党风廉政建设，教育广大医务工作者增强服务意识，营造风清气正的良好发展环境，要以"不忘初心、牢记使命"为切入点，正视问题，改进问题，强化责任担当；以严谨务实的工作作风、精准高效的工作措施，切实改进各项工作。

4.目标释义：医院肩负着满足人民群众医疗卫生服务需求的重任，必须加强医院党风廉政建设，不断增强党员职工依法行医、廉洁行医的意识，为医院发展营造风清气正的良好环境。通过党建引领这一面新旗帜，推动医共体高质量发展。

基本做法：

1.内容：当好谋篇布局的"总指挥"，建好风清气正的"新高地"，树立廉政文化的"风向标"。

2.方法：一是落实"一岗双责"；二是落实"三重一大"会议集体研究决策制度；三是落实主要负责人"五不直接分管"和"末位表态"等制度；四是建立健全"五级监督"和完善医药代表"两不三定"监管机制；五是规范医疗服务行为，实行"考评并举"。

3.策略：坚持党建引领，管好人、管好财，做好领导干部、中层干部及重点岗位人员的监察数据监控，深入打造"党建引领善医清风"的清廉品牌，打造廉政走廊，开展清廉文化进科室、进支部活动；讲好党员故事，开展"建党百年，党员声声入人心"微视频讲故事活动。

4.追求：进一步拓展党建品牌效应，建设"清廉医院"，实现"党建与人文深度融合"，锻造一支理论过硬、有凝聚力、有执行力的医共体服务团队。

【《健康报》"医患友好度"专家组成员徐步云研究员点评】

"党建引领"是新时期建设和发展大业的客观要求，是引领公立医院可持续发展的重要保证。医院是一个人员密集、技术密集的场所，各条线工作有制度有指南，医疗服务的自主性很强。要强调党的建设引领渗透，要强调领导干部和共产党员的先锋模范作用。党建引领主要有三大任务：一是管好班子带好队伍；二是掌控"三重一大"，把握医院发展的正确方向；三是抓好清廉医院建设。临平区中西医结合医院在坚持按照上级要求加强党建引领外，在具体做法上也有不少创新，如关爱员工十大举措、与周边社区和组织建立党建联盟等。

九、总结评估报告

《"临平五院"医共体创建"医患友好，深度融合"新模式项目三年行动计划（2020—2022）》总结评估报告

摘要：杭州市余杭区第五人民医院/杭州市临平区中西医结合医院（以下简称"临平五院"/"我院"）在2001年就探索尝试实行县—乡—村"三级垂直网络"的管理模式，这一模式与政府于2018年开始全面推行的医共体建设高度契合，可谓开了医共体改革的先河。2015年，我院在国内率先引进《健康报》社创立的"医患友好"理念，进行了"医患友好度建设"试点，并成为"全国基层医院医患友好度建设示范基地"。2020年，我院医共体实行《"临平五院"医共体创建"医患友好，深度融合"新模式项目三年行动计划（2020—2022）》（以下简称"三年行动计划"），这是我院医共体由"量的积累"迈向"质的提升"高质量发展进程中提出的创新目标。为保证"三年行动计划"的有效推进，还特别编制了《"临平五院"医共体创建"医患友好，深度融合"新模式项目实施意见》（以下简称"实施意见"）。

该项目经过3年的实践探索，已取得了一系列创新性成果。现将总体实践情况进行梳理形成总结评估报告。

一、项目建设基本概括

（一）项目建设背景

1.医患友好度建设成果斐然。我院于2015年1月开始，作为全国基层医院医患友好度建设试点医院，历经5年的建设与深化已成为全国基层医院医患友好度建设的示范医院。时任院长王泽军主编的《基层医院医患友好度建设指南》由人民卫生出版社出版，成为全国首部医患友好度建设的专著。

5年间，已完成一批相关研究项目，并多次在全国医疗系统分享传播成功经验。自2018年开始，医患友好度建设已成为医共体各分院的主要创新项目。

2. 医共体建设持续探索22年。我院早在2001年就开始探索实行"三级垂直管理"模式，这一模式与国家2018年开始推行的医共体模式高度契合，可谓开了医共体建设的先河。2018年9月19日，由国家卫健委主管的行业主流媒体《健康报》以整版的形式对我院医共体的探索和实践进行了全方位报道，在浙江省以及全国范围引起了极大的关注。

3. "老百姓身边的医院"成为百姓传颂的"品牌"。"老百姓身边的医院"是老院长范连兴在医院建设发展中提出的响亮口号。经过20年的打造和不断推进，使"老百姓身边的医院"这句口号融入了医患友好创新理念，成为老百姓口口相传的"品牌"。

（二）项目总体目标

本项目达到的总体目标体现在四个方面。

1. 医共体的医患友好度建设力求"医院与员工、医院与患者、医院与社区、医院与媒体"的"四联动"。

2. 医共体的"一家人、一盘棋、一本账"建设力求实现"政策、管理、技术、服务、需求"的"五融合"。

3. 医共体的社会评价建设力求达到"社会美誉度、社会关注度、社会信任度、社会满意度"的"四提升"。

4. 医共体的创新指数建设力求"理念、目标、方法、效果"的"四互动"。

（三）项目主要方法

本项目的主要方法为"四项分析"。

1. 行业水平动向分析。借助文献和社会资讯进行水平动向分析，以求行业动向认识精准。

2. 医共体基础认知分析。借助"回顾过去、认识当下、规划今后"的循序渐进方法进行分析，以求医共体基础水平认识精准。

3. 高质量发展目标分析。借助政治、经济、社会以及行业发展目标进行分析，以求医共体高质量发展目标认识精准。

4. 医共体行为与评价分析。借助"专家智慧"和"员工行动"的潜在能力进行分析，以求医共体行为与评价认识精准。

（四）项目主要策略

本项目的主要策略体现在"四个转变"。

1.把管理思想转变为员工的主动意愿。

2.把管理措施转变为员工的自觉行为。

3.把管理目标转变为医患的共同追求。

4.把管理成效转变为群众的分享红利。

（五）项目工作步骤

1.部署启动阶段（2020年5月至2020年7月）

（1）基础调研。组织调研小组对项目背景、项目目标等进行全面梳理。

（2）编制计划。组建编制小组，制订《三年行动计划》。

（3）专家论证。组织专家对《三年行动计划》进行讨论论证。

（4）设立专办。抽调相关人员成立专办。

2.深化推进阶段（2020年8月至2021年12月）

（1）项目认知与培训。在全体员工中开展"项目认知"讨论和培训活动。

（2）主题认知与推进。围绕项目总体目标和主要内容设置若干主题活动并持续推进。

（3）阶段评价与分享。结合"主题认识与推进"阶段的工作，对相关主题活动组织评价与分享。

3.巩固提高阶段（2022年1月至2022年12月）

（1）"项目建设"工作制度化。结合深化推进阶段的实施运作，对"项目建设"进行全面梳理，形成医共体"项目建设"制度。

（2）"项目建设"成效评估。结合各项主题活动，对"项目建设"进行整体成效评估。

（六）项目保障措施

1.成立"项目建设"领导小组。负责"项目建设"主题活动推动、协调、督导、考评等工作。

2.构建"项目建设"平台。制订任务清单，细化任务分解，确保各项工作落到实处。

3.加强"宣传发动"。充分调动员工的工作积极性，引导社区参与共建分享。

4.投入专项经费。通过预算或预算调整等方法保证必要的"项目建设"经费。

二、项目建设主要内容

本项目建设的主要内容为"四大行动，八件大事"。

（一）"四大行动"

1.员工再动员。目的是把"项目建设"这一管理思想转变为员工的主观意

愿，把"项目建设"涉及的管理措施转变为员工的自觉行为。

（1）员工认知基础调查。编制若干调查问卷组织员工测评。

（2）员工认知基础培训。集中宣讲"项目建设"核心内容。

（3）员工认知主题研讨。设计若干主题组织多形式研讨。

（4）员工行为塑造。编制若干服务剧本和行为守则组织演示分享。

2.目标再确认。目的是把"项目建设"的整体目标和主要内容细化、标化，并分解，有利于精准实施和量化评价。

（1）文化先行。编制相关主题的目标细化文本。

（2）服务落地。编制相关主题的目标细化文本。

（3）深度融合。编制医共体深度融合的目标细化文本。

（4）量化评价。编制相关主题的目标细化文本。

3.行为再调整。目的是使医共体"一家人、一本账、一盘棋"能从真正意义上实现"理念、行为、方法、评价"的"三化"（细化、标化、量化）。

（1）政策一致。医共体实施的所有政策文本实现"一个标准"。

（2）管理一致。医共体实施的所有管理举措实现"一个标准"。

（3）技术一致。医共体实施的所有技术规范实现"一个标准"。

（4）服务一致。医共体实施的所有服务要求实现"一个标准"。

（5）需求同步。医共体实施的所有服务项目力求与需求实现"供需同步"。

4.服务再拓展。目的是使医共体作为健康保障服务的供给侧的改革更好地顺应需求和满足需求。

（1）需求调研。采用多形式、多渠道、多主题等方式对区域人群的健康

保障需求展开调研，并形成相应专题资料库和需求变量图示。

（2）应对调研。借助"专家智慧""文化引导"及"政策指引"等方式从供给侧改革角度设计应对策略，并形成相应的实施办法和行为引导。

（3）反馈调研。借助"社区平台""社区共建"及"社会承诺"等方式对供给侧改革行为进行反馈调研，并形成相应的专题性评价和改善提高。

（二）"八件大事"

1.组织《医共体文化建设核心理念与实现价值》研讨，形成《临平五院医共体文化建设核心理念和实现价值》。

2.组织《医共体20年实践形成若干优秀元素阐述》研讨，形成《临平五院医共体20年实践优秀元素》。

3.组织《医共体医患友好守则》的研讨，形成《临平五院医共体医患友好守则》。

4.组织《医共体深度融合》研讨，形成《临平五院医共体深度融合指引》。

5.组织《医共体社区共建共识》研讨，形成《临平五院医共体共建共识》。

6.组织《医共体"医患友好，深度融合"新模式建设任务分解与评价》研讨，形成《医共体"医患友好，深度融合"新模式建设任务分解与评价指引》。

7.组织《医共体"医患友好，深度融合"建设形成的优秀元素培育》研讨，形成《临平五院医共体"医患友好，深度融合"建设形成的优秀元素培育指引》。

8.组织《医共体"医患友好，深度融合"新模式建设成效发布》研讨，形成《医共体"医患友好，深度融合"新模式建设成效发布》。

三、项目建设创新亮点

本项目建设的创新亮点表现在"四个新突破"。

1.理念新突破。基于提升服务品质的"四度"（强化深度、延伸广度、打造速度、传递温度）认识，寻求创立服务"品牌"的"四度"（美誉度、关注度、信任度、满意度）理念突破。

2.目标新突破。立足"两大目标"（医患友好和深度融合）的实践创新，寻求高质量发展的"四大目标"（医患友好、深度融合、社会评价、创新指数）

综合创新突破。

3.方法新突破。立足"理念先行、效果至上"的"理论与实践互促"实现突破，寻求"五个结合"（理念、目标、行为、方法、评价）的方法新突破。

4.文创新突破。立足"老百姓身边医院"的医院文化建设基础，寻求医共体文化建设核心理念和医共体文化建设实现价值创新突破。

四、项目建设成效剖析

2022年年底，《健康报》对我院医共体这一项目进行了专题采访，并将项目建设成效梳理为"三步跨跃"。

第一步："棋先一着"。

我院是一家区级基层医院，在2001年就以"三级垂直管理"的形式开始了"区域医共体"的探索，率先实现了"三个一"（一家人、一盘棋、一本账），为各地掀起的医共体改革提供了可复制的"初级模板"。前20年的改革可分为三个阶段。第一阶段是2001年至2010年，主要是"区域医共体"初创和组织体系、功能、制度的逐步建立。第二阶段是2011年至2017年，主要是制度的完善、巩固和提高，人事、财务绩效、医疗与医保、信息与设备、公共卫生进一步统一，同步总院和3个分院全部完成异地新建和硬件改造，所属26个社区卫生服务站完成迁建和重新装修。第三阶段是2018年至2020年，相关改革使区域内常住人口和暂住人口享有"同质、均等、一体化"的服务。

我院将这一时期的探索与实践成果梳理成"12个优秀元素"，集中体现了突破医共体建设的"三大难点"和实现"三个一"的实质内涵，包括"同质、均等、一体化"3个目标；"管理运行、队伍建设、机构设置、设备配置、公共卫生"5项规划；"公共卫生、分级诊疗、签约服务、重点人群"4个强化；"工作、人员、财务、资源、绩效"5个统一；"导医系统、硬件环境、虚拟环境、就医流程、医患沟通、支付系统、个人疾病和健康管理"7个维度、113项指标构建起评价系统等。

第二步："棋高一着"。

我院在区域人群心目中形成的值得托付的好口碑，集中体现在"医患友好"方面。通过三年"医患友好度建设"形成了我院医共体新的品牌——老百姓身边有温度的"健康守门人"。我院倾全力抓住"三个关键点"和"四大行动"，着力提升这一品牌的价值。

"三个关键点"包括三个方面：一是文化先行，为员工做好"心理激励"，编制了相关主题的学习文本；二是服务落地，编制了相关主题的行为文本，让患者享有更多的"温度"和"智慧"服务；三是评价搭桥，让医患沟通及时顺畅。同时，我院医共体还强化"三个互融"，即医共体总院与分院间的互融，医患友好与医共体的互融，医共体与社会的互融。

"四大行动"包括四个方面：一是员工再动员，目的是让"深度融合"这一管理思想转变为员工的主观意愿和自觉行动；二是目标再确认，让项目建设的整体目标与主要内容细化、标化并分解，有利于精准实施和量化评价；三是行为再调整，目的是使医共体的"一家人、一条心、一本账、一盘棋"能真正意义上实现"理念、行为、方法、评价"的"三化"（细化、标化、量化），做到政策一致、管理一致、技术一致、服务一致、要求同步；四是服务再拓展，使医共体作为健康保障服务的供给侧结构性改革更好地顺应社会需求和满足患者要求。

与此同时，"八件大事"的落地为医共体生态的形成奠定了基础。（"八件大事"见本报告"二、项目建设主要内容"部分）。

2022年，是我院建院70周年，经历了70年"量的积累"之后，我们又瞄准了"十四五"发展新时期和公立医院高质量发展目标，进入"质的提升"新阶段。"质的提升"在明确"六个要素"（即"看得见""摸得着""可表述""易于行""能评价""可分享"）的同时，集中关注"三个层面"：一是"外显文化"，包括标志、指引、礼仪、服饰、文本和员工的行为举止等；二是"制度文化"，包括具有特色的规章制度、道德规范、行为准则以及各类诊疗服务环节的文化内涵等；三是"精神文化"，包括医院建设和医疗服务的价值观和员工主体行为的目标意识。

第三步："棋胜一着"。

自2020年开始，我院的"医患友好度建设"有了一个新目标：把创新的做法和经验在医共体内的机构中深度转化，从而形成"一家人、一条心、一起干"的全新理念。高质量发展追求的是"质的提升"。我院将"质的提升"核心内容定位于进一步强化医院文化体系建设。一是强化对优秀元素的表达，如70年文化"基因"追溯，新时期文化理念倡导，优秀文化"基因"展示等；二是强化对文化"基因"的培育，典型成果是"深度融合"培育形成的新"10大元素"，包括内涵及理念、目标、指引、方法、模块、体系、网络、机制、生态和旗帜10个方面。"质的提升"突出了"医院、文化、体系、建设"4个关键词。在"质的提升"目标引领下，医院最大限度地调动员工为促进医院高质量发展提供持续高效服务的积极性，在"四个方面"取得了突破（见本报告"三、项目建设创新亮点"部分）。

五、项目建设形成的建议

（一）"深度融合"应是医共体高质量建设的新追求

县域医共体建设过程中涉及的县、乡、村三级健康服务机构经过一定的碰撞接触最终融为一体，使医共体不仅有一个新的冠名，而且应当成为真正的主体。值得提出的关键点是，医共体这个新的主体不能停留在以"三个一"为要素的简单组合，而应建立在切实从认知、情感或态度等方面融为一体这个基点上。这将成为医共体高质量建设新追求得以实现的基础。

（二）"深度融合"应当转化为医共体高质量建设的具体行为

"深度融合"既然是医共体高质量建设的新追求，就应当转化为实实在在的具体行为。具体行为的结构大体可分为两个层次。首先是"形似"，即从"三个一"（指一家人、一盘棋、一本账）着手，使医共体这一新的主体在管理、技术、服务等方面形成相应的形态。其次是"神似"，即将认识、理念、思维、文化相融合，实现"四合一"，使医共体这一主体的融合具有广度与深度的神态。

（三）"深度融合"应当成为"医患友好"的核心

"深度融合"的核心就是创立"医患友好"的新理念并形成"医患友好"的良性生态。任何围绕健康建设的目标和行为所追求的价值就是"医患友好"，而"医患友好"也成为所有目标与行为创造价值的必然条件。

（四）"深度融合"应当立足"质的提升"，形成持续的"盘旋式"跃动释放

"深度融合"立足"质的提升"，是指在医共体建设中，以"医疗服务体系重构、管理体制和运行机制重建、健康服务模式重塑"三个难点突破为基础，力求实现医共体框架内的"一条心"，从而形成以县域医共体"一本账、

一盘棋、一家人、一条心"的"四个一"核心的同时，力求在高质量发展的追求中实现"共享美好健康生活"目标，并持续地"盘旋式"跃动，使医共体建设的高质量发展在深度融合中不断地升级。

（稿件完成于2023年4月12日）

十、"医患友好，深度融合"三年行动总结与课题报告

《"医患友好"理念融入"县域医共体"建设行动策略与运行路径探索研究》课题主报告

（项目编号：20211231Y149）

第一部分　项目研究目标与基本概况

2019年5月，国家卫健委发布《关于开展紧密型县域医疗卫生共同体建设试点的指导方案》，这意味着我国县域医共体建设进入实质性的推进阶段。与此同时，紧密型医共体建设的提出并致力于实现的目标，则明确定位于追求并实现高质量发展。

杭州市临平区第五人民医院／杭州市临平区中西医结合医院（以下简称"临平五院"）早在2001年就在政府指导下，在全国率先实行区域内县—乡—村三级垂直网络"管理模式。这一模式与新医改于2018年开始全面推行的县域医共体建设高度契合。近20年的创新性运作已具备了紧密型县域医共体建设的基本要素。

自2015年开始，临平五院于国内率先开展了"医患友好度建设"，并成为全国基层医院医患友好度建设示范基地。为了不断寻求新的突破和践行改革发展，临平五院医共体于2020年启动了《"医患友好，深度融合"新模式三年行动》，对县域医共体建设高质量发展的理论与行为进行了实质性的探索。

2022年，临平五院向杭州市科技局申报了《"医患友好"理念融入"县域医共体"建设行动策略与运行路径探索研究》项目，并正式列入杭州市科技发展计划项目（项目编号：20211231Y149）。该项目研究的目标是为紧密型县域医共体建设高质量发展探索主要策略和运行路径。

第二部分　项目研究策略与主要内容

一、项目研究策略

（一）项目研究技术路线

1.基础调研。包括相关政策、动态、实际运行与学术探讨等内容。

2.专家咨询。包括项目研究目标、方法、运行与效果评价等内容。

3.认知培训。包括项目研究的认知、内容的拓展、进度的推进及行为的改变等内容。

4.应用观察。包括项目研究已有成果的集中应用分析。

5.阶段评估。包括项目研究的基本分析、立项准备、实际运行及观察效果等内容。

（二）项目研究主要方法

1.对已有成果，包括近20年的医共体建设和近8年的医患友好度建设进行多方位评估。

2.广泛征集各地紧密型县域医共体建设具有推广价值的可行性成果。

3.编制"医患友好"理念融入"县域医共体"建设核心内容指标体系和实施路径图。

（三）项目研究主要策略

本项目研究的主要策略体现在"四个转变"。

1.把管理思想转变为员工的主动意愿。

2.把管理措施转变为员工的自觉行为。

3.把管理目标转变为员工的共同追求。

4.把管理成效转变为群众的分享红利。

二、项目研究主要内容

（一）项目研究总体目标

本项目达到的总体目标体现在四个方面。

1.医共体的医患友好度建设力求"医院与员工、医院与患者、医院与社区、医院与媒体"的"四联动"。

2.医共体的"一家人、一盘棋、一本账"建设力求实现"政策、管理、技术、服务、需求"的"五融合"。

3.医共体的社会评价建设力求达到"社会美誉度、社会关注度、社会信任度、社会满意度"的"四提升"。

4.医共体的创新指数建设力求"理念、目标、方法、效果"的"四互动"。

（二）项目研究主要内容

本项目研究的主要内容为"八件大事"。

1.组织《医共体文化建设核心理念与实现价值》研讨，形成《临平五院医共体文化建设核心理念和实现价值》。

2.组织《医共体20年实践形成若干优秀元素阐述》研讨，形成《临平五院医共体20年实践优秀元素》。

3.组织《医共体医患友好守则》研讨，形成《临平五院医共体医患友好守则》。

4.组织《医共体深度融合》研讨，形成《临平五院医共体深度融合指引》。

5.组织《医共体社区共建共识》研讨，形成《临平五院医共体共建共识》。

6.组织《医共体"医患友好，深度融合"新模式建设任务分解与评价》研讨，形成《医共体"医患友好，深度融合"新模式建设任务分解与评价指引》。

7.组织《医共体"医患友好，深度融合"建设形成的优秀元素培育》研讨，形成《临平五院医共体"医患友好，深度融合"建设形成的优秀元素培育指引》。

8.组织《医共体"医患友好，深度融合"新模式建设成效发布》研讨，形成《医共体"医患友好，深度融合"新模式建设成效发布指引》。

第三部分　项目研究成果与主要创新亮点

一、"医患友好"理念融入"县域医共体"建设行动策略研究成果

"深度融合"应是县域医共体建设高质量发展的新追求。

县域医共体建设过程中涉及的县、乡、村三级健康服务机构经过一定的碰撞接触最终融为一体，使医共体不仅有一个新的冠名，而且应当成为真正的主体。值得提出的关键点是，医共体这个新的主体不能停留在以"三个一"为要素的简单组合，而应建立在切实从认知、情感或态度等方面融为一体这个基点上。这将成为医共体高质量建设新追求得以实现的基础。

"深度融合"应当转化为医共体高质量发展的具体行为。

"深度融合"既然是医共体高质量建设的新追求,就应当转化为实实在在的具体行为。具体行为的结构大体可分为两个层次。首先是"形似",即从"三个一"(指一家人、一盘棋、一本账)着手,使医共体这一新的主体在管理、技术、服务等方面形成相应的形态。其次是"神似",即将认识、理念、思维、文化相融合,实现"五个一"(指一家人、一盘棋、一本账、一条心、一起干),使医共体这一主体的融合形成具有广度与深度的神态。

"深度融合"应当成为医患友好的核心。

经研究认为,"深度融合"的核心就是创立"医患友好"的新理念并形成"医患友好"的良性生态。任何围绕健康建设的目标和行为所追求的价值就是"医患友好",而"医患友好"也成为所有目标与行为创造价值的必然条件。

"深度融合"应当立足"质的提升",形成持续的"盘旋式"跃动释放。

"深度融合"立足"质的提升",是指在医共体建设中,以"医疗服务体系重构、管理体制和运行机制重建、健康服务模式重塑"三个难点突破为基础同时,力求实现医共体框架内的"一条心",从而形成以县域医共体"一本账、一盘棋、一家人、一条心、一起干"的"五个一"核心的同时,力求在高质量发展的追求中实现"共享美好健康生活"目标,并持续地"盘旋式"跃动,使医共体建设的高质量发展在深度融合中不断地升级。

二、"医患友好"理念融入"县域医共体"建设路径研究成果

本项目的建设路径研究成果表现在"四个新突破"。

(一)理念新突破。基于提升服务品质的"四度"(强化深度、延伸广度、打造速度、传递温度)认识,寻求创立服务"品牌"的"四度"(美誉度、关注度、信任度、满意度)理念突破。

(二)目标新突破。立足"两大目标"(医患友好和深度融合)的实践创新,寻求高质量发展的"四大目标"(医患友好、深度融合、社会评价、创新指数)综合创新突破。

(三)方法新突破。立足"理念先行、效果至上"的"理论与实践互促"实现突破,寻求"五个结合"(理念、目标、行为、方法、评价)的方法新突破。

（四）文创新突破。立足"老百姓身边医院"的医院文化建设基础，寻求医共体文化建设核心理念和医共体文化建设实现价值创新突破。

三、"医患友好"理念融入"县域医共体"建设评价研究成果

（一）"量的积累"（自2001年至2018年的区域医共体建设运行评价）形成"12项优秀元素"

这一时期的创新性探索与实践成果为"12项优秀元素"，集中体现了突破医共体建设的"三大难点"和实现"三个一"的实质内涵，包括"同质、均等、一体化"的3个目标；"管理运行、队伍建设、机构设置、设备配置、公共卫生"5项规划；"公共卫生、分级诊疗、签约服务、重点人群"4个强化；"工作、人员、财务、资源、绩效"5个统一；"导医系统、硬件环境、虚拟环境、就医流程、医患沟通、支付系统、个人疾病和健康管理"等指标构建起评价系统等。

（二）"质的提升"（自2020年至2023年的"三年行动"取得的成效评价）形成"10大优秀元素"

通过2015年以来所进行的"医患友好度建设"，形成了医共体新的品牌——老百姓身边有温度的"健康守门人"。具体体现在"三个关键点"和"四大行动"。

"三个关键点"包括三个方面：一是文化先行；二是服务落地；三是评价搭桥。同时还强化"三个互融"，即医共体总院与分院间的互融，医患友好与医共体的互融，医共体与社会的互融。

"四大行动"包括四个方面：一是员工再动员目的是让"深度融合"和一管理思想转变为员工的主观意愿和自觉行动；二是目标再确认，让项目建设的整体目标与主要内容细化、标化并分解，有利于精准实施和量化评价；三是行为再调整，使医共体的"一家人、一条心、一本账、一盘棋"能真正实现"理念、行为、方法、评价"的"三化"（细化、标化、量化），做到政策一致、管理一致、技术一致、服务一致、要求同步；四是服务再拓展，使医共体作为健康保障服务的供给侧结构性改革更好地顺应社会需求和满足患者要求。

（三）"高质量发展"（从"三个一"拓展到"五个一"的运行评价）

自2020年开始,"医患友好度建设"的创新做法和经验在医共体内深度转化,从而形成"一家人、一本账、一盘棋、一条心、一起干"的全新理念。一是强化对优秀元素的表达,如70年文化"基因"追溯,新时期文化理念倡导,优秀文化"基因"展示等;二是强化对文化"基因"的培育,典型成果是"深度融合"培育形成的新"10大元素",包括内涵及理念、目标、指引、方法、模块、体系、网络、机制、生态和旗帜10个方面。"质的提升"突出了"医院、文化、体系、建设"4个关键词。

四、"医患友好"理念融入"县域医共体"建设实践应用成果

(一)项目研究的应用成果

1.医共体内的整体应用:将"医患友好"理念融入"县域医共体"建设的策略、路径和方法在医共体总院和分院中整体进行实践应用。

2.确定一家医共体分院作为行动策略和运行路径的实践观察点。

(二)实践观察点的应用成果

项目组依照课题研究方法与路径,对"医患友好"理念融入"县域医共体"建设"运行机制,在临平五院医共体分院—南苑街道社区卫生服务中心(简称南苑分院)进行了实践观察。

南苑分院员工总人数168人,卫技人员数157人(中医药人员31人),占总人数的93.45%;总医生数77人,临床医生数67人(中医医生数28人)。三年实践观察相关数据如下(详见表1—表5)

表1 医疗业务工作量及业务收入

	2020年	2021年	2022年	22/20 ↑（%）
门诊人次	371696	419877	480291	29.21
业务收入（万元）	5644.5	6337.6	7556.0	33.86
医疗服务收入（万元）	1885.8	2521.3	3111.2	64.98
中药收入（万元）	734.6	755.9	825.7	12.40

表2　护理适宜技术服务量及服务收入

	2020年	2021年	2022年	22/20↑（%）
服务人次	39700	93348	94880	138.99
服务收入（万元）	23.09	47.05	50.38	118.19

表3　中医业务工作量及业务收入

	2020年	2021年	2022年	22/20↑（%）
中医门诊人次	24320	24822	40257	65.53
中医收入（万元）	809.35	834.79	1067.54	31.90
中药收入（万元）	621.31	627.35	703.93	13.29
服务收入（万元）	80.00	96.72	210.42	163.02

表4　针灸科服务人次及服务收入

	2020年	2021年	2022年	22/20↑（%）
门诊人次	31361	31025	33530	6.91
业务收入（万元）	447.44	505.11	593.71	32.69
服务收入（万元）	371.82	409.69	497.0	33.67
草药收入	33.40	46.05	36.40	8.98

表5　总院5位专家下南苑分院服务

	2021年	2022年	22/20↑（%）
专家下基层次数（次）	182	213	17.03
门诊服务总人次	2174	2477	13.93
平均服务人次	10.45	12.0	14.83
业务收入（万元）	82.65	95.20	15.18

（三）分析与提示

从医疗业务工作量可见（表1），门诊人次增加29.21%。说明医共体建设特别是总分院"深度融合"以后，基层服务能力提升，总院专家下分院，常见病多在区域内就地就近解决。业务收入增加33.86%，其中主要是医疗服务收入增加64.98%，有效地促进了基层社区卫生服务中心合理补偿机制的形成。

护理服务一直是基层的薄弱环节。南苑分院三年护理适宜技术服务量显示（表2），护理服务人次增加138.99%，说明基层护理有需求，护理下基层有发展前景。

中医药服务是基层医疗机构业务的重要组成部分。南苑分院在"医患友好，深度融合"行动以来，2022年比2020年中医门诊人次增加65.53%。中药收入增加13.29%，总的中医药收入增加31.90%，中医服务收入增加163.02%(表3）。

针灸服务本身就是南苑分院的特色，三年中在每年稳定保持3万多例的针灸服务人次基础上同样有增长（表4）。

临平五院医共体在专家下沉服务中，让专家下去，分流病人，鼓励和支持基层分院的发展，这是"深度融合"以后出现的新机制、新现象。2021—2022年统计（2020年开始实施，资料不完整）显示，每年总院5位专家在南苑分院直接服务2000人次以上（表5），在基层服务工作时间近800小时。

综合以上数据显示，南苑分院通过三年"医患友好，深度融合"实践，诊疗人次快速上升，护理适宜技术下基层服务量增加，群众满意度上升，业务收入结构调整，"医患友好，深度融合"医共体建设给基层健康服务高质量发展带来新的机遇，新型的县域基层（社区/乡镇）健康服务体系正在形成和完善。

五、"医患友好"理念融入"县域医共体"建设行动策略与运行路径研究成果的应用性建议（详见"第四部分项目研究讨论与对策建议"）

第四部分　项目研究讨论与对策建议

一、讨论

项目组经过三年的探索与实践，对县域医共体建设，尤其是对"医患友好"理念融入"县域医共体"建设的现状进行系统剖析和循环式复盘回顾后认为，县域医共体建设现状与追求高质量发展的目标和行为尚有较大差距。

现针对"四个不相一致性"展开简要讨论。

（一）对县域医共体高质量建设的认识提升尚有缺陷。主要是理念、目标、路径、方法的不相一致性。

县域医共体高质量建设的理念是更高更全面地体现"健康第一"和追求"共同富裕"。由此，其行为目标、行动路径、行事方法等均应全面充分地围绕"健康第一"和"共同富裕"的理念。然而，县域医共体建设的现状是认识上高调，行为上仍停留在组织形态的简单变更，行为路径和行为方法虽有进步但依然按惯性思维运作。由于县域医共体创建团队的认知提升和行为改变与高质量的理念不相一致性，所以使医共体建设的整体发展处于"停顿不前"或"被动应付"的局面。

（二）对县域医共体高质量服务的内涵拓展尚有空白。主要是需求、结构、层级、技术的不相一致性

县域医共体高质量服务应更高更全面地体现"生命全周期"和追求"贴心暖心"。由此，其需求、结构、层级、技术等均应全面充分地围绕"生命全周期"和"贴心暖心"来提升服务质量。然而，县域医共体建设的现状仍停留在基本服务（含公共卫生与基本医疗），甚少开展应需上的结构、层级调整和必需的技术能级提升。各地虽有不同努力和拓展，但仍处于"一枝独秀"或"停留观望"状态。

（三）对县域医共体高质量体验的行为路径尚存在不足。主要是形式、内容、时效、评价等的不相一致性

县域医共体高质量体验应更高、更全面地体现"客观""实时"及"互动"。由此，其形式、内容、评价等均应全面充分地围绕"客观""实时"及"互动"而展开。然而，县域医共体建设如何追求更高、更全面的"体验"几乎是空白。虽然在工作中有"清单"，绩效考核中有"指标"，但仍然以"惯性"和"传统"方法为主，或以"单线""个体"推进，缺乏整体、综合且客观、实时的体验路径和方法。

（四）对县域医共体高质量提升的目标设置尚有盲点。主要是供需、协同、共享等的不相一致性

县域医共体高质量提升的目标应更高、更全面地体现"安全""同质"及"便捷"。由此，其供需、协同、共享等均应全面充分地围绕"安全""同质"

及"便捷"的要求来实施。然而，县域医共体建设对供需、协同、共享的一致性探索尚显不足，尤其是从"供给侧改革"角度去探索与突破的成效不多。由于缺乏从理念、管理、团队、技术等因素的整合思考，所以使县域健康服务和人群享有间难以形成"安全""同质"及"便捷"相一致的局面。

二、对策建议

项目组结合《"医患友好"理念融入"县域医共体"建设行动策略与运行路径探索研究》的研究过程及研究所取得的创新点，对县域医共体高质量发展的行动和运行路径提出"七个转变"的对策建议。

（一）县域医共体的组织形态应以"三个一"向"五个一"转变

县域医共体作为县域健康服务改革出现的一种新的组织形态，在初级阶段明确提出了"三个一"，即"一盘棋""一家人""一本账"的组织管理形态。这种简洁、扼要且形象的"新型组织形态"，使县域医共体传统的组织架构发生了根本性的改变。然而，"三个一"的组织形态该怎样进一步深化、细化以及有形化，从而使县域医共体这一新的组织形态更具健康的生命力？这一问题成为各地均在探索的关键性突破点。

项目组结合近20年的区域医共体建设经历，在近三年中提出并实现了由"三个一"向"五个一"（即在"三个一"基础上增加了"一条心""一起干"）转变的创新改革。"五个一"不仅使组织形态更深化、细化，关键是使组织形态变得更有"神"。

（二）县域医共体的运作形态应从"松散型"向"紧密型"转变

县域医共体从建设初期时就提出了"松散型"和"紧密型"两种运作形态。从近年的实际运作中可见采用"松散型"动作形态占绝大多数，而正因为采用了"松散型"运作形态不仅难以将县域医共体有实质性的推进，并且连初期阶段选择"紧密型"运作形态的县域也在发展中遇到难度而改用"松散型"。这样的运作形型与县域医共体追求实现高质量发展的目标产生了基础性保障和"同质性"共享的缺失。

项目组在研究过程中形成了以"深度融合"为核心的"紧密型"运作路径，使县域医共体建设由"量的积累"向"质的提升"跃动，从而将县域医共体这一新的组织形态通过"紧密型"的运作形态实现高质量发展的目标性价值。

（三）县域医共体的服务形态应从"基本服务"向"强化服务"转变

县域医共体建设的服务形态随着组织形态的变革也发生了一系列变化，其中突出了关键性的要素，是追求并实现服务的"同质化"，这也成为各地县域医共体建设的一大亮点。然而，由于"清单"式服务的"同质"与"共享"要素被列为新组织形态下必须实施的运作形态，所以也出现了片面依赖"清单"，忽视了区域人群健康保障的必需性和特需性。

项目组在研究过程中将服务形态确定为"基本服务"和"强化服务"两部分，并坚持做好做实"基本服务"的同时做新做优"强化服务"。如将公共卫生、基本医疗等列为"基本服务"的主体，将"需求服务"和"健康促进"等列为"强化服务"。其中在实施"签约服务"时既保证"慢病管理"所必须的基本服务要素，同时从"签约形式拓展""签约责任共建""签约周期'固定＋灵活'"以及"签约服务项目拓展"等方面实施"强化服务"。

（四）县域医共体的管理形态应从"城镇主体"向"社区（村落）深耕"转变

县域医共体建设高质量发展的关键要素是"管理出效益"。为此，各地县域医共体均建立了"管理委员会""管理中心""管理办公室"等有助于新的组织形态有效运作的管理体系。这样的管理体系已经逐步规范并取得了良好的效果。然而，区域人群健康保障的需求变化和"同质""共享"的要求，从多方面显示仅依靠现有对管理的认识来制定管理策略和行为路径已经不相适应。

项目组在研究过程中针对这一现状对管理形态进行了变革和创新。如对"政策、技术、服务、需求"实行"四融合"，在"医患友好度建设"方面力求"医院与员工、医院与患者、医院与社区、医院与媒体"实行"四联动"，在"社会评价建设"方面力求达到"社会美誉度、社会关注度、社会信任度、社会满意度"的"四提升"。

（五）县域医共体的技术形态应从"资源下沉"向"资源融合"转变

县域医共体建设的核心要素是让区域人群享有"同质""共享"的健康服务。为此，各地均制订了"资源下沉"的目标任务清单，并针对"资源下沉"过程中的"资源价值"从不同角度出台了绩效管理的"目标"和考核"清单"。这样的技术形态取得了很好的效果，也让社区人群享有了"优质资源"在家门口的健康服务。然而，随着时间的推移，由于管理的细化和效能的考评导致产生了"下沉资源"和"本地资源"的"技术形态"不相一致、绩效考评不相一致的现象，这种"两张皮"现象终究难以从根本上摆脱，从而阻碍了高质量发展的追求与实现。

项目组在研究过程中尝试将单一的"资源下沉"向"资源融合"转变。如对专业人员和专科技术实行"融合管理"。在运用"供给侧改革"理念对区域服务新项目配置及绩效评价中实行"五个适宜"，以保证技术形态始终处于"适宜""同质""共享"状态，尤其是使"资源下沉"向"资源融合"实行深度转变。

（六）县域医共体的评价形态应从"工作清单"向"体验感受"转变

县域医共体建设高质量发展的一个难点是如何形成"客观""准确""实时"以及供需双方和社会各方共同参与并实现"互动"的评价体系。现行的评价方法是立足主管部门的工作"清单"和主观意愿，实施以定性为主的评价，其间缺少了供方的"实时"评价和需方体验层面的"互动"评价。这种评价方式不仅有失"客观""公正"，也使行业的社会影响力提升受到制约。

项目组在研究中建立的《基于"医患友好"理念融入"县域医共体"的评价体系》（简称"医患友好度建设评价体系2.0版"），采用12个维度、140项指标，赋分共计400分的评价方法，使县域医共体建设高质量发展的成效评价变得更客观、更全面、更精细、更多跨，而且更显互动。

（七）县域医共体的舆情形态应从"患者主体"向"医患友好"转变

县域医共体建设高质量发展的一个重点是体现"及时"，突出"正向"，把握"分寸"，让社会情绪受"感染"的良性舆情形态。目前围绕县域医共体建设的舆情形态尚未形成，仍停留在主观宣传状态，即依照行业要求或个体现象而实施单向的宣传，以致因供需、行业与社会间认知度不相一致而产生意见、纠纷，矛盾频出。

项目组在研究过程中，探索形成了以"医院与社会""医院与媒体"为主体的舆情新形态。其中突出的要素是"四个践行"理念，即践行"医患友好"理念、践行"医患互动"理念、践行"主动回应"理念、践行"客观评说"理念。

（稿件完成于2023年6月21日）

十一、人力资源统计（总院数据）

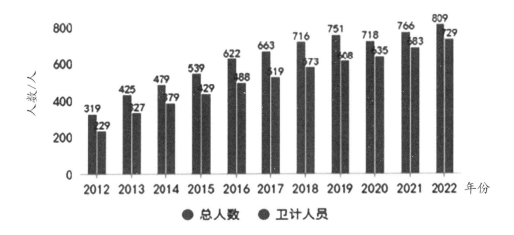

● 总人数　● 卫计人员

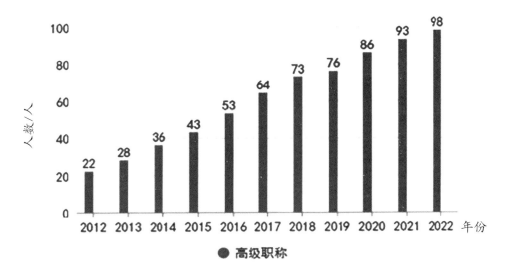

● 高级职称

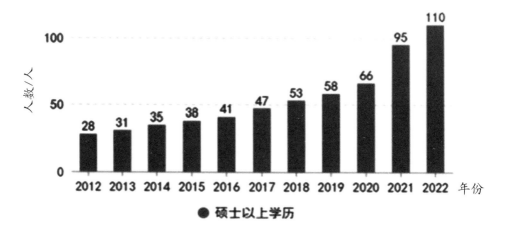

● 硕士以上学历

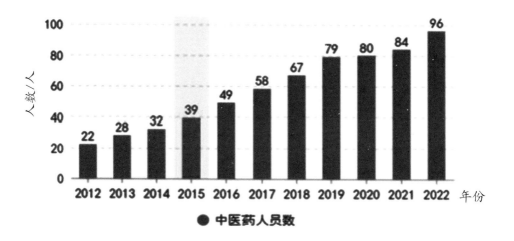

● 中医药人员数

十二、历年获奖名单

序号	时间	项目名称	授予部门	级别	受奖励者
1	20150412	不同证型慢性胃炎患者基因表达特性研究	浙江省中医药科学技术奖	三等奖	吴晋兰、杨伟莲、陈长春、沈一山、詹岳峰、鲁敏、康海英
2	20150420	祛痹镇痛方抗炎镇痛临床及实验研究	浙江省中医药科学技术奖	三等奖	王云卿
3	20150518	针药结合对绝经后骨质疏松症骨密度及血清ALP、E2相关指标影响	浙江省科学技术进步奖	三等奖	王建之
4	20151201	不同证型慢性胃炎患者基因表达特性研究	杭州市余杭区科学技术进步奖	一等奖	吴晋兰、杨伟莲、陈长春、沈一山、詹岳峰、鲁敏、康海英
5	20161201	Ang2和ANGPTL2在CIA大鼠滑膜中的表达及温经清化法干预作用研究	杭州市余杭区科学技术进步奖	三等奖	王云卿、吴君平、何桂琴、刘喜德、梁秋芳、陈兰英、赵延栋
6	20161201	基层医院医患友好度评价体系的研究	杭州市余杭区科学技术进步奖	三等奖	王泽军、张来、沈连相、吴跃平、沈方娥、康央君、贺范龙
7	20170701	灸法对转基因阿尔茨海默病小鼠相关蛋白的影响	杭州市科学技术进步奖	三等奖	高灵爱
8	20181205	灌肠套件装置	中华护理学会创新发明奖 中华护理学会科技奖子奖项	一等奖	林艳丽、陈玉玺
9	20191230	单味中药对多耐药尿道致病性大肠埃希菌转录组学影响的研究	杭州市卫生科技创新奖	三等奖	吴晋兰

十三、设备总账表（10万元以上）

资产名称	资产原值/元	取得日期
种植系统	125000	2012-07-02
专用清洗消毒槽	215000	2012-11-08
数字口腔全景机	1110000	2012-12-10
呼吸机	225000	2013-01-08
彩色超声诊断系统	1780000	2013-03-13
计算机放射成像系统	318000	2013-05-10
全自动生化分析仪	379800	2013-09-20
电子胃镜	247000	2013-09-20
呼吸机	225000	2013-10-31
肺功能仪	250000	2013-11-10
C型臂手术X线机	660000	2013-11-10
全自动微生物鉴定及药敏分析系统	310000	2013-11-10
全自动细菌分析杆菌培养监测系统	120000	2013-11-10
区域卫生信息平台及区属医院硬件设备	543200	2013-12-10
联众信息软件	965750	2013-12-10
伊莱达区域医疗影像信息协同平台软件	163160	2013-12-10
成本核算软件	150000	2013-12-31
X线骨密度测器	283000	2013-12-31
直接数字化X线摄影系统	688000	2013-12-31
直接数字化X线摄影系统	1450000	2013-12-31
体外高频热疗仪	752000	2013-12-31
麻醉机	230000	2014-04-10

资产名称	资产原值/元	取得日期
麻醉监护仪	188000	2014-04-10
无创呼吸机	167000	2014-06-20
服务器	1155000	2014-07-31
中央监护系统	415000	2014-07-31
高频电刀	108000	2014-07-31
电动液压手术床	120000	2014-08-10
电动液压手术床	120000	2014-08-10
干湿分离式吊塔	223000	2014-08-10
心肺复苏器	116000	2014-09-30
呼吸机	248000	2014-10-20
电子胃镜系统	2158000	2014-10-20
OCT	568000	2014-10-20
便携式彩超	348000	2014-10-20
康复治疗设备上下肢型 MOTOmed	161000	2014-11-30
康复治疗设备床边型下肢 MOTOmed	185000	2014-11-30
牙科综合治疗台	114000	2014-11-30
电梯	348500	2014-12-20
电梯	370500	2014-12-20
电梯	376500	2014-12-20
电梯	348500	2014-12-20
信息机房建设设备	3271575.01	2014-12-31
口腔综合治疗仪	443000	2014-12-31
自体血液回收仪	160000	2014-12-31

续表

资产名称	资产原值/元	取得日期
麻醉工作站	645000	2014-12-31
激光脉冲工作站	1090000	2014-12-31
彩色超声诊断仪	1580000	2014-12-31
彩色超声诊断仪	980000	2014-12-31
全自动脱水机	282000	2015-01-10
冷冻切片机	237000	2015-01-10
医用真空负压机组	156000	2015-01-31
动态心电图分析系统	215000	2015-07-20
16排螺旋CT	4000000	2015-08-31
多媒体综合业务显示系统	107260	2015-10-20
麻醉机	230000	2015-10-20
呼吸机	220000	2015-10-20
呼吸机	220000	2015-10-20
麻醉监护仪	175000	2015-12-20
超声刀	399000	2015-12-20
关节镜及光学系统	1050000	2015-12-31
眼科手术显微镜	415000	2016-02-20
超声骨刀	246000	2016-02-20
光学放大电子肠镜	398800	2016-02-20
光学放大电子胃镜系统	339500	2016-02-20
高频电刀（消化）	178000	2016-05-20
急性透析和体外血液治疗机	239500	2016-06-17
动力系统	199000	2016-06-17

资产名称	资产原值/元	取得日期
DELL 服务器	130000	2016-08-31
DELL 服务器	130000	2016-08-31
高清电子胃镜	279000	2016-09-30
伊莱达区域检查分时段预约系统软件	121000	2016-12-10
数字胃肠机	1795000	2016-12-10
全景 X 线	349800	2016-12-10
免散瞳眼底照相机	196800	2016-12-10
电梯	358000	2016-12-31
肩关节镜手术系统	298000	2016-12-31
牙片机	118600	2016-12-31
电子肠镜	348000	2016-12-31
彩色多普勒超声诊断仪	1498000	2017-01-09
宫腔镜及器械（内窥镜、剪刀、镜鞘）	117000	2017-01-10
无创呼吸机	159000	2017-01-10
全自动酶免工作站	846000	2017-01-10
输液监控软件	149000	2017-01-31
医用模型	199000	2017-02-28
风冷直膨型组合式空气处理机	1098955	2017-04-30
硬件设备	304260	2017-05-10
宫腔镜及器械	109000	2017-09-10
后勤管理软件	368000	2017-09-30
移动护理系统	128000	2017-09-30
荧光显微镜	225000	2017-11-10

续表

资产名称	资产原值/元	取得日期
中央数据管理系统训练软件工作站	200000	2017-11-20
管理康复软件	600000	2017-11-20
视觉生物反馈神经肌肉运动控制膝关节屈伸训练系统	250000	2017-11-20
肌电图诱发电位仪	550000	2017-11-20
床边下肢主被动训练器	185000	2017-11-20
肌骨B超	427000	2017-11-20
干涉波疼痛治疗仪	153000	2017-11-20
微波治疗仪	137000	2017-11-20
声波振动步行训练器	142000	2017-11-20
床边下肢主被动训练器	185000	2017-11-20
虚拟ADL训练系统	250000	2017-11-20
起立床振动康复训练系统	280000	2017-11-20
视觉生物反馈神经肌肉运动控制下拉下压训练系统	250000	2017-11-20
便携式激光治疗仪	620000	2017-11-20
视觉生物反馈神经肌肉运动控制揽柱训练系统	250000	2017-11-20
上下肢主被动训练器	161000	2017-11-20
数字化跑台	500000	2017-11-20
上肢手CPM	300000	2017-11-20
上肢(腕、肩、肘)CPM	450000	2017-11-20
视觉生物反馈神经肌肉运动控制双向蝴蝶训练系统	250000	2017-11-20
视觉生物反馈神经肌肉运动控制蹬踏训练系统	250000	2017-11-20
镜像神经元治疗系统	160000	2017-11-20

资产名称	资产原值/元	取得日期
数字OT评估与训练系统	158000	2017-11-20
吞咽治疗仪	185000	2017-11-20
上下肢主被动训练器	161000	2017-11-20
姿势控制训练系统	190000	2017-11-20
冲击波治疗仪	340000	2017-11-20
低温冲击镇痛仪	490000	2017-11-20
床旁机械手	780000	2017-11-20
视觉生物反馈神经肌肉运动控制胸推/划船训练系统	250000	2017-11-20
上肢康复机器人	280000	2017-11-20
视觉生物反馈神经肌肉运动控制髋关节内收外展训练系统	250000	2017-11-20
JAS系统支具(踝、腕、肘、膝关节)	280000	2017-11-20
视觉生物反馈神经肌肉运动控制躯干背伸/前屈训练系统	250000	2017-11-20
上肢运动控制训练系统	190000	2017-11-20
虚拟情景互动系统	120000	2017-11-20
儿童运动整合训练室	398000	2017-11-20
数字OT评估与训练系统	158000	2017-11-20
平衡测试训练系统	320000	2017-11-20
天轨系统	880000	2017-11-20
微波治疗仪	137000	2017-11-20
手工作业治疗评估训练室	164000	2017-11-20
心肺运动测试系统	850000	2017-11-20
生物显微镜（带摄像头）	118900	2017-11-20

续表

资产名称	资产原值/元	取得日期
超脉冲二氧化碳激光治疗仪	1265000	2017-11-20
二氧化碳激光治疗仪	116000	2017-11-20
彩色多普勒超声诊断仪	1700000	2017-12-10
数字化移动式X线摄影系统	1298000	2017-12-10
遥测中央监护系统	299000	2017-12-10
硬件设备	709940	2017-12-20
麦迪斯顿重症监护临床信息系统软件	180000	2017-12-20
麦迪斯顿麻醉临床信息系统软件	120000	2017-12-20
输液监控系统	173000	2018-01-10
输液监控系统	173000	2018-01-10
输液监控系统	173000	2018-01-10
自动电脑验光仪	249000	2018-01-10
输液监控系统	173000	2018-01-10
输液监控系统	173000	2018-01-10
输液监控系统	173000	2018-01-10
彩色超声诊断仪	998000	2018-01-31
不锈钢治疗车等床椅类	387900	2018-02-28
牙科手机清洁注油机	398500	2018-04-10
机房网络设施设备	1153000	2018-05-20
血细胞分析仪流水线系统	695000	2018-06-30
精神压力分析系统	196000	2018-06-30
麻醉监护仪	170000	2018-08-20
无创呼吸机	159500	2018-08-20

资产名称	资产原值/元	取得日期
全自动清洗消毒器	251800	2018-09-20
牙科用数字印模仪	379000	2018-12-10
16排CT	2985000	2018-12-10
全自动内窥镜清洗消毒机	249950	2018-12-20
手术显微镜	750000	2018-12-20
全自动内窥镜清洗消毒机	249950	2018-12-20
区五院改扩建项目	135752515.8	2018-12-31
叫号系统	370830	2019-01-31
超声乳化治疗仪	899700	2019-02-28
麻醉机	279000	2019-02-28
高清腹腔镜系统	799800	2019-02-28
输液监控系统	178000	2019-05-31
全自动化学发光免疫分析仪	348000	2019-05-31
全自动凝血分析仪	200000	2019-05-31
MotoMed上下肢主被动训练器	136885	2019-06-30
救护车	293000	2019-07-22
室内全彩LED显示屏	259350	2019-07-23
智能存取系统	249800	2019-09-20
人体成分分析仪	199000	2019-09-20
门禁系统	140000	2019-09-25
排烟系统	181050	2019-11-30
数码显微分析仪	448000	2019-12-25
乳房活检系统	246000	2019-12-25

续表

资产名称	资产原值/元	取得日期
多功能激光光电平台	396000	2019-12-25
视频气管插管镜	198000	2019-12-25
呼吸机	225000	2019-12-30
彩色多普勒超声诊断仪	1200000	2019-12-30
笑气麻醉机	178000	2019-12-30
肌电图仪	309500	2019-12-30
多导睡眠监测仪	169000	2019-12-30
垃圾分类微生物处理机	149900	2019-12-31
医院营养膳食点餐系统	250000	2020-01-31
悬吊康复系统	283000	2020-01-31
等速肌力评测及康复训练系统	780000	2020-01-31
多功能离心测试训练系统	410000	2020-01-31
经颅磁刺激仪	527500	2020-01-31
便携式彩色超声诊断仪	498000	2020-01-31
服务器	319800	2020-06-18
室内全彩LED电子显示屏	147350	2020-06-30
高清胃镜系统	2199000	2020-07-24
全自动染色仪	117500	2020-07-27
手术显微镜	600000	2020-07-29
洗碗机	100000	2020-08-31
红外热像仪	200000	2020-09-18
数字化医用X射线摄影系统	2200000	2020-09-18
全自动血液细胞分析仪	150000	2020-10-31

资产名称	资产原值/元	取得日期
核酸扩增检测分析仪	190000	2020-12-31
口腔综合治疗仪	129500	2021-01-01
口腔综合治疗仪	129500	2021-01-01
口腔综合治疗仪	129500	2021-01-01
口腔综合治疗仪	129500	2021-01-01
左右心功能同步检测分析仪	480000	2021-01-01
耳声发射测试仪	130000	2021-01-01
口腔综合治疗仪	129500	2021-01-01
口腔综合治疗仪	129500	2021-01-01
口腔综合治疗仪	129500	2021-01-01
口腔X射线数字化体层摄影设备	1799800	2021-01-01
光子治疗仪	150000	2021-01-01
多功能清创仪	169800	2021-01-01
动脉硬化分析仪	249000	2021-01-01
口腔综合治疗仪	129500	2021-01-01
口腔综合治疗仪	129500	2021-01-01
氩气刀	398000	2021-01-01
便携式彩色多普勒超声系统	400000	2021-01-01
口腔综合治疗仪	129500	2021-01-01
口腔综合治疗仪	129500	2021-01-01
舌面脉体质辨识仪	248000	2021-01-01
超声乳化手柄	115000	2021-02-28
超声乳化手柄	115000	2021-02-28

续表

资产名称	资产原值/元	取得日期
全自动尿液分析仪	110000	2021-02-28
麻醉机	275000	2021-02-28
X射线计算机体层摄影设备（32排螺旋CT）	4498000	2021-02-28
视频眼震电图仪	149000	2021-02-28
中央监护系统	449500	2021-05-31
高频电灼仪	749000	2021-05-31
半导体激光仪脱毛仪	299800	2021-05-31
等离子手术系统	248000	2021-05-31
荧光定量PCR仪	130000	2021-05-31
便携式空间消毒灭菌器	200000	2021-05-31
激光治疗系统	998000	2021-05-31
呼吸机	206000	2021-05-31
核酸自动提取仪	100000	2021-05-31
运动平板系统	250000	2021-05-31
C臂机	1290000	2021-06-30
腹腔镜高清摄像系统	996000	2021-06-30
动态电子喉镜摄影系统	600000	2021-06-30
手术显微镜	249500	2021-10-31
手术显微镜	249500	2021-10-31
运动6分钟步行试验系统	149500	2021-11-30
智能安检门	106000	2022-01-31
智能安检门	106000	2022-01-31

资产名称	资产原值/元	取得日期
钬激光	1249900	2022-01-31
听觉诱发电位系统	150000	2022-01-31
电梯	298000	2022-03-31
电梯	298000	2022-03-31
肢体康复训练设备（儿童上下肢）	159900	2022-04-01
智慧医院综合质量监管平台	128000	2022-04-30
全自动核酸提取仪	288000	2022-04-30
麻醉药品管控系统	193600	2022-04-30
口腔教学模拟系统设备	997000	2022-04-30
牙科修复体设计系统	1495000	2022-04-30
虚拟化服务器	300000	2022-05-31
DMZ超融合系统	250000	2022-05-31
存储扩容	250000	2022-05-31
虚拟化数据存储	500000	2022-05-31
日志审计	100000	2022-05-31
牙科显微镜	300000	2022-05-31
牙科显微镜	300000	2022-05-31
紫外光治疗仪	159800	2022-05-31
射频治疗仪	1299000	2022-05-31
超声诊断仪器	1799000	2022-05-31
数据库防水坝	128000	2022-06-30
全自动包药机	1190000	2022-08-31
分布式存储系统	335000	2022-09-30

续表

资产名称	资产原值/元	取得日期
杀毒软件	189000	2022-09-30
磁共振	7398000	2022-09-30
双能X线骨密度仪	738000	2022-09-30
杀毒软件	179000	2022-11-30

十四、2008年医院参与汶川抗震救灾纪事

"5·12"汶川地震是中华人民共和国成立以来破坏性最强、波及范围最广、灾害损失最重、救灾难度最大的一次地震

一、时任医院党委书记吴跃平写在灾难发生以后

谁都不会料到,2008年的5月12日就这样被写入了历史。祈祷、祝福、默哀、援手、平安、雄起,这些词汇每一天都被我们反复念叨;感动、激励、哭泣,这些镜头每一天都在重复播放。那一天,那一刻,中国哭了,总理哭了,国民哭了。

哭过之后,我们擦干眼泪,我们众志成城,我们用尽全身的力气来抢救每一个被埋在废墟下的生命,我们大声地告诉他们:"孩子们,坚持住!大爷大妈们,坚持住!所有的人你们都必须坚持住,我们会竭尽所能,哪怕是用我们的双手来刨来挖,我们都义无反顾!"那一刻,每一位中华儿女发自内心的呼喊震撼了整个中国乃至世界。

面对这样的大灾大难,我们五院的医务人员坐不住了,立即自发地组织了"抗震救灾献爱心"捐款活动,从领导到职工都争先恐后地把钱放到了捐款箱里,有的在外进修一时无法赶回便想方设法托人代捐;有的在家休息当得知这一消息后便立即赶至医院捐款;护理部更是把5月12日当天我院组织护理人员参加知识竞赛获得的奖金全都捐了出来;东湖街道社区卫生服务中心的徐小冬护士,家庭经济状况并不富裕,却把平时省吃俭用的2000元毫不犹豫地捐给了灾区人民。除了捐款,有的医务人员纷纷主动打电话给医院领导,要求前往四川参加抗震救灾工作,有的还在第一时间写了请战书,字里行间透露着医务人员的大无畏,展现了医务人员在国难当头时那一颗炽热的爱国心。当得知上级正在组织心理咨询师赴灾区为灾民们进行心理干预时,我院的9位心理咨询师踊跃报名、主动请缨,就像她们说的:"坐

在这里我们着急啊，能为他们做些什么我们的心就踏实了，再苦再累我们都愿意！"没有什么豪言壮语，有的只是她们朴实的愿望，却比任何华丽的词汇来得真切，来得感人！

5月19日，那是一个举国同哀的日子，下午14时28分，我院全体医务人员为那些在地震中罹难的人们默哀。当耳听警报长鸣，汽笛声声，闭上双眼的我们感受到了前所未有的沉痛，此时的我们只能用心在呼喊、用心在期盼、用心在祈祷，呼喊着孩子快回家吧，妈妈在等着你；期盼着少一位死难者，多一位生还者；祈祷着天灾不再降临，人们永远平安。就在当天傍晚6点半，院长和书记处理完一天的事务后，正准备离开办公室，突然院长的手机响了，是局长的电话，电话那头局长急切地要求我院派出两名卫生防疫人员，准备赴抗震救灾第一线参加浙江省组织的防疫消杀工作，要求将名单尽快报局，越快越好。院长接到指令后，与书记作了紧急碰头，迅速确定由我院两位年轻的卫生防疫人员——孙昕伟、欧纯杰同志担任我院抗震救灾的第一批人员，当电话询问两位小伙子是否愿意接受医院的派遣时，两人都毫不犹豫地表示只要灾区人民需要，坚决服从命令。

5月21日，当两位同志和浙江省40多名卫生防疫人员踏上抗震救灾的征程时，我相信他们是自豪的，因为从他们的脸上我看到了一种东西，叫勇敢；从他们的脚步声中我听出了一种东西，叫坚定；从他们的双手中我感觉到了一种东西，叫力量！与他们每天的连线中我们得知，当地的生活条件极其艰苦，还不时发生着余震，他们每天都要出去为当地的群众讲解防疫知识，还要指导和帮助灾民们进行防疫消杀工作。搭帐篷，挖地沟，走山路，嚼饼干，透过声音我们感受到了他们的坚毅与从容。我们大家喜欢上了这种感觉，通过这样的连线，我们仿佛和汶川同呼吸，共命运；我们仿佛能看到那里的一切，听到那里的一切，此时的心已经跟随着他们去了四川，到了汶川。两位小伙子是好样的，他们和我区其他几位赴川的同志一样，每天辗转于青川地震灾区的乡乡村村。面对遍地倒塌的房屋，面对时不时发生的余震，面对暴雨的袭击，面对夜晚蚊虫的叮咬，他们没有抱怨、没有退缩，有的只是要为灾区人民重建家园多出一份力的愿望；有的只是如何更多地为灾区人民做好防疫工作的信念；有的只是对灾区人民健康的关切。

让我们感到欣慰的是，两位小伙子在前线都向党组织递交了入党申请书，前线党组织及时讨论了两位同志的"火线"入党要求，并向医院党组织通报了两位同志的表现，得到了当地人民和前线领导的充分肯定。

记得5月23日那天，我跟随院领导前往两位同志家里进行慰问，孙昕伟的妈妈在谈话中流下了热泪，对儿子的牵挂那是不言而喻的，但阿姨欣慰地说："儿子此次去一线救灾是一次很好的锻炼机会，同时我也觉得很自豪，因为他能直接为灾区人民做贡献，那里的人们太可怜了，真希望他们能早日渡过难关。"同为从事防疫工作的欧纯杰妻子在谈及丈夫的决定时，表示了赞许和支持，她在电话中对丈夫说："家里的一切我都会照顾好的，你在灾区安心救灾，为灾区人民多做贡献、多出力啊。"是啊，只要每一个人出一份力，将会筑成一座刮不倒、摧不毁的钢铁长城！

"让我再救一个吧！我还能再救一个！"人民子弟兵那一声声发自内心的呼喊让我们在感动之余不禁扪心自问，在后方的我们能为灾区人民做些什么呢？所以，当得知5月26日部分灾区伤员将被分批转移到杭州各大医院时，我院司机冯小东和两位医务人员立即受院派遣组队前往杭州开展伤员转运工作。第一天，他们在车站和医院间往返6趟，把一个个伤员接往各个医院；第二天，他们又奉命把伤员送到离杭州约400千米的台州医院，回杭州时已是晚上11点多了。问他们累不累，他们说："看到灾民时我们很激动，真的！因为我们可以这么近距离地扶着他们、挽着他们、看着他们、能为他们做些力所能及的事我们真的很欣慰！与前线救灾的同志相比，这点累又算什么呢！"

特殊党费特殊情，一方有难八方援！在这样一个特殊时刻，我们五院的党员们也积极行动起来了。5月28日下午，院党总支组织了一次"特殊党费"的捐献活动，带着对灾区人民的关心和祝福，党员们庄重地把钱放进了捐款箱，同时也放进了他们的爱心和祝福，希望灾民们能早日重建家园，微笑能早日出现在他们的脸上！

二、当时的五院积极作为

5月12日14时28分，我国四川省汶川县发生8.0级地震，灾区人民的生命财产遭受了重大损失。灾区人民的情况牵动着五院人的心，医院积极响应区红十字会向四川汶川灾区捐助赈灾的倡议，立即召开全院中层干部动员会议，开展抗灾捐助活动，希望能为灾区人民献上一份绵薄之力。职工们纷纷慷慨解囊，募捐款达56540元。

5月19日傍晚6时半，医院接到区卫生局紧急通知，要求派两名公卫人员赴川灾区开展消杀防疫工作，并在10分钟内上报名单。接到命令后，院长、书记立即进行紧急动员，迅速确定公共卫生科孙昕伟、欧纯杰两位同志参加抗震救灾工作。两位年轻同志接到院部指令后，毫不犹豫地服从指派并赶往院部办理有关事项，与此同时，院部分管领导以及东湖街道社区卫生服务中心、公共卫生科、总务科等科室的负责人也迅速赶往医院为两位同志做好奔赴抗震救灾第一线的各种准备工作。5月20日下午，区疾控中心为赴川人员举行欢送仪式，第二天凌晨4点半，院长范连兴、书记吴跃平、副院长祝建忠赴萧山机场为两位同志送行，6点半两位同志已随队奔赴抗震救灾第一线。

三、抗震勇士欧纯杰的自述

对所有中国人来说，2008年5月12日，无疑将成为一个永远无法忘却的惨痛记忆。这一天下午2时28分，在中国西部的四川省汶川县，一场里氏8.0级的强烈地震，在瞬间夺去了成千上万人的生命。面对天灾，我们可以对大自然的残酷无情心生怨怼，但我们明白，怨天尤人不会让逝者复活，危难时刻，中华民族定会挺起不屈的脊梁。

当抗震救灾进入第二阶段，按卫生部"大灾之后无大疫"要求，灾后防疫工作正式启动。我骄傲地成为浙江省第四批赴川医疗队的队员，能够到抗震第一线，能够为灾区出一份力，也是我最大的心愿。我想每个医务工作者都会义无反顾地接受这个任务。

21日早上8点，随着飞机的起飞我的心绪也早已飞到了灾区，22日，在去往灾区青川县的沿途所见的震后情景让我的心灵再次感到震撼和悲痛，我暗下决心一定要知难而上、努力工作，让"大灾之后无大疫"的目标在我们防疫人员的手中变为现实。

到达青川中学后，我们被指挥部安排在青溪镇三锅乡，开始工作后，党员同志时刻起着先锋的带头作用，总是争着前往最艰苦的地方去，他们用实际行动和坚忍不拔的精神打动着我，感染着我，激励着我。我虽然不是一名共产党员，但是我努力用一名共产党员的身份要求自己，还向临时成立的党支部提交了入党申请书！

我们每天的工作是进村入户做好防疫工作，有时候去一个灾民点要走十几里的山路，还要途经泥石流塌方地段，来回就是六七个小时。冒雨到各个监测点查看水源、食品卫生安全，实地考察灾民的生活、疾病等情况，挨家挨户地发放消毒物品，宣传灾后卫生知识，所到之处老百姓说得最多的是感谢党，感谢政府。能够代表党、代表政府给灾区人民送上一份温暖，我想是对我们工作最大的肯定。

前线的工作是艰苦的，在到灾区短短的十余天里，发生过6.4级余震，瓦片飞泻、地动山摇；大雨和湿漉漉的被子把我们从梦里唤醒；头顶炎炎的烈日，迎着漫天飞扬的尘土，吃着夹生或烧煳的米饭，住着白天似蒸笼、晚间阴冷潮湿的帐篷时。然而这些都难不倒作为余杭区赴川抗震救灾医疗小分队队员的我们，我们怕的是工作不够到位，担心的是灾区人民身体健康。因为在我们每个人的心中，灾区的生活秩序尽快恢复，灾民人民能重新焕发笑容，是我们最大的心愿。

每当我脱下湿透的防护服，放下沉重的喷雾器时，我很欣慰；每当我把随身携带的干粮递给一位位面色暗黄的小朋友，看着他们脸上露出灿烂的笑容时，我很欣慰；每当我在大雨滂沱中与队员们挖排水沟，一起抢修帐篷时，我很欣慰。我想，能够为灾区人民贡献自己一份微薄之力是我最大的欣慰！

救灾现场，我们随处可见人民子弟兵、武警战士、人民警察，他们为了人民的生命财产，日夜奋战在抗震救灾的第一线。哪里有塌方，他们在哪里；哪里有余震，他们在哪里；哪里有危险，他们就在哪里。相比之下我们的分内工作算不了什么。我想，正因为有这么多可爱的人，我们必将取得抗震救灾最后的胜利！

灾难是不幸的，但是在不幸的灾难面前，我因生在这样充满浓浓热血的土地上自豪，我因有这样始终把人民生命安全置于第一位、坚强有魄力的党中央、人民政府而自豪，我因有这样英勇无畏的人民子弟兵而自豪，我为自己是医务工作者而骄傲，我为自己是中国人而自豪！在党中央的领导下，不可战胜的中华民族，必将驱散痛苦与灾难的阴霾，迎来光明与希望的明天！

四、抗震勇士孙昕伟的自述

2008年5月12日，四川省汶川、绵阳等地区发生了里氏8.0级地震，对该地区造成大量人员伤亡。灾难发生后，浙江省卫生厅立即组织了卫生医疗队，前往灾区，在救助因地震受伤的群众的同时，做好对该地区的疾病预防控制工作。

我有幸能成为这支队伍中的一员，我很珍惜这次机会。出发前院领导及同事纷纷细心帮我准备行囊，配足了必备的生活用品及食品，足足装了两大箱。正因为有了充足的准备，所以我在四川期间在生活上没有后顾之忧。与我一起前去的还有东湖街道卫生服务中心的欧纯杰，区疾控中心的张群勇、竹军伟、金顺亮。

5月21日凌晨4点，我们出发去萧山机场，这次去四川，我们这批卫生应急救援队伍，总共37人，余杭有5人。经过2个半小时的飞行，我们终于到达了成都双流机场，在机场，我吃了到四川后的第一顿饭，这顿饭让我充分感受到什么是辣。中饭过后我们就乘车赶往本次抗震救灾地点——青川，青川县三锅乡、蒿溪乡相临，位于四川省西北部，地形以山脉、高地为主，总面积约300平方千米。两个乡由10个村49个社组成，设居民临时安置点64个，总人口约15000人。经济以农业为主，较为落后。沿途所经路线均遭严重破坏，路面凹凸不平，因为余震随时会有山体滑坡、泥石流等发生，路况十分恶劣，晚上7点多，我们到达广元，夜晚道路情况更加危险，因此我们在广元休整了一晚，第二天早上再赶往青川。从广元到青川，在崎岖的山路上，两旁的房屋基本上没有一处是完好无损的，路旁的山体不断有零零碎碎的石块落下，一路上，我们连眼睛都不敢眨，思想始终保持高度紧张，生怕出一点意外。中午我们到达青川中学，这里已经成为灾民安置点了，大大小小的帐篷挤满了整个操场，青川政府指挥部也设在这里，浙江省卫生厅的马厅长在和青川政府短暂交流后，决定派我们前往青川县的青溪镇。下午6点，我们到达青溪镇中心小学，这里将是我们本次抗震救灾之行的大本营。大伙儿卸下行李后，马上开始搭建帐篷，但由于运送物资的车辆还未到达，所搭帐篷非常简易，有的睡在课桌上，还有一些人只能睡在地上。我们余杭的队员带了3个小型的帐篷，搭建完成后，我和小欧同睡一个帐篷。这里昼夜温差很大，晚上睡在地上非常冷。5月23日早上6点，真式开始消毒工作。

今天的任务是分组完成青溪镇4个村的消毒工作,青溪村有700多户人家,2000多人口,一整天我们背着30多斤重的喷雾器跋山涉水为420多户人家的临时帐篷周围消毒,第一次走那么崎岖的山路,回到营地,脚早已疼得不行了,但心里还是非常高兴。为了让大伙儿的伙食得到保障,营地内部组成了伙食班,因为经验不足,伙食班烧出来的第一顿米饭竟然是生的,但大伙儿还是把米饭吃了个精光,在这里能够吃上大米饭,真的已经很满足了。

5月24日,我们一行40人到达三锅乡开始进行消杀工作,帐篷就搭建在当地一块废弃的农田里,我和小欧的帐篷居然还搭建在了牛粪上,这样的状况是我以前根本就不可能想象的。在那里的每一天,方便面是我们最好的食品,窄小的帐篷是我们最奢侈的休息地,可我们并不觉得苦和累,因为那时我们的心全系在灾区人民的身上,他们受的苦盛于我们千倍百倍,我们的这点苦又算什么呢!

战高温、斗余震、走山路几乎是我们每天的必修课,让我记忆深刻的是5月25日下午4点21分,那天的余震有6.4级,我们当时正好在附近的农民家中买桌子,忽然脚下一阵晃动,紧跟着房子也剧烈地摇晃起来,眼见着屋顶的瓦片飞泻而下,"地震了!"不知道是谁喊了一声,我们几个这才反应过来,撒腿往外跑,不一会儿地震就过去了。现在回想起来还觉得后怕。

每天除了地震不定时来光顾以外,我们还要走长时间的山路深入各个乡村开展防疫知识的宣传和指导消杀工作。

印象最深、路况最险的一次,是我和张群勇去海拔1200多米的黄水村指导村民消毒。去黄水村的路都是蜿蜒曲折的山路,路的一边是悬崖,另一边是随时都有可能发生塌方的山体,与我们同行的还有嘉兴卫生监督所的两位同志,一路上我们生怕发生意外,车窗全都是开着的,瞪大了眼睛,头带钢盔,全神贯注地坐着,我们还多次下车排除路障。经过2个小时左右的车程,我们终于到达目的地。那里的村民看到我们来了,纷纷都把自己平日不舍得吃的食品拿来给我们吃。我们向他们讲述了一些灾后卫生防疫的知识,让他们加强灾后的卫生意识,还帮助灾民们检测了当地的饮用水,分发了宣传资料,把宣传横幅挂在村民的安置点上。中午时分,当我们要返回营地时,村主任热情地留我们和他们一起吃饭,拽着我们的胳膊不舍地说:"你们这么辛苦的大老远跑来,一起吃顿饭吧!以后不知道还有没有机会见面了!"

听他讲这番话我真的有想哭的冲动，拍着他们的肩膀爽快地说："好！"村民们烧的菜很简单但真的很好吃。对于我们来说，顶着炎炎烈日行走在山间小路上那是一种煎熬，但看到当地农民感激的眼神、感受到热情的迎接时，我们觉得那是一种职责，一种荣誉，身为抗震救灾的一员我深感自豪！很感谢这些淳朴热情的村民，在那里我们不仅看到了自然灾害带给灾民们无穷的伤害，更深深地体会到了"天灾无情人有情"这句话的含义。

回来之前，我递交了入党申请书，希望能成为一名共产党员，尽自己所能为党、为人民做贡献。在灾区的这段日子里，几乎每一天都在感动，人民子弟兵的不畏艰险让我感动；医务人员的救死扶伤让我感动；灾区同胞的淳朴善良让我感动；孩子们的天真烂漫让我感动；中国人的坚韧不拔更让我感动。

在四川灾区的19天，我看到了生命的坚强，听到了爱的呼唤，感受到了团结的力量，触摸到了中华民族那生生不息的脉搏，我无时无刻不为之震撼、为之感动而备受鼓舞！支援灾区的经历让我作为一名公卫人员感到自豪；让我重新认识自己、磨炼自己；让我看到了人性的光辉和善良；也让我对未来充满了信心，我希望灾区人民能早日渡过难关，重建家园。

五、记沈连相"心系灾区、无私奉献"的经历

沈连相同志，当时为杭州市余杭区卫生局精卫办主任、主治医师、国家二级心理咨询师，负责余杭全区基层精神卫生工作，有着丰富的基层工作经验。在"5·12"汶川大地震发生后的几天时间里，他看见电视上一幅幅灾难画面而感到揪心，在接到浙江省卫生厅的动员令后，便毅然请缨报名参加抗震救灾医疗队。5月27日接到赴川的通知后，他就迅速随省厅医疗队到达平武县开展工作。

来到平武县后，面对余震、狂风、暴雨、烈日等恶劣环境，他没有丝毫退缩，积极投入到抗震救灾工作中去。开展地震灾区的心理危机干预工作，对大家来说是第一次，并无经验可言。经过卫生部一级培训和省厅二级培训的他，提出了"抗震救灾、心理干预、突出重点、逐步深入"的指导思想，得到了大家的一致认同。他的先进事迹主要如下：

1.创新思路，精心策划，成效显著。

在"六一国际儿童节",由他一手策划并精心组织实施的"放飞心情、放飞梦想"儿童集体心理辅导活动,在平武县城最大的接官亭广场举行,100余名儿童共同参与了这项活动,用放飞纸折飞机的方式,共同"放飞心情、放飞梦想",让少年儿童用最童真的声音传递出"行动起来,重建家园"的美好愿望。这次活动取得了良好的社会效应,为全体队员鼓舞了斗志,振奋了精神,使全队工作有了良好的开端。

由他与另一名队员负责的学校、学生重点人群心理干预工作取得了较好的成绩,共完成近1000人的心理干预和100多人的重点个案心理危机干预,其中他一个人完成500余人集体心理辅导和5次集体晤谈,56例重点个案心理危机干预工作,位于全队完成各项工作指标的前列。他还积极为灾区人民捐款,个人参加全队的捐款200元,为南坝镇孤儿彭进浩(北山小学6年级学生)个人捐款1000元,得到了平武县各位校长、老师和群众的赞誉,也得到了全体队员的赞许。

2.收集信息,积极撰稿,忘我工作。

在抗震救灾一线,他总是忘我地工作,白天与同事们参加各种心理危机干预工作,晚上经常和队员们一起为工作讨论到深夜。在忙碌了一天的工作后,他还要根据每天的工作,撰写各类信息报道。其中,向当地新闻媒体投送新闻稿15篇,使家乡人民及时了解浙江省医疗队在抗震救灾一线工作的信息;报送浙江省卫生厅信息报道5篇。由于他熟练掌握电脑操作技术,还为金华、温州、湖州等地的队员们撰写相关新闻报道,为同事们发送电子邮件,把队员们抗震救灾工作的情况在第一时间发送到各自的单位和新闻媒体,使同事们深受感动。

3.主动联系,扩大宣传,传播知识。

为了扩大我们的心理干预工作的影响面,他与队员黄文武主动联系平武县委抗震救灾指挥部、县委宣传部、广播电视台等有关单位,得到了新闻媒体的大力支持。他与同事们一起策划的《灾后心理辅导专题片》和《地震灾后心理调适顺口溜》在平武电视台播放,获得了良好的社会效应。他一个人独立完成的《地震灾区灾民简明心理辅导资料》《地震灾区教师简明心理辅导资料》《地震灾区学生简明心理辅导资料》三本宣传资料,印制了6000余份,分发到各类人员手中,为宣传普及灾后心理健康知识起到了积极的作用。在端午节，他还参与慰问当地敬老院和重灾区学生的工作，与同事们一起，在路边的帐篷前帮助未复学的学生学习，注重与驻地群众搞好关系，与他们打成一片，为他们提供简单的外伤包扎、医疗咨询等服务，受到当地老乡的一致称赞。

沈连相同志虽然不是一名党员，但他以一个国家干部和医疗队员的身份，默默地履行着自己的职责和义务，成为心系灾区、忘我工作、无私奉献的楷模。

后记

　　《长风医歌》终于和大家见面了，这是余杭区中西医结合医院七十年奋斗的缩影和结晶，是时代改革开放的风，是医者心底深处的歌。风无形，但见树在扶摇。大音希声，医者不善歌，它是我们的爱心律动。我们自豪地用一家小医院的成长史，来映射我国基层卫生事业的发展史。写实写好这部小医院史，使它成为共和国卫生事业史集体宏大叙事的一部分，这是我们的心愿。作为编者，我们在编撰过程中受到教益、获得感动，我们以我们的点滴努力，向无数的前辈致敬！向勃发的事业致敬！

　　缅怀先者，激励后人。本书的编撰，是在医院党政班子的领导下，由院办公室具体牵头负责的。初稿来自总编撰思路指导下，各科室提供的各类材料，包括各个时期时任领导撰写的稿子、专家指导和直接撰写的稿子，由医院领导班子、办公室负责人、有关专家多次协商，根据主题表达的需要确定撷取。本书可分为三部分：一是历史的回顾（第一至第六章），充满细腻的情感，非亲历者不能言，足见当年之难、之苦、之不易。二是近年的辉煌（第七至第十二章），其中，洋洋洒洒，高潮迭起，限于篇幅和文字，只能提纲挈领，要言不烦，着力叙事，人在事中。三是附录，附录对于反映七十年历史很重要。在重要舆论阵地上发表的介绍本院工作成绩和经验的专题文章、对本院工作有指导意义的专家点评、我们自创并经专家评估认可的医患友好度评价体系等等。这些文章的意义已经大大超出其对本院的影响，包括人财物发展、科研获奖、新闻传播等都是弥足珍贵的。

　　七十年的回顾与展望是在全院全员层面上展开的。从外部来看，医院发展主要凭借着历史发展、社会进步的推动。从内生动力来看，一是主动回应社会群众需求，优化我们的健康服务。二是根据服务业态的优化需要，不停地探索调整院内的体制机制。三是全体员工对医院的热爱和奉献。这三条可以作为对今后发展仍然有指导意义的历史经验。需要说明的是，医院七十年历史中，大多数时间属于乡镇卫生院，人员编制少，档案室建设滞后。在涉及历史的某些资料中，我们在大节不虚的前提下，允许小节在各章的叙述中有不同角度，以确保历史资料真实可信和叙述多元，还请读者理解。限于编者水平，本书无法达到全院全员回顾与展望的理性高度和精细水平，甚至存在遗漏和错误。一并敬请谅解。

感谢本书初稿的撰写者、审读者和所有关心本书的同仁们。

1994年，撤销临平镇卫生院，成立临平镇中心卫生院

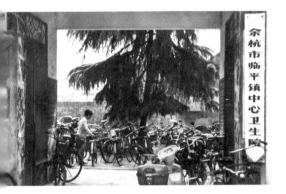
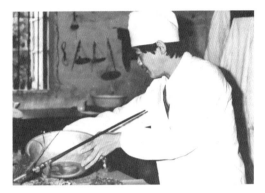
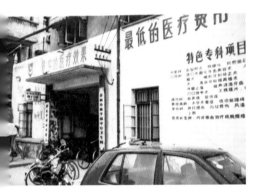
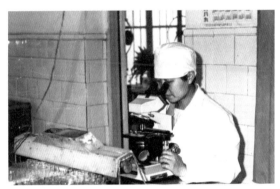
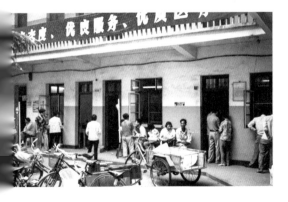
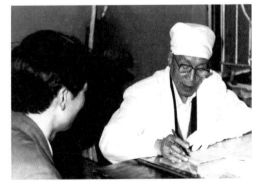

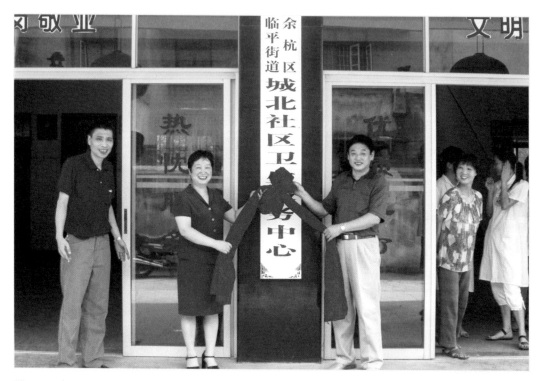

■ 1998年7月19日，搬迁至南苑广和街。临平镇中心卫生院、城东、城南、城西、城北卫生院实行撤并，建立临平镇中心卫生院，下设东南西北四个分院

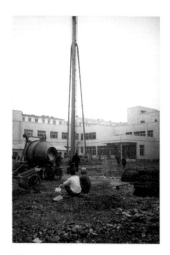

■ 2000年，总院二期病房大楼开始建造

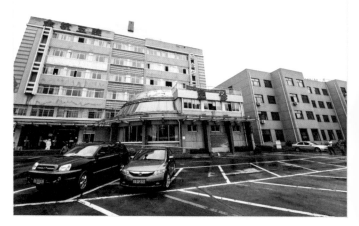

■ 2001年医院升格为余杭区第五人民医院

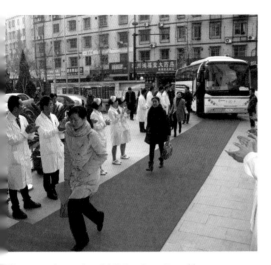

2012年医院通过浙江省二级乙等
综合性医院评审

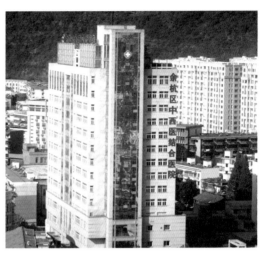

2014年医院搬迁至临平街道保健路

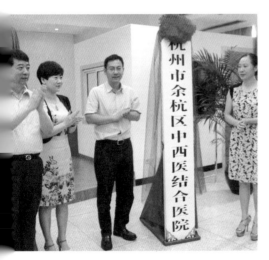

2014年医院更名为余杭区中西医结合医院

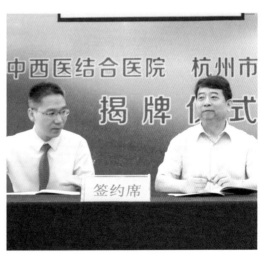

2014年医院与杭州市中医院签约，
成为杭州市中医院临平分院

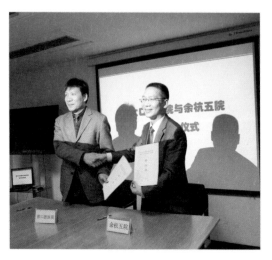

2014年医院与浙江大学医学院附属口腔医院签约，成为协作医院

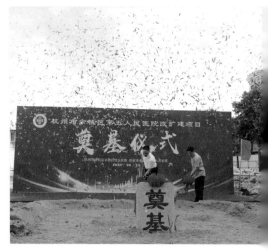

2020年医院举行新大楼奠基仪式

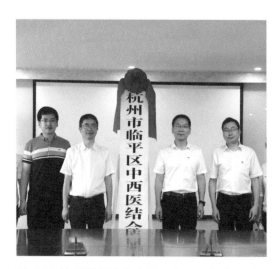

2021年医院更名为临平区中西医结合医院

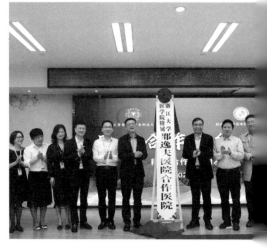

2022年医院与浙江大学医学院附属邵逸夫医院合作

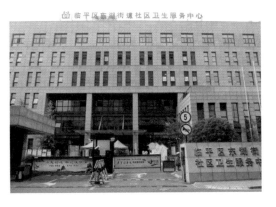

■ 东湖分院

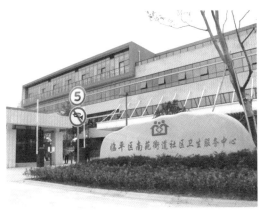

■ 南苑分院

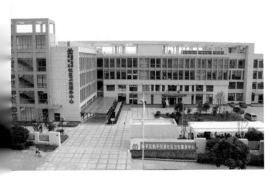

■ 临平分院

老中心 &
新中心

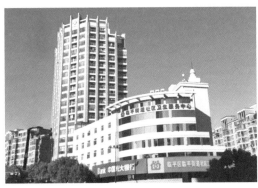

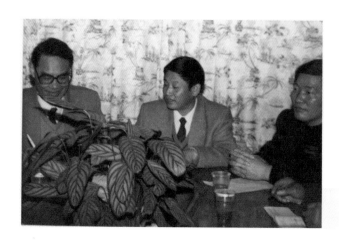

■ 范连兴院长

■ 吴晋兰院长

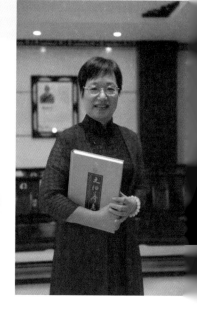

■ 王泽军院长

各级名医、名中医、基层名医

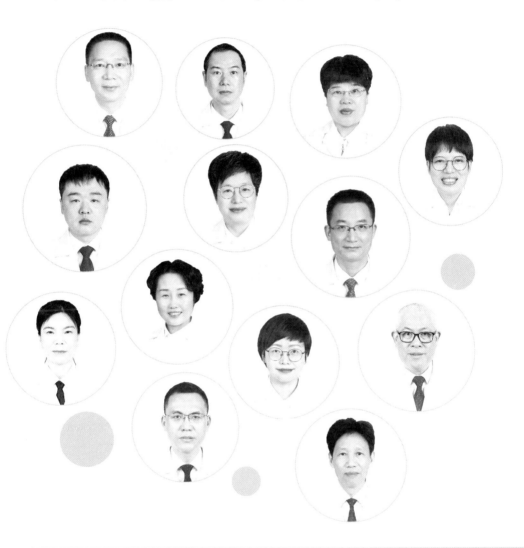

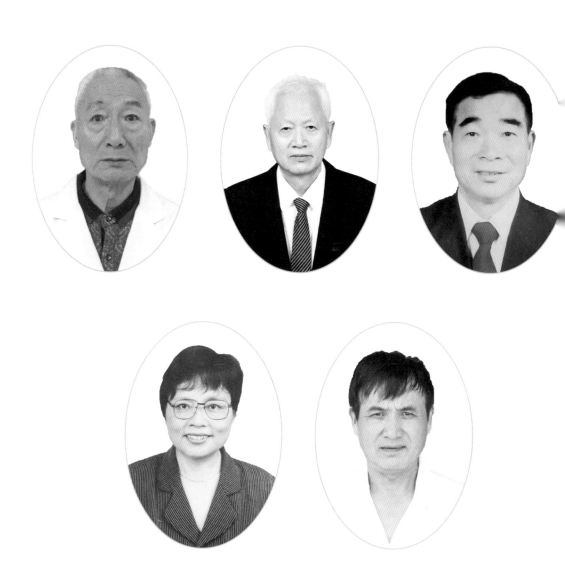

■ 基层领导班子代表

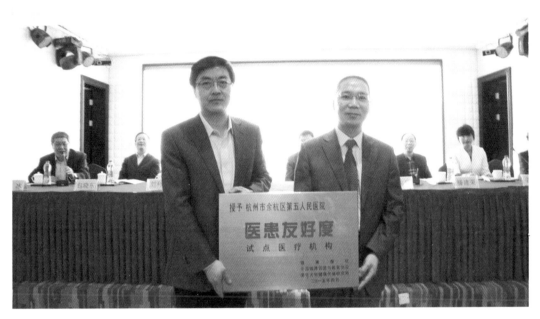

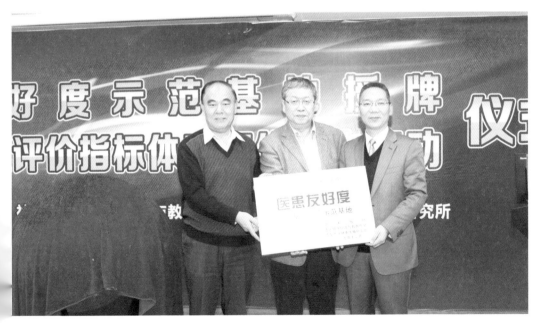

2015年4月，医院被确定为"医患友好度"试点单位

2015年12月，医院成为"医患友好度"全国基层医院示范基地

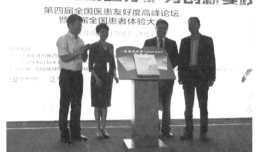

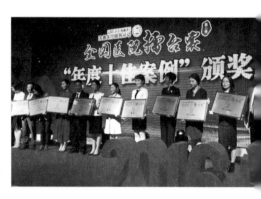

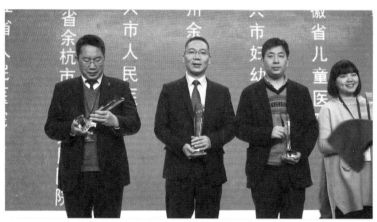

■ 2015年-2022年，
医院在推进
"医患友好度"
项目工作过程中，
多次荣获全国性奖

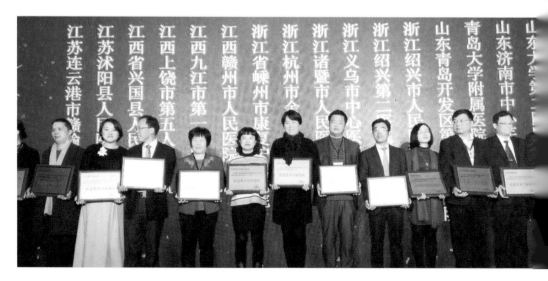

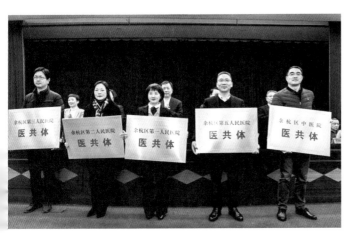

医共体授牌仪式

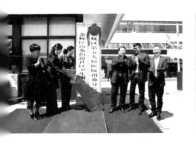
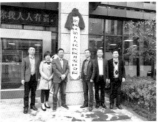
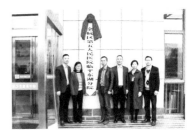

各分院正式挂牌

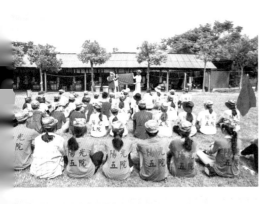

医共体新员工入职团队活动

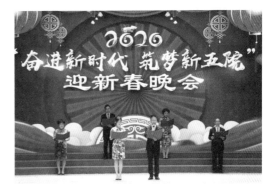

医共体新春晚会

新冠疫情防控冲在一线

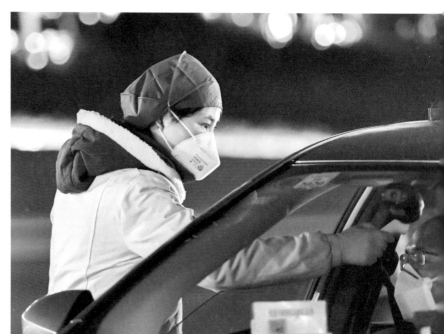

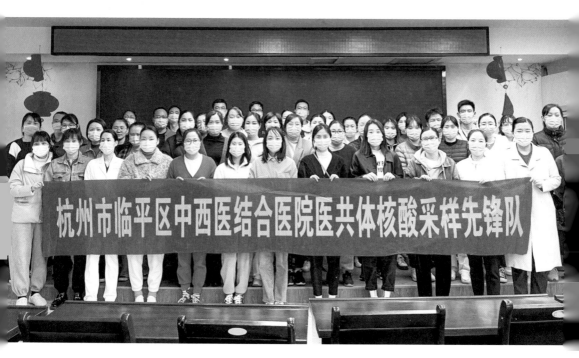

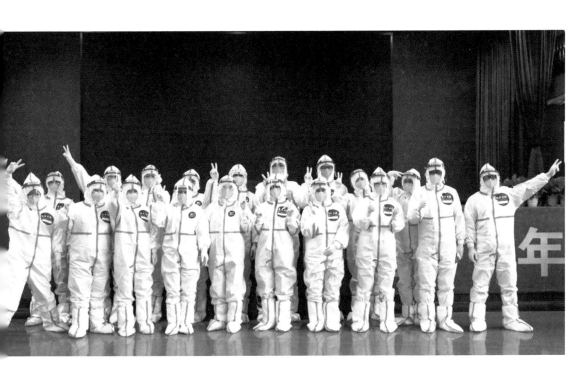

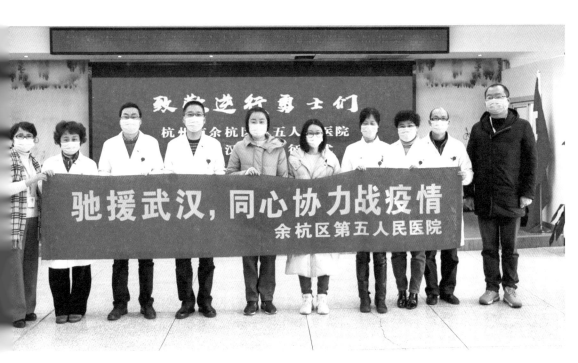

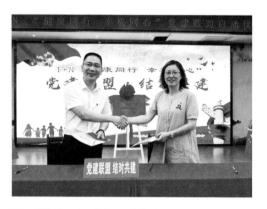

"健康同行 幸福同心"党建联盟签约仪式

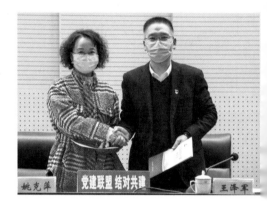

院党委与区委党校签订党建联盟协议

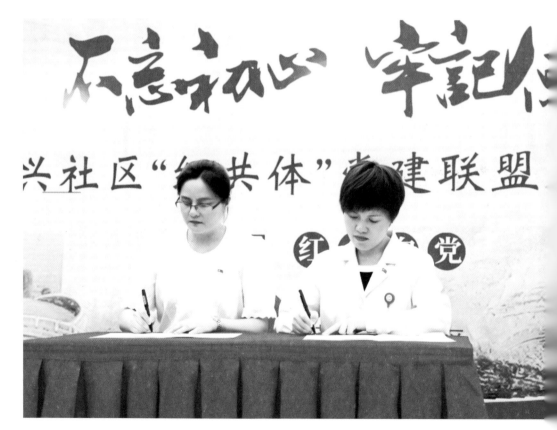

南苑分院支部与龙兴社区签订"红共体"共建协议

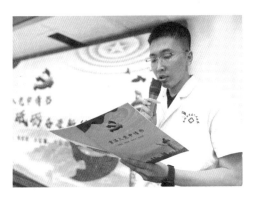
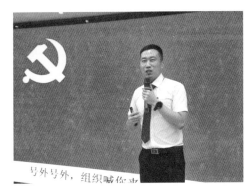

重温入党申请书　　　　　　　　　"我身边的榜样"微党课宣讲赛

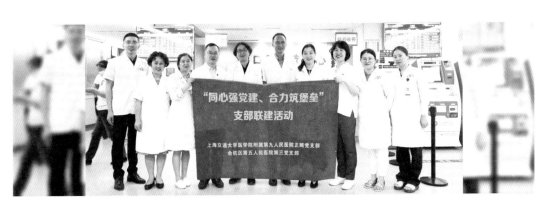

第三支部与上海交通大学医学院附属第九人民医院正畸党支部开展支部联建活动

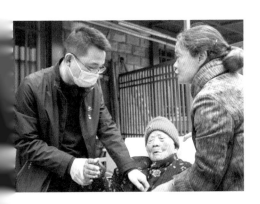
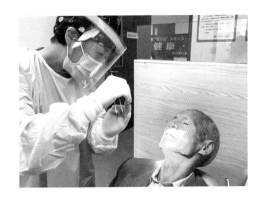

支部党员进社区开展"党建联盟·助残　　　党员走进西部山区开展健康口腔、
康复社区行"三服务活动　　　　　　　　　微笑生活"三服务"基层行活动

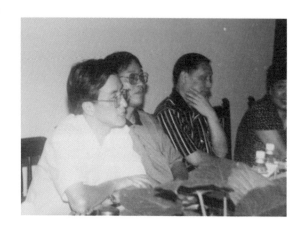

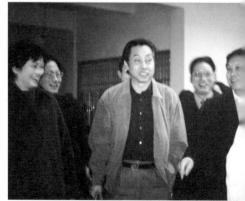

各级
领导关怀

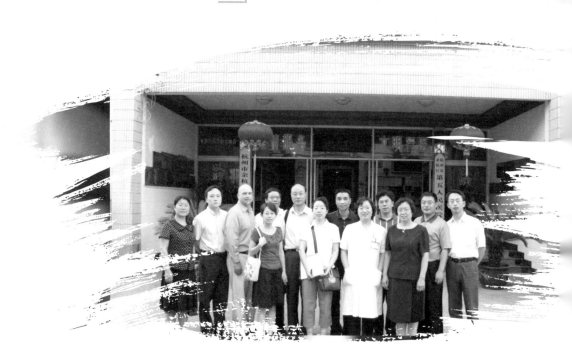

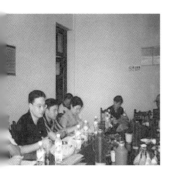

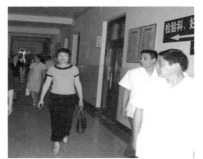

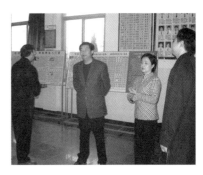

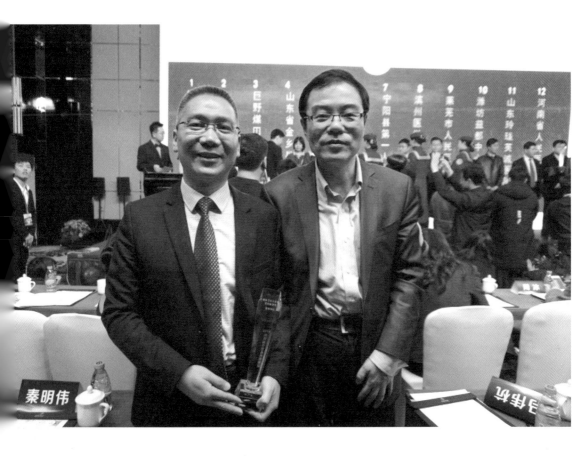

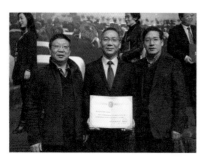
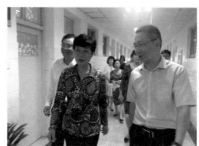
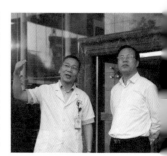

各级领导关怀

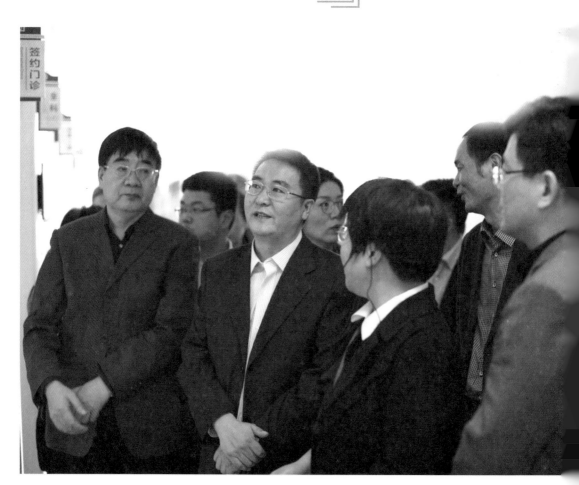

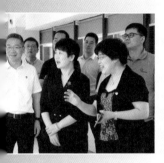
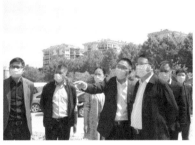
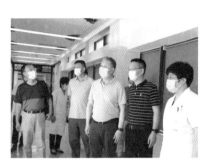
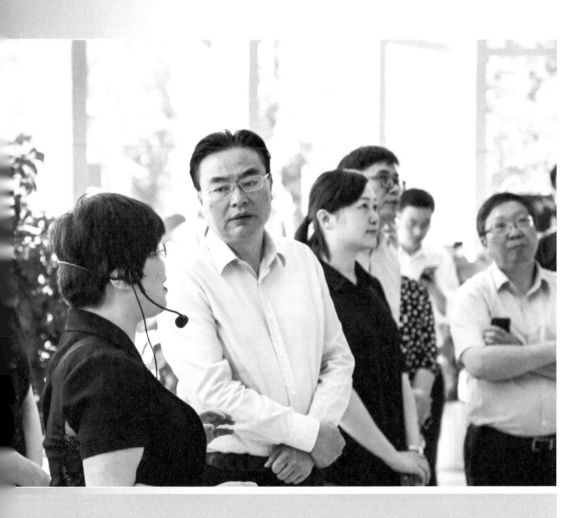

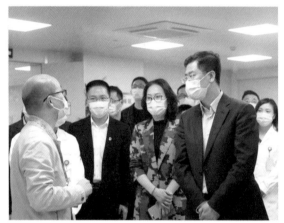
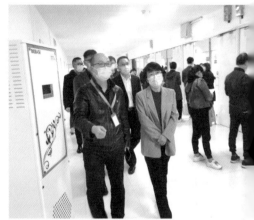

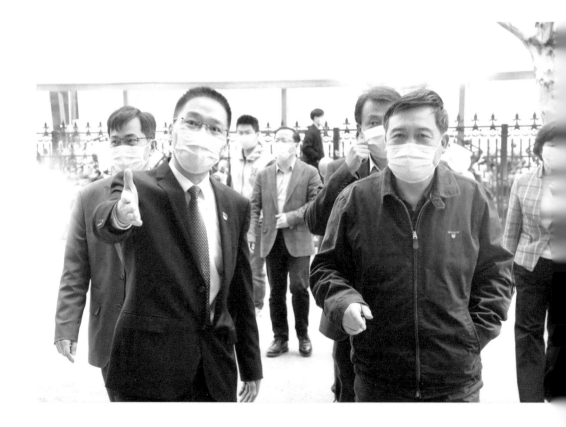

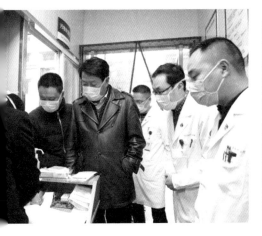

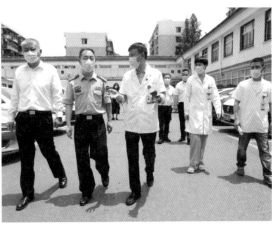

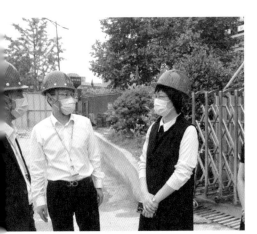

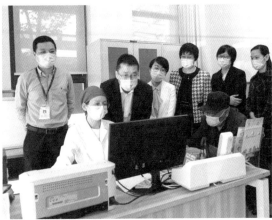

各级领导关怀

各级
荣誉展示

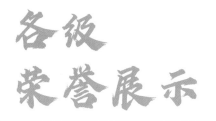

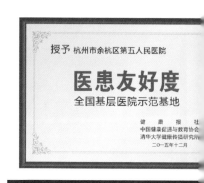

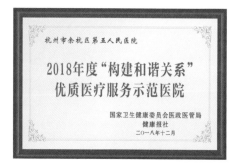

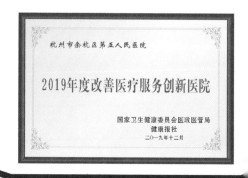

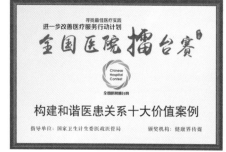

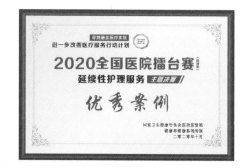

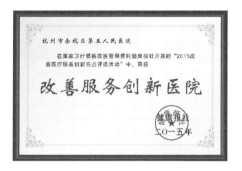

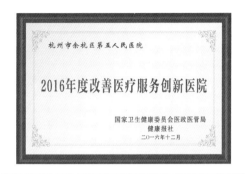

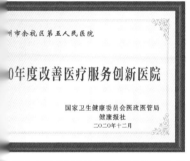

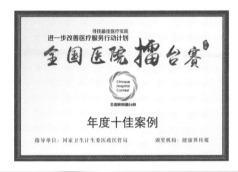

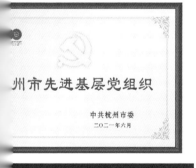

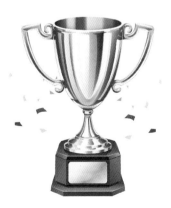

图书在版编目（CIP）数据

长风医歌 / 王泽军主编 . -- 杭州 ： 西泠印社出版
社，2023.12
ISBN 978-7-5508-4367-7

Ⅰ．①长… Ⅱ．①王… Ⅲ．①医院－概况－杭州
Ⅳ．① R199.2

中国国家版本馆 CIP 数据核字 (2023) 第 242546 号

长风医歌

王泽军　主编

责任编辑	俞　莺
责任出版	冯斌强
装帧设计	王　欣
责任校对	吴乐文
出版发行	西泠印社出版社

（杭州市西湖文化广场32号5楼　邮政编码　310014）

电　话	0571-87240395
经　销	全国新华书店
制　版	杭州如一图文制作有限公司
印　刷	浙江海虹彩色印务有限公司
开　本	700mm×1000mm　1 /16
印　张	20.5
印　数	0001—1500
书　号	ISBN 978-7-5508-4367-7
版　次	2023年12月第1版　第1次印刷
定　价	68.00元